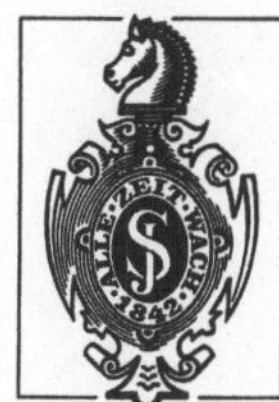

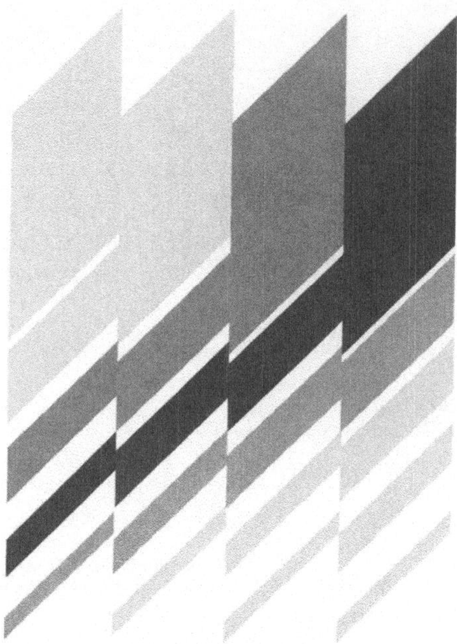

Kieler Woche 1980

Sport

an der Grenze menschlicher Leistungsfähigkeit

Symposium Kiel 21. – 23. Juni 1980

Herausgegeben von H. Rieckert

Mit 178 Abbildungen und 43 Tabellen

Springer-Verlag
Berlin Heidelberg New York 1981

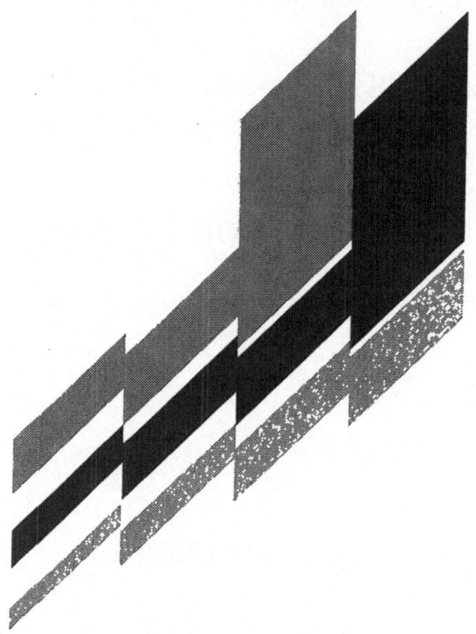

Kieler Woche 1980

ISBN-13:978-3-540-10791-0   e-ISBN-13:978-3-642-68117-2
DOI: 10.1007/978-3-642-68117-2

Vorwort

Sport an der Grenze menschlicher Leistungsfähigkeit war das Leitthema des Kieler-Woche-Kongresses 1980. Gleichzeitig war dieses Symposium die erste Tagung der Sektion „Forschung und Lehre an den Hochschulen", die der Deutsche Sportärztebund 1979 gründete. Die Thematik der Tagung spiegelt sich allerdings nur in einem Teil der Vorträge wider. Übersichtsreferate und Kurzvorträge, die vor allem dem Nachwuchs in der Sportmedizin vorbehalten wurden, bieten dem Leser einen guten Überblick über die Forschungsschwerpunkte der sportmedizinischen Institute. Es gibt kaum ein Fachgebiet, daß in den letzten Jahren so populär geworden ist wie die Sportmedizin. Die Kieler-Woche, ein sportliches und kulturelles Ereignis, hat versucht, in der Stadt Podiumsgespräche mit den Bürgern und einem Teil der Referenten zu veranstalten, um die sportmedizinischen Themen des Kongresses auch mit der Bevölkerung Schleswig-Holsteins zu diskutieren. Der vorliegende Band greift diese Themen noch einmal auf und bietet dem Interessierten eine Fülle von Daten und Anregungen. Ohne die großzügige Unterstützung der Stadt Kiel, des Landessportverbandes Schleswig-Holstein, des Deutschen und Schleswig-Holsteinischen Sportärztebundes wäre diese Tagung, die von Prof. Dr. Rieckert, Kiel und Prof. Dr. de Marées, Bochum geleitet wurde, nicht möglich gewesen. Möge dieses Symposium einen Stein darstellen, um das gesamte Mosaik des Faches Sportmedizin aufzubauen und zu festigen.

Kiel, im März 1981   Hans Rieckert

Inhaltsverzeichnis

Autorenverzeichnis

D. K. Baron, Grelckstr. 2, 2000 Hamburg 54

D. Böhmer, Johann-Wolfgang-Goethe-Universität, Sportärztliche
Hauptberatungsstelle des Landes Hessen, Marienburgstr. 2, 6000 Frankfurt/M 71

D. Böning, Abteilung Sport- und Arbeitsphysiologie, Medizinische Hochschule
Hannover, Karl-Wiechert-Allee 9, 3000 Hannover 61

K.-M. Braumann, Abteilung Sport- und Arbeitsphysiologie, Medizinische
Hochschule Hannover, Karl-Wiechert-Allee 9, 3000 Hannover 61

P. de Castro, Institut für Sportmedizin, Justus-Liebig-Universität, Gießen,
Kugelberg 62, 6300 Gießen

J. Corell, Orthopädische Universitätsklinik Heidelberg, Postfach 10 43 29,
6900 Heidelberg

H. H. Dickhuth, Abt. Leistungsmedizin, Medizinische Universitätsklinik Freiburg,
Hugstetter Str. 55, 7800 Freiburg

I.-W. Franz, Institut für Leistungsmedizin, Forckenbeckstr. 20, 1000 Berlin 33

K. H. Graff, Orthopädische Klinik, Alfried-Krupp-Krankenhaus,
Alfried-Krupp-Str. 21, 4300 Essen

H. Heck, Institut für Kreislaufforschung und Sportmedizin, Deutsche
Sporthochschule Köln, Carl-Diem-Weg, 5000 Köln 41

K. Jung, Institut für Sportmedizin, Horstmarer Landweg 39, 4400 Münster

J. Keul, Abt. Leistungsmedizin, Medizinische Universitätsklinik Freiburg,
Hugstetter Str. 55, 7800 Freiburg

W. Kindermann, Abt. Sport- u. Leistungsmedizin, Univ. d. Saarlandes,
6600 Saarbrücken

A. Kirsch, Bundesinstitut für Sport und Sportwissenschaft, Hertzstr. 1, 5000 Köln 40

W. W. Klein, Medizinische Universitätsklinik Graz, Plattensteig 18 a, A-8043 Graz

K. P. Knebel, Orthopädische Universitätsklinik Heidelberg, Postfach 10 43 29,
6900 Heidelberg

H. Krahl, Orthopädische Universitätsklinik Heidelberg, Postfach 10 43 29,
6900 Heidelberg

U. Kunze, Abteilung Sport- und Arbeitsphysiologie, Medizinische Hochschule
Hannover, Karl-Wiechert-Allee 9, 3000 Hannover 61

M. Lamberty, Sportphysiologische Abteilung FB 26,
Johannes-Gutenberg-Universität, Saarstr. 21, 6500 Mainz

M. Lehmann, Abt. Leistungsmedizin, Medizinische Universitätsklinik Freiburg,
Hugstetter Str. 55, 7800 Freiburg

H. Löllgen, Medizinische Klinik, Universität Freiburg, Hugstetter Str. 55,
7800 Freiburg

A. Mader, Institut für Kreislaufforschung und Sportmedizin,
Deutsche Sporthochschule Köln, Carl-Diem-Weg, 5000 Köln 41

H. de Marées, Arbeitsbereich Sportmedizin, Ruhr-Universität Bochum,
Overbergstr. 17, 4630 Bochum

N. Massen, Abteilung Sport- und Arbeitsphysiologie, Medizinische Hochschule
Hannover, Karl-Wiechert-Allee 9, 3000 Hannover 61

M. Menge, Orthopädische Universitätsklinik Bonn, 5300 Bonn

J. Monnerjahn, Sportphysiologische Abteilung FB 26,
Johannes-Gutenberg-Universität, Saarstr. 21, 6500 Mainz

W. Müller, Arbeitsbereich Sportmedizin, Ruhr-Universität Bochum 4630 Bochum

H. P. Münster, Orthopädische Klinik, Alfried-Krupp-Krankenhaus,
Alfried-Krupp-Str. 21, 4300 Essen

P. E. Nowacki, Institut für Sportmedizin, Justus-Liebig-Universität, Gießen,
Kugelberg 62, 6300 Gießen

H. Ofer, Sportphysiologische Abteilung FB 26, Johannes-Gutenberg-Universität,
Saarstr. 21, 6500 Mainz

G. Rompe, Orthopädische Klinik und Poliklinik der Universität Heidelberg,
Postfach 10 43 29, 6900 Heidelberg

R. Rost, Institut für Kreislaufforschung und Sportmedizin,
Deutsche Sporthochschule Köln, Carl-Diem-Weg, 5000 Köln 41

P. Schmid, W. W. Klein, Medizinische Universitätsklinik Graz, Plattensteig 18 a,
A-8043 Graz

D. Schnell, Leiter der Augenärztlichen Abteilung des Kreiskrankenhauses
Waldbröl, Otto-Willach-Str. 2, 5207 Ruppichteroth

E. Schuchardt, Krankenhaus für Sportverletzte, Hellersen, Paulmannshöher Str. 17,
5880 Lüdenscheid

G. Simon, Abt. Leistungsmedizin, Medizinische Universitätsklinik Freiburg,
Hugstetter Str. 55, 7800 Freiburg

H. M. Sommer, Orthopädische Universitätsklinik Heidelberg, Postfach 10 43 29,
6900 Heidelberg

J. M. Steinacker, Sportmedizinische Untersuchungsstelle und Abteilung für
angewandte Physiologie der Universität Ulm, Oberer Eselsberg M 25–336,
7900 Ulm

M. Steinbach, Bundesministerium für Jugend, Familie und Gesundheit,
Kennedyallee 105–107, 5300 Bonn-Bad Godesberg

K. Steinbrück, Orthopädische Klinik und Poliklinik der Universität Heidelberg,
Postfach 10 43 29, 6900 Heidelberg

M. Tröger, 2. Medizinische Klinik, Landkrankenhaus, 8630 Coburg

F. Trost, Abteilung Sport- und Arbeitsphysiologie, Medizinische Hochschule
Hannover, Karl-Wiechert-Allee 9, 3000 Hannover 61

H.-V. Ulmer, Sportphysiologische Abteilung FB 26,
Johannes-Gutenberg-Universität, Saarstr. 21, 6500 Mainz

E. Von-Eiff, Institut für Sportmedizin, Justus-Liebig-Universität Gießen,
Kugelberg 62, 6300 Gießen

H. Weicker, Orthopädische Klinik, Alfried-Krupp-Krankenhaus,
Alfried-Krupp-Str. 21, 4300 Essen

R. E. Wodick, Sportmedizinische Untersuchungsstelle und Abteilung für
angewandte Physiologie der Universität Ulm, Oberer Eselsberg M 25–336,
7900 Ulm

Der Mensch an den Grenzen seiner körperlichen Leistungsfähigkeit

Festvortrag anläßlich der Eröffnung der Kieler Woche 1980 in Verbindung mit dem sportmedizinischen Kongreß

W. Hollmann

Grenzen der körperlichen Leistungsfähigkeit – damit sind viele Gebiete angesprochen: Die Medizin, in deren Mittelpunkt ja der Mensch steht, die Naturwissenschaften Physik und Chemie, dort insbesondere ihre speziellen Verbindungsgebiete zum Menschen, die Biomechanik und die Biochemie, ferner der Sportstättenbau und selbstverständlich geisteswissenschaftliche Disziplinen wie die Philosophie, die Psychologie, die Soziologie und die Pädagogik. In meinen Ausführungen als Internist und Kardiologe wird verständlicherweise die medizinische Blickrichtung dominieren. Aber auch außerhalb der Medizin liegende Fakten, welche zum Gesamtverständnis des Themas erforderlich sind, werden kurz angeschnitten.

Im einzelnen erwarten Sie in meinen Ausführungen folgende Hauptpunkte:
1. Kategorien des Sports
2. Zum Begriff „Sportmedizin"
3. Ein historischer Aspekt zur Entwicklung des Hochleistungssports
4. Die Einstellung zum Hochleistungssport
5. Voraussetzungen für breitbasig angelegte sportliche Höchstleistungen
6. Biologisch-medizinische Grenzen der körperlichen Leistungsfähigkeit
7. Maßnahmen von Gesetzgeber und Staat.

Kategorien des Sports

Der bunte Strauß des Sports hat sich in den letzten Jahrzehnten in vielfältiger und vielschichtiger Weise entwickelt. In den Extrembereichen existieren nur noch wenige Gemeinsamkeiten. Das erfordert zwecks Vermeidung von Mißverständnissen neue Abgrenzungen innerhalb der Bezeichnung „Sport" selbst. Sie werden ermöglicht durch eine kombinierte Betrachtungsweise von Motivation und erreichter Leistung. Selbstverständlich sind, wie überall in der Biologie, die fließenden Übergänge zu beachten.

Wir unterscheiden 4 Sportkategorien:
1. Breitensport,
2. Gesundheitssport,
3. Leistungssport,
4. Hochleistungssport.

Breitensport wird betrieben aus Freude an der Bewegung, am Spiel, am Wettkampf oder auch aus soziologischen Gründen wie der Mitbetätigung in einer Gruppe oder dem gemeinsamen Tun in der Familie. Die gebotene Leistungshöhe spielt eine untergeordnete Rolle.

Gesundheitssport dient primär der Festigung vorhandener oder der Wiedererlangung verlorengegangener Gesundheit. Der erreichten Leistung kommt keine vordergründige Bedeutung zu.

Die Motivation zum Leistungssport ist ebenfalls in erster Linie die Freude an der betriebenen Sportart. Hinzu tritt aber nun der Drang, überdurchschnittliche Leistungen zu erbringen.

Dementsprechend wird ein Trainingsprogramm aufgestellt zur systematischen Steigerung der Leistungsfähigkeit. Man nimmt an Wettkämpfen teil, um den erreichten Leistungsstand überprüfen zu können. Nennenswerte Teile des Freizeitraums werden dem Zweck der Leistungssteigerung geopfert. Die erreichte Leistung hat jedoch noch keinen nationalen oder gar internationalen Stellenwert.

Auch im Hochleistungssport spielt in der Motivation die Freude an der betriebenen Sportart die Hauptrolle — andernfalls ist keine Leistung möglich. Nunmehr aber ist das Streben nach dem Sieg, der Medaille oder der guten Plazierung im internationalen Wettkampf ganz in den Vordergrund gerückt. Dem Ziel der körperlichen Leistungssteigerung werden weite Bereiche des Alltagslebens eingeräumt. Der Betreffende ist entweder ein Professional oder lebt unter professionalistischen Bedingungen. Die erreichte Leistungshöhe entspricht nationalem oder gar internationalem Niveau.

Nur von dieser Kategorie des Sports, dem Hochleistungssport, kann hier die Rede sein.

Zum Begriff Sportmedizin

Diejenige Medizin, welche sich in Klinik und Forschung unter anderem mit dem Hochleistungssport befaßt, wird Sportmedizin genannt. Dabei handelt es sich um eine Traditionsbezeichnung, die den tatsächlichen Tätigkeiten und Aufgaben dieses Bereichs der Medizin heute in keiner Form mehr gerecht wird. Darum definierten wir bereits 1958 den Begriff Sportmedizin neu. Danach handelt es sich um *diejenige theoretische und praktische Medizin, welche den Einfluß von Bewegung, Training und Sport sowie den von Bewegungsmangel auf den gesunden und kranken Menschen jeder Altersstufe untersucht, um die Befunde der Prävention, Therapie und Rehabilitation sowie dem Sport selbst dienlich zu machen.* Diese Definition ist heute weltweit übernommen. Im Vordergrund von Forschung, Lehre und Praxis steht die vorbeugende Medizin, an zweiter Stelle die Rehabilitation. Das ist auch aus allgemein gesellschaftlicher Sicht verständlich. Es wird in zukünftigen Jahren und Jahrzehnten weniger darauf ankommen, eine Krankheit zu heilen — das wird gewissermaßen eine banale Selbstverständlichkeit sein — als vielmehr das Auftreten einer Erkrankung zu verhüten. Hier kann die sportmedizinische Forschung, betrieben in den verschiedensten klassischen Disziplinen der Medizin, heute schon in manchen Bereichen wegweisende Resultate vorweisen.

Forschungen im Bereich des Hochleistungssports stellen medizinisch eine Faszination dar. Ihre gesellschaftliche Bedeutung rangiert aber eindeutig hinter der Forschung für präventivmedizinische oder rehabilitative Zwecke.

Ein historischer Aspekt zur Entwicklung des Hochleistungssports

Bekanntlich erfolgte im Jahre 1896 die Wiedergründung der Olympischen Spiele. An ihrer Wiege standen im wesentlichen geisteswissenschaftlich ausgerichtete Persönlichkeiten mit hohem ethischen Anspruch. Ihr Idealbild stellte die optimale ganzheitliche Entwicklung von Körper und Geist durch Sport dar, oder, wie Coubertin es nannte, „die Ehe von Muskel und Geist". Der Leitspruch, unter dem man antrat, lautete: Citius, altius, fortius. Damit, vor allem aber natürlich durch die Eigengesetzlichkeit des Hochleistungssports schlechthin, *hatten diese Personen unbewußt den Grundstein gelegt zu einem gigantischen biologischen Experiment mit dem Menschen.* Dieser Mensch trat spätestens in den 60er Jahren dieses Jahrhunderts in manchen Sportdisziplinen in den Grenzbereich seiner biologischen Möglichkeiten ein. Damit war seine Situation der ausschließlichen geisteswissenschaftlichen Beurteilungsmöglichkeit entglitten. Das Wissen des Trainers, die Kenntnis des Athleten allein reichten nun nicht mehr aus, um mit angemessenem Zeitaufwand zusätzliche Leistungssteigerungen erzielen zu können. Fast selbstverständlich wurde nun die Nähe zu den Naturwissenschaften und zur Medizin gesucht. Der Wunsch, den man an diese Gebiete richtete, lautete gewissermaßen: Es sollte mit einem Minimum an Zeit- und Belastungsaufwand ein Maximum an körperlicher Leistungssteigerung erzielt werden.
Gleichzeitig begannen sich in dieser Zeit die Verletzungen und Schäden infolge akuter oder chronischer Fehl- oder Überbelastung zu häufen. Der ethische Anspruch von einst, durch Sport die Gesundheit zu fördern, drohte nun gerade ins Gegenteil umzuschlagen. Diese Feststellung bedarf einer Erläuterung. Auch heute noch ist es durch eine noch so intensive, selbst bis zum Kreislaufkollaps führende körperliche Belastung eines gesunden Menschen unter 30 Jahren bei normalen Umweltbedingungen nicht möglich, einen organischen Schaden auszulösen. Die Natur hat den Menschen so konstruiert, daß grundsätzlich der Skelettmuskel vor dem Herzmuskel ermüdet, dadurch zum Abbruch der Arbeit zwingt und so die inneren Organe vor Überforderung schützt. Das gilt nicht für den vorgeschädigten Menschen oder für Belastungen unter bestimmten anormalen Umweltbedingungen. Als schwächster Punkt im menschlichen Organismus hat sich dabei der Halte- und Bewegungsapparat erwiesen; daher muß es insbesondere die Aufgabe der orthopädischen Medizin sein, Personen mit pathologischen Befunden oder mit physiologischen Varianten, die bereits eine Gefährdung im Hochleistungssport erfahren können, von vornherein vom Hochleistungssport fernzuhalten.
Aus den genannten Gründen näherten sich die naturwissenschaftlich fundierte Medizin und der Hochleistungssport immer mehr an. Manche Persönlichkeiten, speziell des geisteswissenschaftlichen Raums, betrachten diese gemeinsame Arbeit mit Mißtrauen – sie wittern Manipulation. Das Rad der Geschichte und mit ihm das der Entwicklung des Hochleistungssports aber läßt sich nicht mehr zurückdrehen.
Zum besseren Verständnis seien an dieser Stelle einige Daten genannt. Bei den Olympischen Spielen 1936 in Berlin konnte in manchen Sportarten eine Goldmedaille noch mit 2–3 Trainingseinheiten pro Woche gewonnen werden. Heute sind in manchen Disziplinen 2–3 Trainingseinheiten täglich eine Notwendigkeit geworden. Wer z.B. ein Weltklasseruderer sein will, muß heute jährlich 10 000–12 000 km rudernd zurückle-

gen. Ein Weltklasseschwimmer schwimmt heute täglich 8–12 km, in früheren Extremfällen 15–20 km. Der Langstreckenläufer legt wöchentlich 120–220 km zurück, der Berufsstraßenradrennfahrer von Weltklasse täglich 150–250 km. Der Speerwerfer absolviert in einer Saison ca. 6 000 Würfe mit dem 800 g schweren Speer und zusätzlich ein wöchentliches Krafttraining in einer Größenordnung von 40–60 t. Der Gewichtheber in mittleren und oberen Gewichtsklassen bringt in verschiedenen Trainingsabschnitten täglich 60 t, in Extremfällen des Superschwergewichts 70–90 t zur Hochstrecke.

Die Einstellung zum Hochleistungssport

Trotz mancher Bedenken kann man meiner persönlichen Auffassung nach auch heute noch positiv gegenüber dem Hochleistungssport eingestellt sein. Drei Gründe seien hierfür genannt:
1. Der Hochleistungssport stellt ein äußerst kritisches Experimentierfeld dar, dessen Erfahrungen allen Kategorien des Sports zugute kommen, ferner der Medizin, der Psychologie, der Soziologie, der Pädagogik und dem Sportstättenbau.
2. Wir leben heute in Ost und West in einer Leistungsgesellschaft. Damit aber muß in einem liberal eingestellten Staat auch einem körperlich besonders begabten Menschen die Möglichkeit geboten werden, sich auf dem von ihm bevorzugten Gebiet in einer körperlichen Spitzenleistung bestätigt zu sehen. Im geistigen oder kulturellen Bereich finden wir ja die Unterstützung von Talenten ebenfalls nur natürlich.
3. Der Hochleistungssport war von jeher ein Politikum. Das galt schon für die Olympischen Spiele in der Antike. Hier stellte das politische Moment sogar einen Kristallisationspunkt dar. So makaber und hemmend dieser Zusammenhang zwischen Sport und Politik sich momentan auf den Hochleistungssport auswirkt, so sehr hat bisher von der politischen Unterstützung nicht nur der Hochleistungssport profitiert, sondern mit ihm jede Sportkategorie.

Aber auch zwei *kritische Anmerkungen* seien hier eingebracht. Die eine betrifft den *Leistungs- und Hochleistungssport im Kindes- und Jugendalter.* Nach sorgfältiger Prüfung von Pro und Kontra kann man meiner Auffassung nach aus ärztlicher Sicht auch heute noch ein vorsichtiges Ja zum Leistungstraining im Kindes- und Jugendalter aussprechen, wenn folgende Voraussetzungen erfüllt sind:

Vor Aufnahme eines Leistungstrainings muß eingehend fachärztlich untersucht werden, um Kinder oder Jugendliche mit krankhaften Befunden oder auch nur mit solchen physiologischen Varianten, die für sie im Rahmen des Hochleistungssports eine Gefährdung beinhalten, vom Leistungstraining fernzuhalten. Diese ärztliche Untersuchung muß in regelmäßigen Abständen wiederholt werden.

Das Leistungstraining muß freiwillig erfolgen, nicht unter Druck von Eltern oder Trainern. Das dürfte auch tatsächlich wohl der Fall sein, weil ohne Freiwilligkeit keine Leistung erzielbar ist.

Das Training selbst muß kind- und jugendgemäß aufgebaut sein.

Es muß auch noch ein Freizeitraum verbleiben für geistige und kulturelle Interessen außerhalb von Schule und Sport.

Ein anderer Gesichtspunkt betrifft die *wachsende Brutalität* in verschiedenen Sportarten. Hier sei als Beispiel nur der Spitzenfußball genannt. Nicht nur Spieler und Trainer tragen Verantwortung, sondern auch der Journalist, welcher in den Massenmedien z.B. über ein Fußballbundesligaspiel berichtet. Ein Foul muß auch in der Sprachregelung ein Foul bleiben und darf nicht mit der Bezeichnung „Härte" umschrieben werden. Unter Härte verstehen wir körperlichen Einsatz im Rahmen des Regelwerks; ein Foul stellt einen Verstoß gegen dieses Regelwerk dar. Die kritiklose Vermischung beider Begriffe gefährdet nicht nur die Sauberkeit im Spiel unterer Mannschaften, sondern speziell den Sport im Kindes- und Jugendalter. Das Kind, der Jugendliche verlernt, zwischen Härte und Foul zu unterscheiden. Das aber trifft den Geist des Fair play im Sport schlechthin.

Voraussetzungen für sportliche Höchstleistungen auf breiter Basis

Strebt man Spitzenleistungen von internationalem Niveau möglichst breitbasig an, so müssen folgende Voraussetzungen erfüllt werden:
1. Talentsuche unter Einsatz wissenschaftlicher Methoden,
2. systematische Talentförderung,
3. hohe Qualität der Trainerausbildung,
4. gesundheitliche und soziale Betreuung des Sportlers,
5. wissenschaftliche Optimierung des Trainingsprogramms und der Trainingsdurchführung,
6. einschlägige Zweckforschung,
7. Koordination aller Maßnahmen.

Auf keinen dieser Punkte kann verzichtet werden, dennoch kommt der Talentsuche und -förderung eine besonders große Bedeutung zu. Das mag an einem Beispiel erläutert werden. Die sog. organische Leistungsfähigkeit eines Menschen wird brutto mit der maximalen Sauerstoffaufnahme ermittelt. Sie liegt z.B. bei 10jährigen Jungen im Mittel bei 45–50 ml/min/kg KG. Nun gibt es — in ganz seltenen Ausnahmefällen — untrainierte Kinder mit Werten von 60, 65 oder gar 70 ml. Führt man bei ihnen eine Muskelbiopsie durch, d.h. eine Entnahme von Gewebe aus der beanspruchten Skelettmuskulatur, so findet man u.U. ein prozentual äußerst starkes Überwiegen sog. langsamer Muskelfasern, welche eine Voraussetzung für überdurchschnittliche Ausdauerleistungen darstellen. Wird dieses Kind nun breitbasig körperlich aufgebaut und später einer sportartspezifischen Spitze systematisch zugeführt, so mag es der potentielle Olympiasieger oder Weltrekordler von morgen sein.

Die Statistik besagt, daß auf je 1 000 Jungen und je 1 000 Mädchen in der Bundesrepublik Deutschland je 1 Junge und je 1 Mädchen mit einer solchen genetisch bedingten außergewöhnlich guten Leistungsvoraussetzung entfallen.

In einer freiheitlich-demokratischen Staatsordnung lehnen wir alle Zwangsmaßnahmen zur Durchführung derartiger Untersuchungen zwecks Talentsuche ab, zumal wenn es

sich um invasive Verfahren handelt, zu denen wir auch die Muskelbiopsie im Kindesalter rechnen. Man muß sich nur darüber im klaren sein, daß wir uns hiermit der wohl
wichtigsten Möglichkeit begeben, die Kluft in der Zahl der Goldmedaillengewinner
zwischen Ost und West verringern zu können.

Biologisch-medizinische Grenzen der körperlichen Leistungsfähigkeit

Der Hochleistungssport stellt den menschlichen Organismus vor die höchsten Anforderungen, denen in körperlicher Hinsicht ein Mensch heute unterliegen kann. Selbst jahre-
oder jahrzehntelage Schwerstarbeitertätigkeit ist in ihren Auswirkungen auf den Organismus nicht vergleichbar. In den 50er Jahren wurden von verschiedenen Arbeitskrei-
sen des internationalen Raums, zu denen auch der unsrige zählte, einschlägige Untersuchungen in verschiedenen Weltteilen durchgeführt. Sie betrafen Eskimos in Alaska,
Indios in den südamerikanischen Anden, die in den subtropischen Gebieten Venezuelas
noch in 4 100 m Höhe Weizen anbauen, Bantuneger in den südafrikanischen Goldgru-
ben, die dort in 1 000 m Tiefe unter denkbar schwersten Belastungen jahrelang tätig
gewesen waren, Holzfäller im Raum 100 Meilen nördlich Akra in Ghana, welche im
tropischen Urwaldgürtel noch mit der Axt ihrer Berufsarbeit nachgingen, und Rikscha-
fahrer in indischen Großstädten. Das Ergebnis all dieser Untersuchungen kann man auf
einen Nenner bringen: *Es gibt keine berufliche Schwerstarbeit, auch nicht solche, die
unter denkbar ungünstigen Milieubedingungen absolviert wird, welche in ihren Auswirkungen auf den menschlichen Organismus auch nur annähernd denen des Hochleistungssportes vergleichbar wäre.*
Die Entwicklung der Grenzen menschlicher Leistungsfähigkeit wird gerne anhand der
Verlaufstendenz der Weltrekordkurven in den verschiedenen Sportarten demonstriert.
Diese Methode enthält Störfaktoren. Materialverbesserungen und Regeländerungen,
welche die Leistung begünstigt haben, lassen sich bei dieser Betrachtungsweise kaum
von einer biologischen Komponente trennen. Infolgedessen stütze ich mich im nachfol-
genden Teil ausschließlich auf naturwissenschaftlich gesicherte biologisch-medizinische
Komponenten.
Das körperliche Leistungsvermögen des Menschen ist geprägt durch die Summe von
Genotyp und Phänotyp. Zumindest in Ausdauersportarten kommt dem Genotyp
die größere Bedeutung zu. Morphologie, Motorik, Energetik und Psyche bestimmen die
sportartspezifische Leistungsfähigkeit. Die naturwissenschaftliche und medizinische
Forschung der letzten 150 Jahre hat bewiesen, daß die Konzeptionen und Gesetze von
Mathematik, Physik und Chemie nicht nur für die anorganische, sondern auch für die
organische Welt gelten. Helmholtz publizierte 1847 seine klassische Abhandlung „Über
die Erhaltung der Kraft". Dabei verstand er unter Kraft Energie im heutigen Sinne. In
einem Vortrag in London 1861 betonte er, daß der Satz von der Erhaltung der Energie
selbstverständlich auch im menschlichen Organismus seine Gültigkeit besäße. Unter Bestätigung dieser Grundauffassung hat die Biologie mit den Methoden von Mathematik,
Physik und Chemie gewaltige Fortschritte in der Aufklärung der Verhaltensweise des
menschlichen Organismus von der Körperruhe bis hin zu den Grenzen der körperlichen

Leistungsfähigkeit erzielt. In totaler Weise entzieht sich eigentlich nur noch das Bewußtsein naturwissenschaftlichen Erklärungsmethoden. Allerdings, Nobelpreisträger Eccles glaubt seit 1977 aufgrund seiner experimentellen Untersuchungen hier an eine physikochemisch nicht faßbare Größe, die den Rahmen unserer materiellen Denkweise sprengt.

Grundlage jeder körperlichen Leistung ist das Kontraktions- und Erschlaffungsvermögen der Skelettmuskulatur. Nerval ausgelöst, wird ATP als Initialzünder jeder Bewegung gespalten und dabei an der Muskelfaser chemische Energie in mechanische umgesetzt. Der ATP-Bestand reicht nur für ca. 2 s und muß daher kontinuierlich neu aufgebaut werden. Das geschieht aus dem Kreatinphosphat. Dies steht dem Organismus in einer Größenordnung von 18–25 mmol/kg Muskulatur zur Verfügung. Es kann zu 70–80% für energetische Zwecke genutzt werden. Nimmt man als Beispiel einen 84 kg schweren Ruderer, dessen Körpermasse zu 42% aus Muskulatur besteht und der beim Rudern ca. 80% seiner Muskelmasse einsetzt, so ist er in der Lage, allein mit der Energiefreisetzung aus ATP und Kreatinphosphat eine Arbeit von etwa 726 mkg verrichten zu können, einen mittleren Kreatinphosphatbestand von 22 mmol/kg Muskulatur und eine 70%ige Nutzung vorausgesetzt. Die oberste Grenze für diese sog. anaerob-alaktazide Form der Bereitstellung dürfte in diesem Fall bei ca. 1 100 mkg liegen.

Eine längere Belastung als 5–8 s läßt nunmehr die anaerobe laktazide Energiebereitstellung hinzutreten. Ihr Endprodukt ist die Milchsäure. Die damit verbundene Milchsäureanhäufung in der Muskelzelle führt zu einem Absinken des pH-Werts und einer Beeinträchtigung der Leistungsfähigkeit. Im Mittel können maximal 20 mmol/l Milchsäure im Blut ertragen werden. Die maximale, durch diesen Vorgang mobilisierbare Arbeitskapazität beträgt bei dem oben genannten Beispiel des Ruderers bei einem arteriellen Milchsäurespiegel von 18,5 mmol/l ca. 2 500 mkg.

Eine Vergrößerung der anaeroben alaktaziden Energiebereitstellung im Grenzbereich körperlicher Leistungsfähigkeit ist theoretisch auf folgenden Wegen denkbar: Eine Zunahme an Muskelmasse, eine Vergrößerung des intramuskulären Kreatinphosphatdepots bis auf den Endwert von ca. 25 mmol/kg Muskulatur, eine optimale Ausnutzung. Hypothetisch könnte zukünftig durch ein sportartspezifisches Training in noch größerem Maße eine Adaptation des Myosinmoleküls und hiermit verbunden eine Verbesserung des Wirkungsgrads der Energieübertragung erreicht werden. Insgesamt sind hiermit der anaerob-alaktaziden Leistungsfähigkeit berechenbare Grenzen gesetzt.

Das gilt ebenso für die anaerobe laktazide Energiebereitstellung. Die äußerste Grenze der körperlichen Leistungsfähigkeit liegt bei einem pH-Wert von 6,8–6,9 im arteriellen Blut und einem solchen von 6,3 in der arbeitenden Muskulatur. Ein weiteres Absinken dieses Werts in der Muskelzelle müßte zur Aktivierung der Lysosomenaktivität führen mit einer Selbstandauung der Zelle. Theoretisch kann das sogar bei pH-Werten von 6,4 eintreten.

Dauert die dynamische Beanspruchung großer Muskelgruppen mehrere Minuten, so wird jenseits einer 2minütigen Beanspruchungsdauer die Leistungsfähigkeit bestimmt von der Größe der Sauerstoffmenge, welche der arbeitenden Muskelzelle angeboten wird. Damit wird die sogenannte aerobe Kapazität zum entscheidend leistungsbegrenzenden Faktor. Die hierfür zuständigen morphologischen Strukturen sind die Lunge, das Herz, das Kreislaufsystem, das Blut und seine Hämoglobinmenge, die Kapillarisierung, der Myoglobingehalt und die mitochondriale Kapazität in der beanspruchten Skelettmuskulatur.

Das Bruttokriterium der kardiopulmonalen Kapazität ist die maximale Sauerstoffaufnahme/min. Sie liegt bei Weltklassesportlern und -sportlerinnen um durchschnittlich 100% über den Durchschnittswerten vergleichbarer männlicher und weiblicher Personen. Das entspricht bei weiblichen Weltklassesportlerinnen in Ausdauersportarten einem Wert von 4,5 l/min, bei männlichen von 6,0–6,5 l/min. Bei einem Wirkungsgrad von 21–25% können auf diese Weise Leistungen von ca. 500 W/min erzielt werden.

Um derartige gigantisch anmutende Leistungen im aeroben Bereich erzielen zu können, bedarf es einer harmonischen Vergrößerung der leistungsbegrenzend wirkenden Strukturen und Funktionen. Das betrifft im einzelnen:

Ein Atemminutenvolumen in Größenordnungen zwischen 150 und 230 l/min, eine optimale Distribution in der Lunge, eine maximale Diffusionskapazität von über 100 ml, ein Schlagvolumen des Herzens von 200–220 ml, ein Herzminutenvolumen von 40–42 l, eine Blutmenge von 7–8 l, ein Gesamthämoglobingehalt von 1 000–1 200 g, eine gegenüber dem Normalwert um mindestens 40% verstärkte Kapillarisierung in der arbeitenden Skelettmuskulatur, eine um je 50–100% vergrößerte Myoglobin- und Mitochondrienmenge in der Skelettmuskulatur.

Max Planck, der große Sohn der Stadt Kiel, hielt im Dezember 1908 in Leyden in Holland einen Vortrag. Sein Thema war: „Die Einheit des physikalischen Weltbildes". Er ging dabei von der Feststellung aus, daß das naturwissenschaftlich letzte, höchste Ziel es sein müsse, die bunte Mannigfaltigkeit des physikalischen Weltbilds in einem System, vielleicht sogar in einer Formel, vereinigen zu können. Max Planck selbst trug hierzu bei durch die Schaffung der Quantentheorie, Einstein 1916 mit der Relativitätstheorie. In den 60er Jahren versuchte erstmals Heysenberg die Erfassung des gesamten Weltgeschehens in einer einzigen Weltformel. In manchen Teilbezirken der Naturwissenschaften ist die Einheit eine Realität geworden.

In unerwartetem Maße hat sich diese Einheit auch für den organischen Bereich ergeben, und das gilt insbesondere für den Menschen im Grenzbereich seiner körperlichen Leistungsfähigkeit. 1956 veröffentlichte Sjöstrand die mathematisch engen Beziehungen zwischen dem Körpergewicht einerseits, dem maximalen Herzzeitvolumen, der Blutmenge und dem Hämoglobingehalt andererseits. 1965 publizierten wir die engen Korrelationen zwischen der Entwicklung des Skelettsystems einerseits und der inneren Organe andererseits im Kindes- und jugendlichen Alter. Das gilt nicht nur für den normal entwickelten, sondern – im Gegensatz zur damaligen Lehrmeinung – in gleichem Maße für den akzelerierten und den retardierten Jugendlichen. 1971 machten Hoppeler und Mitarbeiter erstmals auf die engen Beziehungen zwischen makroskopischem Bereich – beurteilt als maximale Sauerstoffaufnahme des Menschen – und mikroskopischem Bereich – bezogen auf die Mitochondrienmasse in der arbeitenden Muskulatur – im Grenzbereich der körperlichen Leistungsfähigkeit des Menschen aufmerksam. 1978 konnte Schön zahlreiche weitere Beziehungen zwischen makroskopischer und mikroskopischer Größenordnung im Grenzbereich der menschlichen Leistungsfähigkeit darstellen.

Betrachtet man den Menschen als Ganzes, so kann man ihn heute als ein thermodynamisch offenes System ansehen. Das ermöglicht die Aufstellung mathematischer Formeln und Gleichungen zur Berechnung von Energie- und Stoffwechselaustauschvorgängen. Sie besitzen ihre Gültigkeit nicht nur in Körperruhe, sondern auch im Grenzbereich der körperlichen Leistungsfähigkeit. Das gilt speziell für die aerobe Energiebereitstellung. Nach Günther ist sie bei allen Homoiothermen eine Potenzfunktion der Körpermasse. Führt man diese Berechnungen durch, so stellt man fest, *daß sich der Mensch schon heute in manchen Bereichen der Grenze des theoretisch Möglichen im biologischen Bereich angenähert hat.*

Dennoch wird es auch in zukünftigen Jahren und Jahrzehnten weitere *Weltrekordverbesserungen* geben. Verantwortlich dafür werden vornehmlich folgende Ursachen sein: Eine Verbesserung der Technik, unterstützt durch die biomechanische Forschung, eine Materialverbesserung, gegebenenfalls Regeländerungen, und der Einzug einer immer größeren Zahl von genetisch einseitig sportartspezifisch begünstigten Talenten in das internationale Sportgeschehen. In fernerer Zukunft wird das vor allem die leistungssportlich heute noch wenig erschlossenen Länder der 3. Welt betreffen.

Schon heute gibt es Sportarten wie das Rudern, in denen wegen der erreichten Leistungshöhe nicht mehr ein wissenschaftlich als optimal befundenes Trainingsprogramm durchgeführt werden kann, sondern Ernährung und Erholungsfähigkeit die Qualität der Trainingsdurchführung bestimmen. Das sei kurz erläutert. Ein Weltklasseruderer besitzt seine sogenannte anaerobe Schwelle und damit die optimale Belastungsintensität im Training in einer Größenordnung von 75–78% seiner maximalen Sauerstoffaufnahme. Würde er hiermit das täglich notwendige 3- bis 3 1/2stündige Rudertraining bestreiten, würde er wegen Erschöpfung der Glykogendepots am nächsten Tag das Trainingsprogramm nicht absolvieren können. Infolgedessen muß mit einer Belastungsintensität trainiert werden, die ca. 10% niedriger als das Optimum liegt. Hierdurch wird ein prozentual wesentlich größerer Anteil an freien Fettsäuren verbrannt und das Glykogendepot geschont. Möglichkeiten der Ernährung und der Erholungsfähigkeit bestimmen hier also bereits die Quantität der Trainingsdurchführung.

Maßnahmen von Gesetzgeber und Staat

Fundierte Aussagen über Grenzen der körperlichen Leistungsfähigkeit des Menschen setzen eine Vielfalt von naturwissenschaftlich-medizinischen Forschungen voraus. Sie basieren auf der Teamarbeit im Labor von interdisziplinärem Zuschnitt. Jeder in diesem Bereich Erfahrene weiß, daß zur Durchführung einer solchen Forschungsarbeit feste Institutsstrukturen eine Voraussetzung darstellen. Nur so kann für ein bestimmtes Experiment zu gegebenen Zeiten an gegebenem Ort z.B. der Pulmonologe mit dem Kardiologen, dem Stoffwechselspezialisten, dem Biochemiker, dem Morphologen u.a. vereint werden. *Hochschulgesetze, die diese bewährten Institutsstrukturen zerstören und durch Amorphie ersetzen, sind zutiefst forschungsfeindlich. Das medizinisch-naturwissenschaftliche Labor stellt den denkbar ungeeignetsten Ort für die Durchführung ideologisch begründeter Reformen dar. Die negativen Konsequenzen einer in dieser Art behinderten medizinisch-naturwissenschaftlichen Forschung wird die nächste Generation zu tragen haben.*

Jeder Bürger unseres Staates hat sich heute zwangsläufig mit Problemen von Bewegungsmangel einerseits, qualitativ und quantitativ geeignetem Training und Sport andererseits auseinanderzusetzen. Der geborene Gesprächspartner sowohl für den kranken als auch für den gesunden Menschen ist der Arzt. Er aber zeigt sich in den weitaus meisten Fällen in Fragen dieser Art überfordert, da er in seiner ärztlichen Ausbildung an der Universität niemals einschlägige Vorlesungen gehört hat. Das muß im Interesse unserer gesamten Gesellschaft geändert werden. *Gesetzgeber und Staat müssen notwendige Maßnahmen ergreifen, um zumindest ein Minimum an sportmedizinischen Pflichtvorlesungen an der Universität einzuführen.*

Betrachtet man die physikochemischen Gegebenheiten des Menschen in Körperruhe bis hin zu den Grenzen seiner körperlichen Leistungsfähigkeit und sieht die durch Realität bewiesene Richtigkeit mathematischer Gleichungen zur Erfassung menschlicher Leistungsgrenzen, so denkt der naturwissenschaftlich Erfahrene unwillkürlich an Einsteins Ausspruch von „der Natur als Realisierung des mathematisch denkbar Einfachsten". Es begann mit Pythagoras, setzte sich fort mit Keppler über Newton, Maxwell und Einstein und bescherte uns das heutige Wissen über Strukturen und Funktionsweisen des Universums. In dieses Universum ist der Mensch hineingeboren, denselben physikochemischen Gegebenheiten unterliegend und gehorchend. Nur sein Bewußtsein entzieht sich jeder naturwissenschaftlich fundierten Deutung — und das wird meiner Auffassung nach wohl so bleiben bis ans Ende aller Zeiten, gemessen an der Existenz des Menschen.

Das Sportherz: Anpassung an statische und dynamische Belastungen

J. Keul, H.-H. Dickhuth, G. Simon und M. Lehmann

Statische und dynamische Körperarbeit haben unterschiedliche Wirkungen auf den menschlichen Organismus. Neben den metabolischen und hormonellen Veränderungen [7] stehen kardiozirkulatorische Reaktionen und Adaptationen im Vordergrund [1—4, 10, 12, 14—17]. Die kardiozirkulatorischen Reaktionen und die daraus resultierenden Adaptationen bei dynamischer und statischer Muskelarbeit werden teilweise durch die damit verbundenen physikalisch-physiologischen Besonderheiten bestimmt. So ist die Zunahme des Blutdrucks bei dynamischer Arbeit in hohem Maß durch die Steigerung des Herzzeitvolumens bedingt. Bei submaximalen dynamischen Belastungen steigen die Blutdruckwerte bereits deutlich an, ohne daß eine Adrenalin- oder Noradrenalinzunahme im Blut eintritt. Erst im hohen Arbeitsbereich kann die weitere Zunahme des arteriellen Blutdrucks durch eine erhöhte Freisetzung von Katecholaminen erklärt werden [9] (Abb. 1).

Bei statischer Arbeit, z.B. Gewichtheben, erfolgt eine periphere Widerstandserhöhung als Folge der mechanischen Kompression der Blutgefäße und zusätzlich eine Preßatmung, wodurch besonders die Druckarbeit des Herzens gesteigert wird. So steigen beim Gewichtheben die aortal gemessenen Drücke über 300 mmHg [16, 24]. Dabei bleibt das Schlagvolumen durch den unzureichenden venösen Rückfluß und durch die intrathorakale Drucksteigerung gleich oder wird kleiner. Durch eine Zunahme der Herzfrequenz bei submaximaler statischer Arbeit steigt das Herzzeitvolumen in geringem Maß an. Bei maximaler statischer Arbeit ist dies nur kurzfristig möglich, da der verminderte venöse Rückfluß die Förderleistung des Herzens limitiert. Die Bedeutung der peripheren Mechanismen für die Druckbelastung des Herzens tritt somit bei Kraftarbeit im submaximalen und deutlicher im maximalen Arbeitsbereich hervor. Bei dynamischer Arbeit nimmt das Schlagvolumen vor allem im submaximalen Bereich gegenüber Ruhe

---

[1] Mit Unterstützung des Bundesinstituts für Sportwissenschaften Köln; auszugsweise vorgetragen auf dem Internat. Symposion „Static Exercise and Circulation, Dallas 7. bis 10.10.1979"

Abkürzungen: AS = Ausdauertrainierte, EDD = enddiastolischer Durchmesser, EF = Auswurffraktion, ESD = endsystolischer Durchmesser, HF = Herzfrequenz, HMV = Herzminutenvolumen, HV = Herzvolumen, KG = Körpergewicht, KS = Kraftsportler, LV = linker Ventrikel, MT = Mykoarddicke (Hinterwand + Septum), MQ = Myokarddicken-Index = $\dfrac{\text{MT} \times 100}{\text{EDD}}$, NP = Normalpersonen, $PWZ_{d,\,s}$ = diastolische bzw. systolische Hinterwanddicke, RV = rechter Ventrikel, $ST_{d,\,s}$ = diastolische bzw. systolische Septumdicke, SV = Schlagvolumen, TEDD = totalenddiastolischer Durchmesser, VF = Verkürzungsfraktion

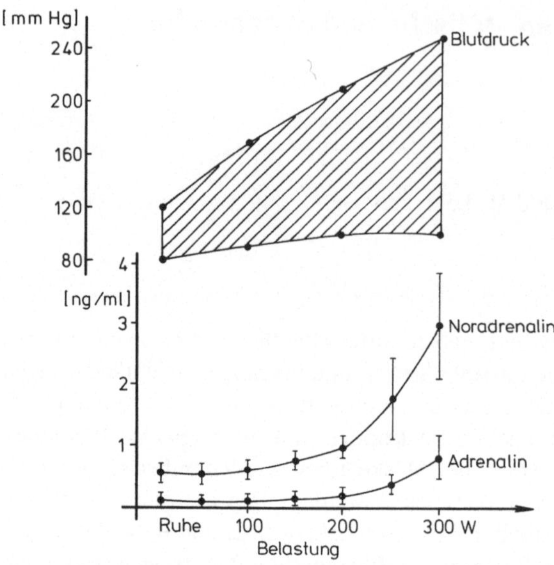

Abb. 1. Noradrenalin- und Adrenalinspiegel zeigen erst eine deutliche Zunahme bei 200 W Belastung. Bis zu diesem Zeitpunkt erfolgte bereits der wesentliche Anstieg des Blutdrucks. Trotz des erheblichen Anstiegs der Katecholamine im hohen Arbeitsbereich steigt der systolische Blutdruck nur mäßig an

zu, bei höherer Belastung nimmt es — wahrscheinlich als Folge des erhöhten sympathischen Antriebs — gering ab. So ist im submaximalen Bereich bei dynamischer Arbeit im Gegensatz zu statischer die Erhöhung des Herzzeitvolumens durch einen Anstieg des Schlagvolumens *und* der Herzfrequenz bedingt. Bei maximaler statischer Arbeit hingegen nimmt das Schlagvolumen ab und die Herzfrequenz zu, es kann noch ein erhöhtes Herzzeitvolumen resultieren [16] (Abb. 2, Tabelle 1).
Im Echokardiogramm nehmen bei submaximaler dynamischer Arbeit die enddiastolischen Diameter des linken Ventrikels gegenüber Ruhe leicht zu [1, 2, 19, 22]. Die Schlagvolumenzunahme wird jedoch vor allem durch eine verstärkte systolische Entleerung erreicht [1, 2, 19]. Bei leichter statischer Arbeit bleiben die enddiastolischen

Tabelle 1. Vergleich der Wirkungen einer statischen oder dynamischen Belastung auf das Herz-Kreislauf-System

Kardiovaskuläre Reaktion

Statische Belastung		Dynamische Belastung
$\approx$ 150/min	Herzfrequenz	$\approx$ 200/min
> 300 mmHg	Blutdruck	< 250 mmHg
↓ $\emptyset$	Schlagvolumen	↑
↑ $\emptyset$	Herzzeitvolumen	↑↑

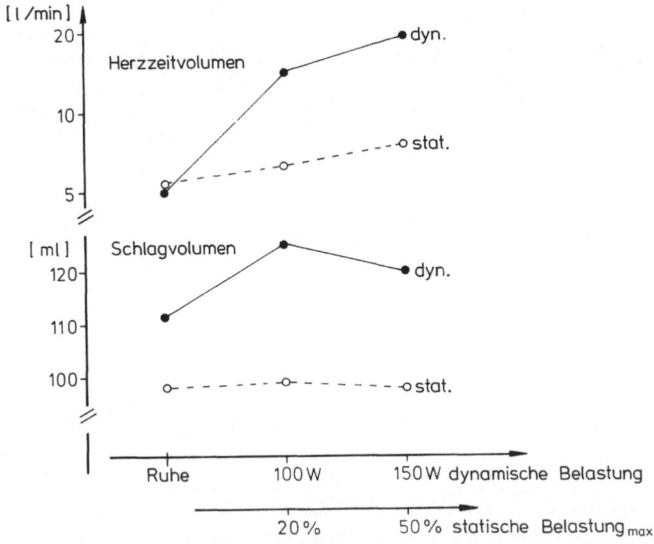

Abb. 2. Bei dynamischer Arbeit steigt das Schlagvolumen im submaximalen Arbeitsbereich an und fällt mit zunehmender Belastung langsam ab. Durch die Herzfrequenzsteigerung steigt jedoch das Herzzeitvolumen weiterhin an. Bei submaximaler statischer Arbeit bleibt das Schlagvolumen unverändert. Im maximalen Arbeitsbereich sinkt es jedoch ab. Durch die Herzfrequenzsteigerung wird das Herzzeitvolumen gering erhöht

Durchmesser unverändert, hingegen wird aufgrund der erhöhten Nachlast der systolische Diameter vergrößert und folglich das Schlagvolumen verkleinert. Bei maximalen statischen Belastungen mit Valsalva-Manöver kommt es zu einer Abnahme der diastolischen Endstellung und einer extremen systolischen Verkleinerung, wobei das Herz sein Restblut nahezu völlig auswirft und die Ventrikelwände sich zu berühren scheinen (Abb. 3 u. 4).

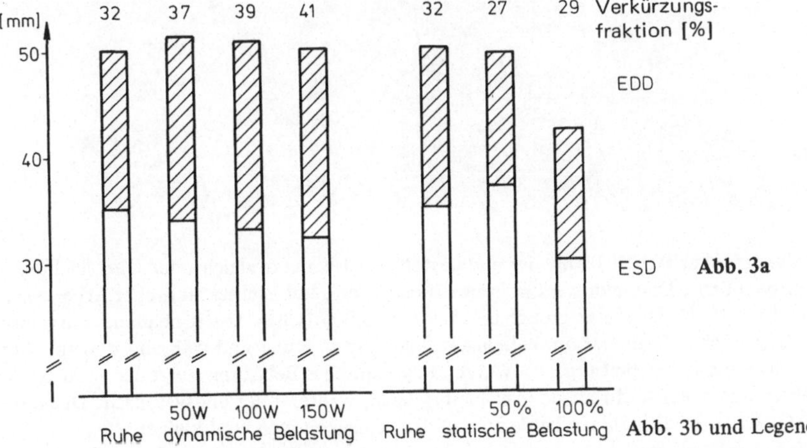

Abb. 3b und Legende s. Seite 14

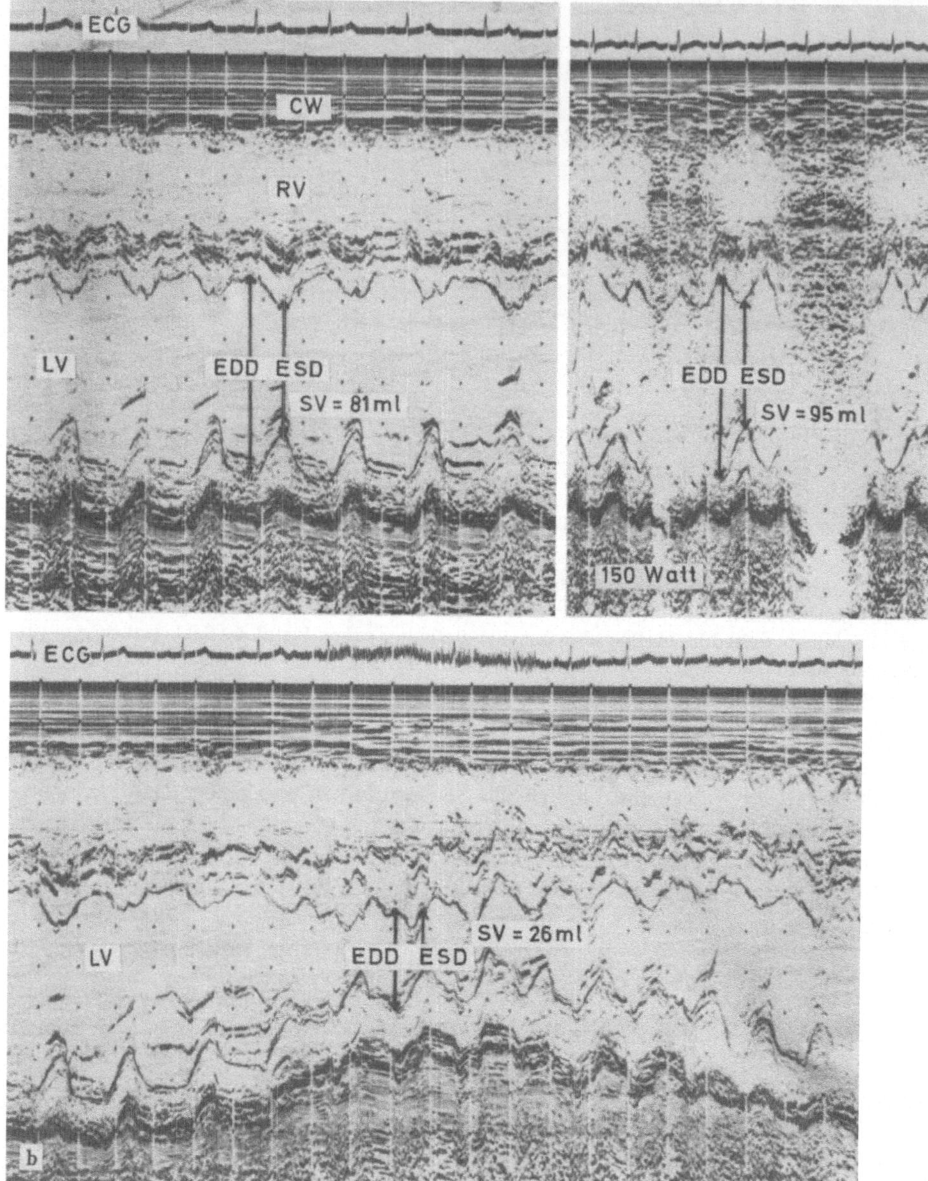

Abb. 3 a. Bei dynamischer Arbeit bleibt der enddiastolische Diameter gleich oder wird leicht vergrößert. Der endsystolische Diameter wird kontinuierlich kleiner. Bei leichter statischer Arbeit wird zunächst der endsystolische Diameter größer und bei starker statischer Arbeit nehmen endsystolischer und enddiastolischer Diameter ab. **b** Echokardiogramm in Ruhe und während dynamischer Arbeit (*oben*) und statischer Arbeit (*unten*). Während dynamischer Belastung steigt der enddiastolische Durchmesser anfänglich leicht an oder er bleibt gleich, während der endsystolische Diameter abnimmt. Bei statischer Arbeit nehmen beide ab und das Schlagvolumen wird kleiner

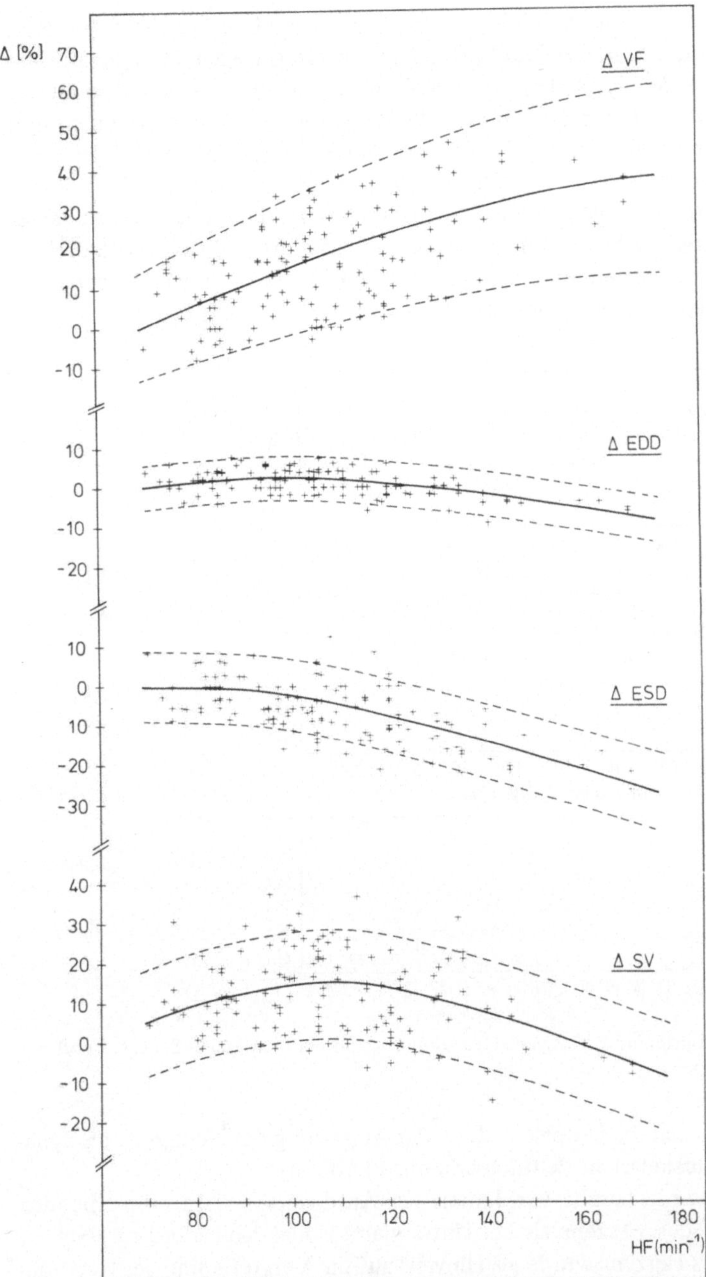

Abb. 4. Während dynamischer Belastung nimmt die Verkürzungsfraktion zu. Der enddiastolische Durchmesser nimmt nach anfänglichem Anstieg leicht ab, während der endsystolische Durchmesser einen stärkeren Abfall zeigt, so daß nach anfänglicher Zunahme des Schlagvolumens eine Abnahme resultiert

Die chronischen Effekte dynamischer Muskelarbeit führen zu einer Zunahme des Herzvolumens, an der v.a. die Hohlräume des Herzens und nur in geringem Maß die Muskelmasse beteiligt ist [3, 4, 8, 12, 14, 18]. Die Zunahme des Herzvolumens und somit der
Hohlräume des Herzens sind entscheidend für die Steigerung des Schlagvolumens und
der Förderleistung des an chronische dynamische Muskelarbeit adaptierten Herzens.
Die chronischen Effekte statischer Muskelarbeit, die mit einer gesteigerten Druckarbeit
— aber keiner Zunahme des Schlagvolumens — verbunden ist, führen dagegen zu keiner
Vergrößerung des Herzens. Absolut und bezogen auf das Körpergewicht ist das Herzvolumen von ausdauertrainierten Menschen wie Läufern, Radfahrern, Ruderern u.a. erheblich erhöht, hingegen bei Kraftsportlern klein (Abb. 5).

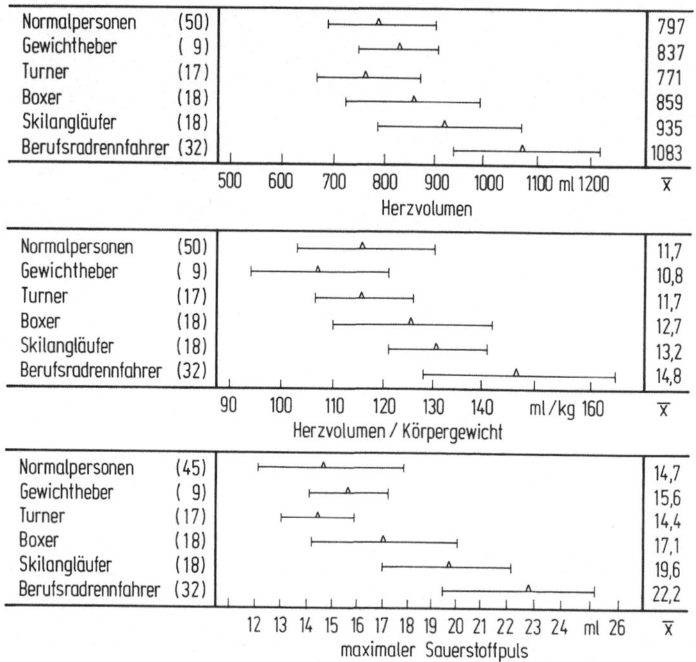

Abb. 5. Vergleich des absoluten und relativen Herzvolumens und der maximalen Sauerstoffaufnahme bei verschiedenen Sportlern

Röntgenologisch lassen sich die Unterschiede in der Anpassung der Herzgröße an dynamische oder statische Muskelarbeit deutlich erkennen (Abb. 6).
Im Valsalva-Manöver wurde bereits vor Jahren bei Ausdauersportlern eine erheblich
stärkere Verkleinerung des Herzens als bei Untrainierten oder Kraftathleten gesehen.
Diese Verkleinerung des Herzens wurde als Hinweis auf die Vergrößerung der Herzhöhlen gewertet, was die Voraussetzung für das große Schlagvolumen und das erhöhte Restblut des Ausdauertrainierten ist [12].
Echokardiographisch läßt sich zeigen, daß dynamisches und statisches Muskeltraining,
das täglich über Stunden durchgeführt wird, zu unterschiedlichen Adaptationen am

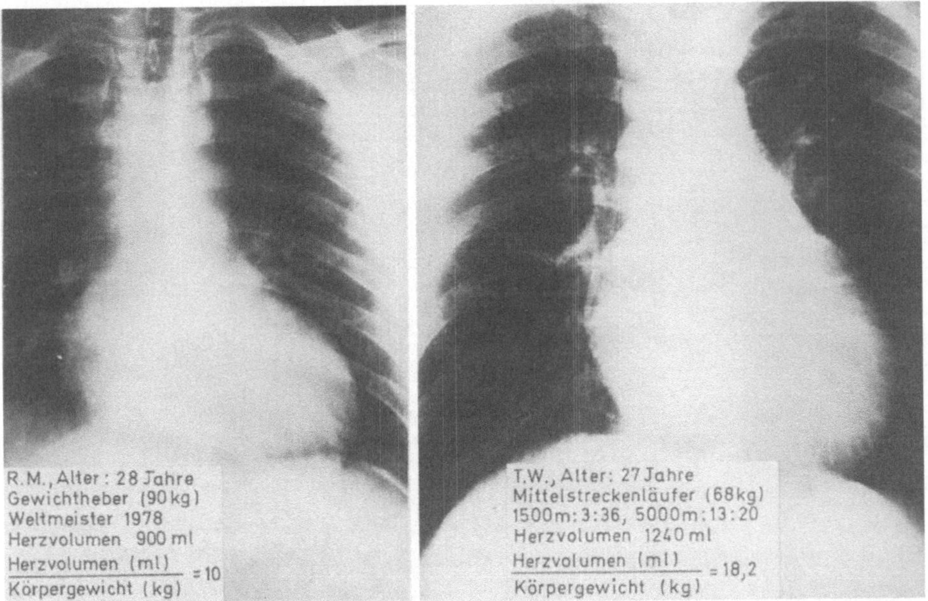

Abb. 6. Röntgenologisch findet sich bei einem der besten Mittel- und Langstreckenläufer ein erheblich vergrößertes Herz, während bei dem Weltmeister im Gewichtheben das Herzvolumen kleiner als bei Untrainierten ist

Herzen führt. Als Folge der chronischen *dynamischen* Belastungen erfolgt eine geringe Zunahme der Ventrikelwanddicken, jedoch eine deutliche Zunahme der Herzhöhlen [1, 3, 4, 6, 11, 13, 18–21, 25]. Die Wanddickenzunahme ist im Verhältnis zur Volumenzunahme vermindert. Bei *statischer* Arbeit erfolgt eine Zunahme der Wanddicke des Herzens auf Kosten der Hohlräume, so daß eine „konzentrische Hypertrophie" entsteht, wie sie im Anfangsstadium auch bei der Hypertonie nachweisbar ist. Im Verhältnis zum enddiastolischen Diameter ist nach Krafttraining die Muskeldicke des Herzens erhöht.

Der Diameter des Ventrikels einschließlich der Wände ist bei Ausdauertrainierten und Kraftathleten mit unterschiedlichem Körpergewicht, aber gleichem Herzvolumen gleich, was jedoch bei den statisch Trainierten Folge der erhöhten Muskelwanddicken ist (Abb. 7 u. 8).

Im Verhältnis zum Körpergewicht zeigt sich bei verschiedenen Sportarten eine Zunahme der Myokarddicke bzw. der Herzmuskelmasse gegenüber Untrainierten, die jedoch im einen Fall mit einer Volumenzunahme, im anderen Fall mit einer Volumenabnahme des linken Ventrikels verbunden ist (Abb. 9).

Im Verhältnis zum Körpergewicht ist der enddiastolische Durchmesser bei den hochtrainierten Kraftsportlern (2 Weltrekordhalter) nicht erhöht, hingegen findet sich bei Ausdauersportlern eine deutliche Zunahme. Beim totalenddiastolischen Durchmesser, in den auch die Muskelwanddicken des Herzens eingehen, ist dieser Unterschied weni-

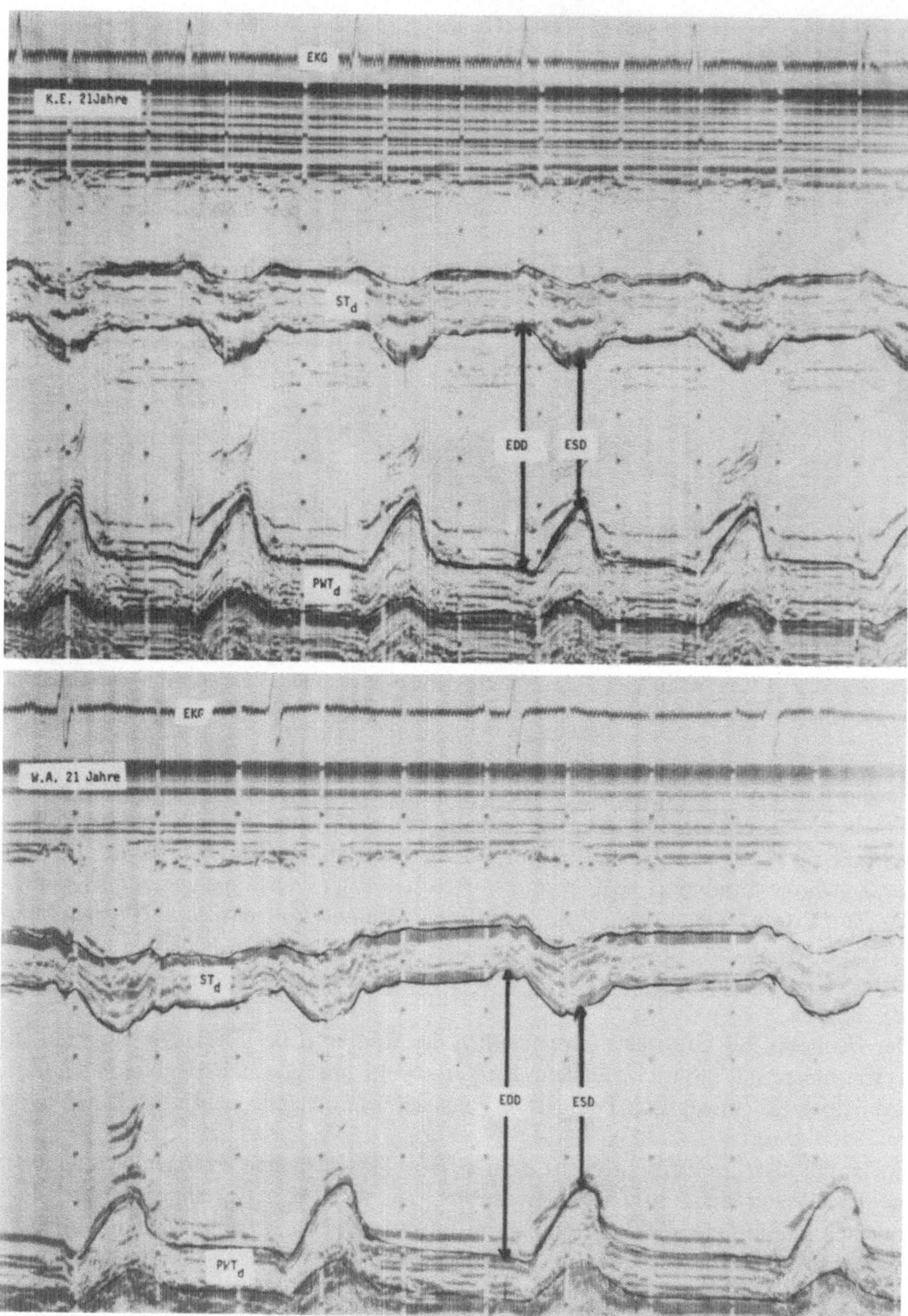

Abb. 7. Echokardiogramm des linken Ventrikels bei einem Gewichtheber und Langstreckenläufer. Deutlich ist die – verglichen mit dem Ausdauersportler – größere Dicke des Septums und der Hinterwand sowie der kleinere Innendurchmesser des linken Ventrikels bei dem Kraftsportler erkennbar

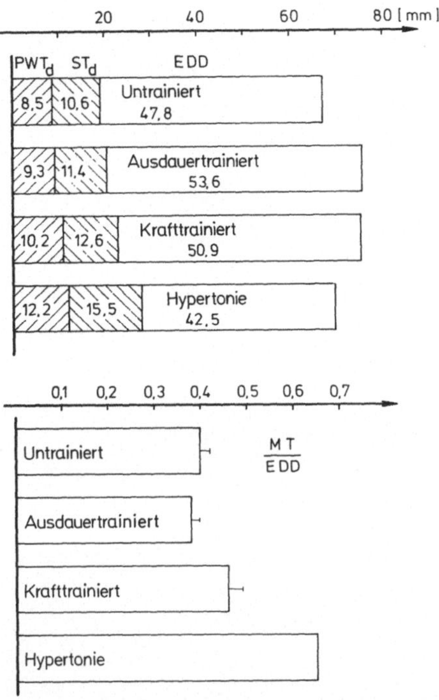

Abb. 8. Nach Ausdauertraining kommt es zu einer geringen Zunahme der Myokarddicke, die jedoch im Verhältnis zum Innendurchmesser des Herzens vermindert ist. Nach Krafttraining ist die Zunahme der Myokarddicke deutlicher ausgeprägt und im Verhältnis zum Innendurchmesser des Herzens erhöht. Hypertoniker ohne myokardiale Insuffizienz zeigen deutlich höhere Wanddicken verglichen zum Innendurchmesser, was Ausdruck einer konzentrischen Hypertrophie ist

ger erkennbar. Die Werte liegen dann gering oberhalb des Normbereichs (Abb. 10). Es sei betont, daß diese Veränderungen nur nach jahrelangem, täglichem, starkem Training beobachtet werden können, zumal geringe Veränderungen mit der M-mode-Echokardiographie nicht erfaßt werden [23].
Bei der Hypertonie setzt eine Dickenzunahme der Herzmuskelwände eine jahrelange Druckbelastung voraus. Am Verlauf der Hypertonie wird erkennbar, daß anfänglich keine meßbaren Veränderungen der Myokarddicke und des enddiastolischen Durchmessers erkennbar sind (Stadium I). Danach hypertrophiert das Myokard auf Kosten der Hohlräume, so daß sich eine konzentrische Hypertrophie entwickelt (Stadium II). Das Verhältnis der Myokarddicke zum enddiastolischen Durchmesser wird deutlich erhöht. Die Anpassung des Myokards der Kraftsportler zeigt hier eine Entwicklung wie bei diesen Formen der Hypertonie. Im weiteren Verlauf der Hypertonie kommt es aufgrund der einsetzenden myokardialen Funktionsstörung zu einer Vergrößerung des enddiastolischen Diameters, so daß die Relation zwischen Muskeldicke und Ventrikelvolumen wieder abnimmt. Im fortgeschrittenen Stadium der Hypertonie tritt eine erhebliche Dilatation des Herzens ein, was prognostisch besonders ungünstig ist. Dabei sinkt

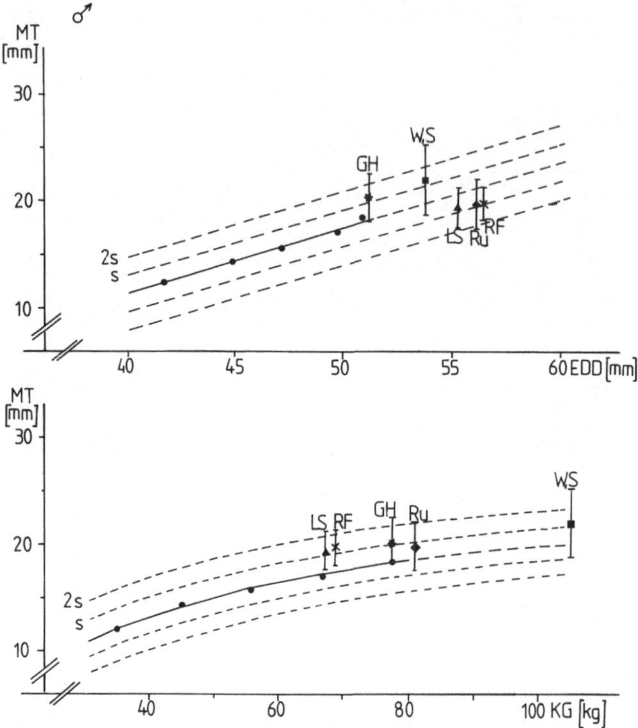

Abb. 9. Zwischen der Myokarddicke und dem enddiastolischen Durchmesser besteht eine lineare Beziehung, von der die Kraftsportler durch eine überproportionale Muskelzunahme, die Ausdauersportler durch eine überproportionale Volumenzunahme abweichen. Auf das Körpergewicht bezogen, liegt die Muskeldicke der an dynamisches und statisches Training Adaptierten höher. (*GH:* Gewichtheber; *WS:* Hammerwerfer, Kugelstoßer; *LS:* Langstreckenläufer; *Ru:* Ruderer; *RF:* Radrennfahrer)

die Relation zwischen Myokarddicke und enddiastolischem Volumen auf Normwerte ab. Es wird somit eine normale Relation vorgetäuscht — unter physiologischen Bedingungen, auch denen eines extremen isometrischen Trainings, gibt es keine Hinweise für eine pathologische Entwicklung (Abb. 11).

Die Unterschiede in der Arbeitsweise des Herzens werden deutlich, wenn die Schlagvolumina von Menschen mit gleicher Herzgröße gegenübergestellt werden, die über Jahre ein isometrisches oder isotonisches Training betrieben haben. Das Schlagvolumen von Ausdauertrainierten, z.B. Läufern, Radfahrern, Ruderern u.a., liegt deutlich höher als bei Kraftsportlern. Daraus resultiert, daß der Anteil des Schlagvolumens am Herzvolumen durch dynamisches Training auf 11,0 ± 2,4% ansteigt, hingegen nach statischem Training auf 8,8 ± 2,8% abfällt. Dies ist um so bemerkenswerter, als bei den Ausdauersportlern das Herzvolumen im Verhältnis zum Körpergewicht ansteigt und somit ein deutlich größeres relatives Schlagvolumen resultiert. Bei den Kraftsportlern ist das Schlagvolumen im Verhältnis zum Körpergewicht vermindert. Als Folge des chroni-

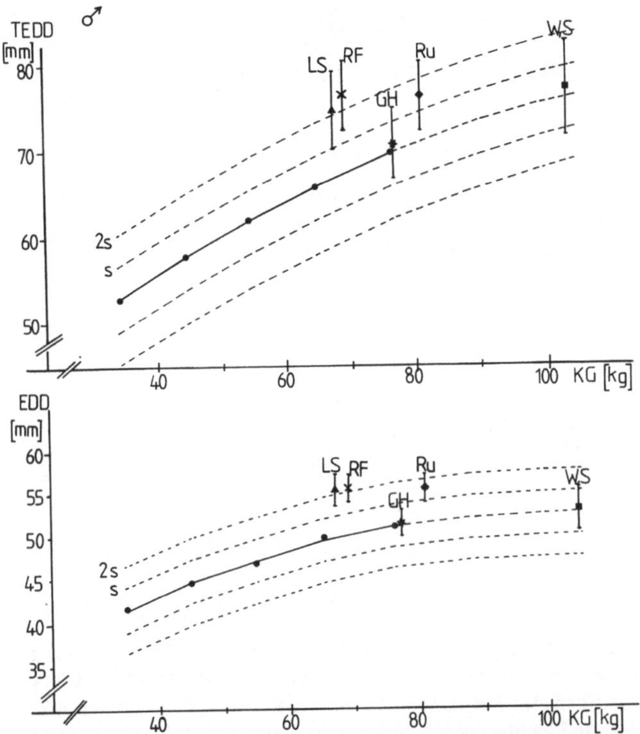

Abb. 10. Auf das Körpergewicht bezogen, liegt der enddiastolische Durchmesser der Gewichtheber im Normbereich, wahrscheinlich auch der Werfer und Stoßer, für die entsprechende Normwerte fehlen. Der enddiastolische Durchmesser der Ausdauertrainierten liegt deutlich oberhalb der Norm. Beim totalenddiastolischen Durchmesser sind die Unterschiede in der Muskeldicke der isometrisch und isotonisch Trainierten geringer. (*GH:* Gewichtheber; *WS:* Hammerwerfer, Kugelstoßer; *LS:* Langstreckenläufer; *Ru:* Ruderer; *RF:* Radrennfahrer)

schen isotonischen Trainings sinkt die Herzfrequenz ab. Bei Ausdauertrainierten findet sich trotz der Erniedrigung der Herzfrequenz auf 51,1 ± 9,3% eine solche Zunahme des Schlagvolumens, daß der Herzindex mit 3,03 ± 1,0 l/min · m² höher liegt als bei Untrainierten. Bei den Kraftsportlern, auch wenn sie täglich Stunden trainieren, wird die Ruheherzfrequenz nicht vermindert, so daß sich der Herzindex mit 2,45 ± 0,72 l/min · m² von dem Untrainierter nicht wesentlich unterscheidet (Abb. 12).

Auch das Verhältnis von Septumdicke zu Hinterwanddicke übersteigt nach isometrischem Training, also bei den Gewichthebern, Kugelstoßern u.a., sehr häufig den Grenzwert von 1,3 [3, 13, 21, 25], hingegen wird dieser Wert von Ausdaueradaptierten nur im Einzelfall erreicht.

Trotz dieser deutlichen morphologischen Unterschiede finden sich bei den echokardiographisch ermittelten Kontraktilitätsparametern nur tendenzmäßige Unterschiede, die teils durch die unterschiedliche Herzfrequenz überlagert werden. Die Verkürzungsfraktion ist gegenüber Untrainierten bei den Kraftsportlern gering, jedoch nicht signifikant,

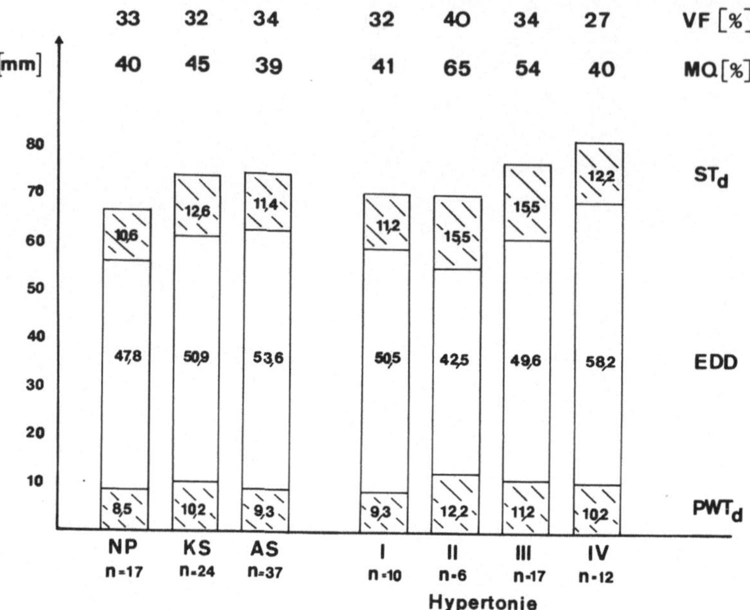

Abb. 11. Die Veränderung der Myokarddicke und der Innendurchmesser sowie der Verkürzungsfraktion bei Untrainierten, Kraftsportlern und Ausdauersportlern im Vergleich zu verschiedenen
Stadien der Hypertonie. Stadium I: Normale Wanddicken des linken Ventrikels und ein regelrech-
tes Verhältnis zwischen Muskelmasse und enddiastolischem Volumen. Verkürzungsfraktion normal.
Stadium II: Verkleinerung des enddiastolischen Volumens durch Zunahme der Myokardwände, so
daß die Muskelmasse im Verhältnis zum Ventrikelvolumen erhöht ist. Verkürzungsfraktion erhöht.
Stadium III: Vergrößerung des enddiastolischen Durchmessers ohne Zunahme der Wanddicken. Daher verbessert sich die Relation zwischen Myokardmasse und enddiastolischem Volumen. Verkürzungsfraktion scheinbar normal. Stadium IV: Zunahme des enddiastolischen Volumens bei Abnahme der Ventrikelwanddicken, so daß eine normale Relation zwischen Muskelmasse und enddiastolischem Volumen vorgetäuscht wird. Verkürzungsfraktion reduziert

vermindert, bei den Ausdauersportlern dagegen leicht, jedoch nicht signifikant, erhöht.
Es finden sich somit keine Hinweise für krankhafte Veränderungen. Gleichermaßen ist
die Auswurffraktion bei Ausdauertrainierten unverändert, bei Krafttrainierten nicht
signifikant erhöht. Die erhöhte Auswurffraktion der Kraftathleten ist dadurch bedingt,
daß durch das verstärkte Muskelwachstum ein kleinerer Ventrikelhohlraum besteht
und somit ein geringerer Anteil an Restblut verbleibt. Die erhöhte Ejektionsfraktion
kann somit bei diesen Sportlern nicht als Ausdruck eines besonders günstigen Kontrak-
tionsverhaltens gewertet werden. Krankhafte Veränderungen der Kontraktilitätspara-
meter, wie sie bei Patienten mit Hypertonie oder bei Myokardiopathien beobachtet
werden können, finden sich als Folge der physiologischen Anpassung nicht (Abb. 13).
Als Ausdruck der myokardialen Kontraktilität kann zusätzlich die Bewegung der Aortenwurzel herangezogen werden. Sie wird v.a. bestimmt von der Größe des Schlagvolumens in Beziehung zum Herzvolumen [3]. Die Bewegung der Aortenwurzel zeigt bei

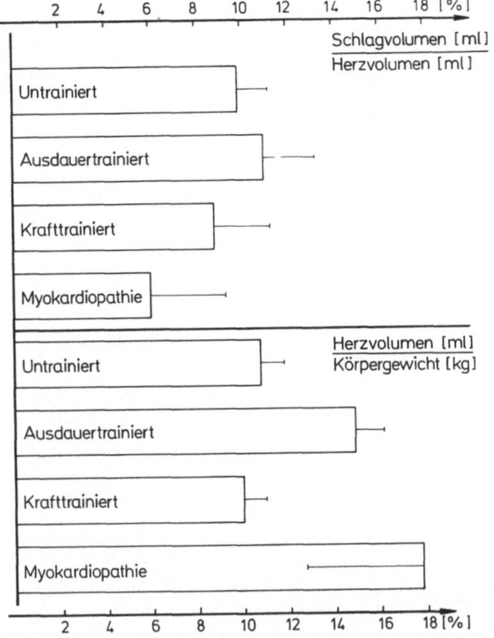

Abb. 12. Nach intensivem Ausdauertraining erhöht sich das Schlagvolumen im Verhältnis zum Herzvolumen, während es nach Krafttraining absinkt. Deutlich reduziert ist dieses Verhältnis bei Patienten mit einer Myokardiopathie. Die Relation von Herzvolumen zu Körpergewicht zeigt bei den Ausdauertrainierten und Patienten mit einer Myokardiopathie eine Zunahme, wobei letztere als Ausdruck einer Kontraktionsinsuffizienz ein deutlich vermindertes Schlagvolumen haben. Bei den Kraftsportlern ist das Herzvolumen im Verhältnis zum Körpergewicht normal oder mäßig vermindert

Ausdauertrainierten und bei Kraftsportlern, verglichen mit Untrainierten, keine wesentlichen Unterschiede.

Eine Gegenüberstellung der Anpassung an statische und dynamische Arbeit läßt zwei Bereiche erkennen: Als Verminderung des sympathoadrenergen Antriebs wird die Herzfrequenz, der Blutdruck, die Kontraktilität [15, 19] und der Sauerstoffverbrauch des Myokards [6] durch *dynamisches* Training vermindert. Durch Wachstumsvorgänge erfolgt eine Zunahme der Herzgröße, die vornehmlich die Herzhöhlen betrifft, wodurch die Voraussetzung für die Steigerung des Schlagvolumens geschaffen wird. Bei *statischem* Training wird die Herzmuskelmasse deutlich erhöht, eine Zunahme der Herzhöhlen und somit eine Steigerung der Förderleistung bleibt aus. Ebenfalls werden die Auswirkungen des verminderten sympathoadrenergen Antriebs vermißt (Tabelle 2).

Die wesentlichen Ursachen für die Anpassungsvorgänge sind bei isotonischem Training die erhöhte Vorlast und bei isometrischem Training die erhöhte Nachlast. Die unterschiedliche Anpassung des menschlichen Herzens an die chronischen Reize eines dynamischen oder statischen Trainings zeigt die große physiologische Anpassungsbreite, ohne daß diesen Veränderungen eine krankhafte Bedeutung beizumessen wäre. Die

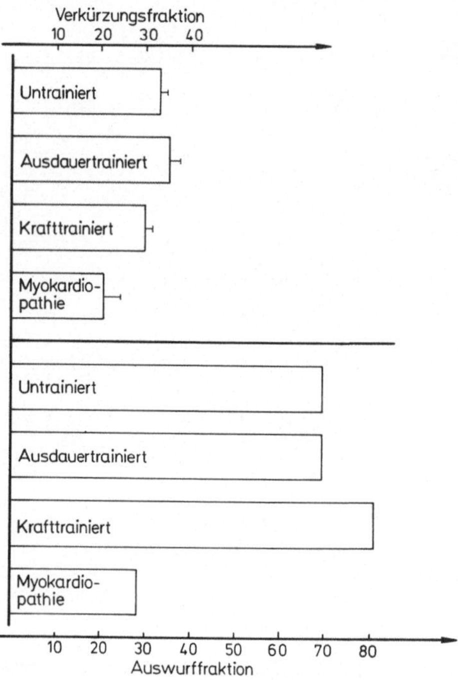

Abb. 13. Die Verkürzungsfraktion ist nach Ausdauertraining leicht erhöht, nach Krafttraining leicht vermindert, jedoch nicht signifikant verändert. Die Auswurffraktion der Kraftsportler ist erhöht. Eine deutliche Verminderung wird bei den Patienten mit einer Myokardiopathie sichtbar

Tabelle 2. Vergleich der Trainingswirkung von isometrischen und isotonischen Belastungen auf das Herz-Kreislauf-System

Kardiovaskuläre Anpassung

Statisch	Training	Dynamisch
Ø	Sympathischer Antrieb	↓
↑ Ø	Blutdruck	↓
Ø	Herzfrequenz	↓
?	Kontraktilität	↓
Ø ?	Myokard, O_2-Verbrauch	↓
Ø	Herzvolumen	↑
↓	Schlagvolumen	↑
Ø	Herzzeitvolumen	↑
↑	Ventrikelwanddicke	Ø (↑)
↓	Herzhöhlen	↑

Wachstumsvorgänge des Myokards sind unter physiologischen Bedingungen – unabhängig davon, ob sie durch eine statische oder eine dynamische chronische Belastung zu einer Herzhypertrophie geführt haben –, uneingeschränkt als eine positive Adaptation zu werten, wenn eine kritische Grenze nicht überschritten wird. Die kritische Grenze festzulegen, bei der sich eine Myokardinsuffizienz einstellt, ist derzeit nicht möglich. Nach den vorliegenden vielfältigen Befunden gibt es keinen Hinweis, daß eine Myokardinsuffizienz auf physiologischem Wege erreicht und somit mit dem Sportherzen ein krankhaftes Geschehen verknüpft werden kann. Andererseits muß hervorgehoben werden, daß die unterschiedliche Beanspruchung des Herzens durch statische oder dynamische Belastungen bei Herzkranken in der Bewegungstherapie oder Rehabilitation die Kenntnis der hämodynamischen Verhältnisse erforderlich macht. In den meisten Fällen, insbesondere nach Myokardinfarkt oder bei der Koronarinsuffizienz, ist eine Trainingsform mit statischen Elementen kontraindiziert.

Literatur

1. Bubenheimer P, Roskamm H, Samek L, Schmeisser HJ (1977) Echocardiographie zur Beurteilung der Arbeitsweise des linken Ventrikels unter dynamischer körperlicher Belastung. Sportarzt Sportmed 28:345
2. Crawford MH, White DH, Amon KW (1979) Echocardiographic evaluation of left ventricular size and performance during handgrip and supine and upright bicycle exercise. Circulation 59/6:1188
3. Dickhuth H-H, Simon G, Kindermann W, Wildberg A, Keul J (1979) Echocardiographic studies on athletes of various sport-types and non-athletic persons. Z Kardiol 68:449
4. Dickhuth H-H, Simon G, Staiger A, Tromper P, Keul J (1979) Echocardiographic aortic root motion, shortening fraction, cardiac output and heart volume. Angiocard 2:153
5. Gilbert ChA, Nutter DO, Felner JM, Perkins JV, Heymsfield StB, Schlant RC (1977) Echocardiographic study of cardiac dimensions and function in the endurance-trained athlete. Am J Cardiol 40:528
6. Heiss HW, Barmeyer J, Wink K, Hell G, Cerny FJ, Keul J, Reindell R (1976) Studies on the regulation of myocardial blood flow in man. I.: Training effects on blood flow and metabolism of the healthy heart at rest and during standardized heavy exercise. Basic Res Cardiol 71:658
7. Keul J, Doll B, Keppler D (1972) Energy metabolism of human muscle. Karger, Basel London New York
8. Keul J, Reindell H, Roskamm H (1962) Zur Belastbarkeit des jugendlichen Organismus. Herzgröße und Leistungsfähigkeit bei Jugendlichen nach langjähriger Trainingsbelastung. Int Z Angew Physiol 19:287
9. Lehmann M, Kindermann W, Schmitt M, Keul J (1979) Sympathische Regulation des Herz-Kreislaufsystems bei körperlicher Belastung. Z Kardiol 68/4:281
10. Lind AR (1970) Cardiovascular responses to static exercise. Circulation 41:173
11. Morganroth J, Maron BJ, Henry WL, Epstein SE (1975) Comparative left ventricular dimensions in trained athletes. Ann Intern Med 82:521
12. Reindell H, Roskamm H (1977) Herzkrankheiten. Springer, Berlin Heidelberg New York
13. Roeske RW, O'Rourke RA, Klein H, Leopold G, Karliner JS (1976) Noninvasive evaluation of ventricular hypertrophy in professional athletes. Circulation 53:2
14. Roskamm H, Reindell H, Keul J (1961) Über die Veränderungen von Herzgröße und Leistungsfähigkeit bei unterschiedlicher Trainingsbelastung. Sportarzt 9:58

15. Roskamm H, Wink K, Reindell H (1972) Die Arbeitsweise des Herzens bei chronischer physiologischer Mehrbelastung (Sportherz). Med Klin 67/35:1097
16. Rost R (1979) Kreislaufreaktion und Adaptation unter körperlicher Belastung. Osang-Verlag, Bonn
17. Rost R, Hollmann W, Gerhardus H, Philippi H (1977) Die Anwendung der Echokardiographie in der Sportmedizin. Sportarzt Sportmed 28:103
18. Simon G, Dickhuth H-H, Kindermann W, Kleiner G, Staiger J, Keul J (1979) Echocardiographic left ventricular parameters and heart volume. Angiocardiol 2:11
19. Simon G, Dickhuth H-H, Staiger J, Essig C, Kindermann W, Keul J (1979) Echocardiography during ergometric exercise. Med Klin 74:1320
20. Simon G, Staiger J, Weringer A, Kindermann W, Keul J (1978) Echokardiographische Größen des linken Ventrikels, Herzvolumen und Sauerstoffaufnahme. Med Klin 73:1457
21. Underwood RH, Schwade JL (1977) Noninvasive analysis of cardiac function of elite distance runners — echocardiography, vectorcardiography, and cardiac intervals. Am NY Acad Sci 301: 297
22. Weiss JL, Weisfeldt ML, Maron StJ, Garrison JB, Livengood SV, Fortuin NJ (1979) Evidence of Frank-Starling effect in man during severe semisupine exercise. Circulation 59/4:655
23. Wolfe LA, Cunningham DA, Rechnitzer PA, Nichol PM (1979) Effects of endurance training on left ventricular dimensions in healthy men. J Appl Physiol 47:207
24. Zerzawy R, Bachmann K, Fleischer H (1976) Telemetrische Untersuchungen der Herz- und Kreislaufbelastung auf einem Trimmpfad. Dtsch Med Wochenschr 101:664
25. Zoneraich S, Rhee JJ, Zoneraich O, Hordans D, Appel J (1977) Assessment of cardiac function in marathon runners by graphic noninvasive techniques. Ann NY Acad Sci 301:900

Hochleistungstraining im Kindes- und Jugendalter aus kardiologischer Sicht

R. Rost

Eine der problematischsten Tendenzen des modernen Hochleistungssports ist die zunehmende Verlagerung des Trainings- und Wettkampfalters in den Kindheitsbereich, eine Entwicklung, aus der sich auch eine Reihe schwerwiegender medizinischer Fragestellungen ergeben. Diese betreffen in den meisten Sportarten (Kunstturnen, Eiskunstlauf) vorwiegend den Orthopäden. Aber auch in einer typischen Ausdauersportart, dem Schwimmen, führen heute bereits 7- bis 10jährige Kinder teilweise ein mehrstündiges tägliches Training durch und erreichen Zeiten, die früher für Olympiasieger ausreichend gewesen wären.

Hier stellt sich die Frage nach der physiologischen und ärztlichen Bewertung einer solchen Vorverlegung des Leistungsalters vorwiegend aus internistischer, besonders kardiologischer Sicht. Folgende Fragen müssen beantwortet werden:
1. Ist ein so frühes Ausdauertraining überhaupt bereits sinnvoll oder könnte es sogar besonders vorteilhafte Bedingungen für die Entwicklung eines leistungsfähigen Sportherzens schaffen?
2. Kann eine solch frühe intensive und extensive Herz-Kreislauf-Belastung auf die Dauer gesehen zu irreversiblen Herzveränderungen, evtl. zu Herzschädigungen führen?

Bereits eingangs muß betont werden, daß eine solche Frage bisher nur aufgeworfen, nicht aber beantwortet werden kann. Dies wird erst aufgrund von Langzeitbeobachtungen solcher Kinder über den Abschluß ihrer sportlichen Laufbahn hinaus möglich sein. Hier kann bisher lediglich versucht werden, die Problematik anhand von Querschnittsbeobachtungen sowie von Längsschnittstudien bei solchen Kindern, die wir inzwischen teilweise bis zu 8 Jahre hindurch verfolgt haben, zu verdeutlichen.

Vergleicht man die bisher in der Literatur zur Frage der Trainierbarkeit des kardiopulmonalen Systems im präpubertären Alter vorgelegten Befunde und vertretenen Meinungen, so findet sich überwiegend die Ansicht, daß eine solche Trainierbarkeit noch nicht gegeben sei (Bar-or u. Zwiren 1972; de Marées u. Mitarb. 1975; Rieckert u. Gabler 1972; Schmücker u. Hollmann 1973). Hierbei wird teilweise auf die nicht ausreichende Verfügbarkeit an Sexualhormonen als Voraussetzung der Muskelhypertrophie verwiesen (Schmücker u. Hollmann 1973). Träfe diese Ansicht zu, so wäre ein Schwimmtraining in der angegebenen Form im Kindesalter aus leistungsphysiologischer Sicht sinnlos, da allein zur koordinativen Verbesserung ein Trainingsaufwand dieser Art nicht zu rechtfertigen wäre. Tatsächlich liegen aber eine Reihe gegenteiliger Befunde, vorwiegend von ostdeutschen und osteuropäischen Autoren vor, die deutlich kardiopulmo-

nale Trainingseffekte auch bei Kindern nachweisen (Gürtler u. Gärtner 1976; Labitzke
u. Vogt 1976; Oelschlaegel u. Wittekopf 1976).
Wir haben bereits 1978 zusammen mit Gerhardus (im Druck) Befunde eines Quer-
schnittsvergleichs vorgelegt, die in diesem Zusammenhang von Interesse sind. Es wurden je 6 männliche und weibliche Kinder im Alter von 8, 9 und 10 Jahren, die aktiv
Schwimmsport betrieben, mit einem entsprechenden untrainierten Kollektiv verglichen.
Die Ergebnisse zeigen Abb. 1, 2, 3, 5.

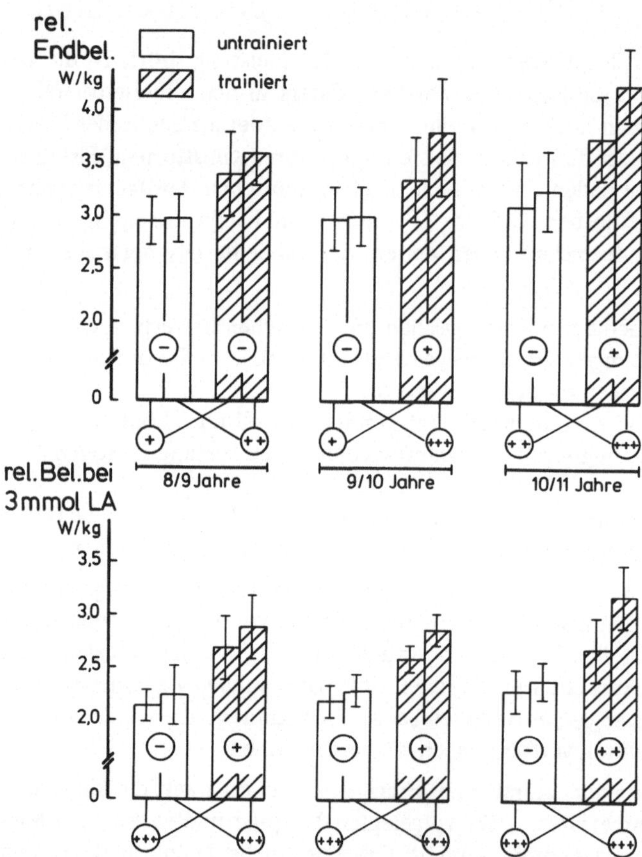

Abb. 1. Vergleich der Leistungsfähigkeit eines Kontrollkollektivs untrainierter Schulkinder mit einem Kollektiv Leistungsschwimmsport betreibender Kinder. Dargestellt sind jeweils die Ausgangswerte im Alter von 8, 9 bzw. 10 Jahren (1. Säule) sowie die Werte des gleichen Unterkollektivs bei
einer Nachkontrolle nach 1 Jahr (2. Säule). In der *oberen* Darstellung sind die gewichtsbezogenen
Maximalleistungen in einem fahrradergometrischen Test angegeben, bei dem alle 2 min um 0,5
W/kg KG gesteigert wurde. Im *unteren* Anteil finden sich die Leistungswerte bei einem Laktatspiegel von 3 mmol/l, der für Kinder als aerob-anaerobe Schwelle gewählt wurde angesichts der geringeren anaeroben Ausbelastbarkeit (− = nicht signifikant, + = p < 0,05, ++ = p < 0,01, +++ =
p < 0,0001) (Die Abb. wurde in Zusammenarbeit mit Gerhardus [im Druck] erstellt)

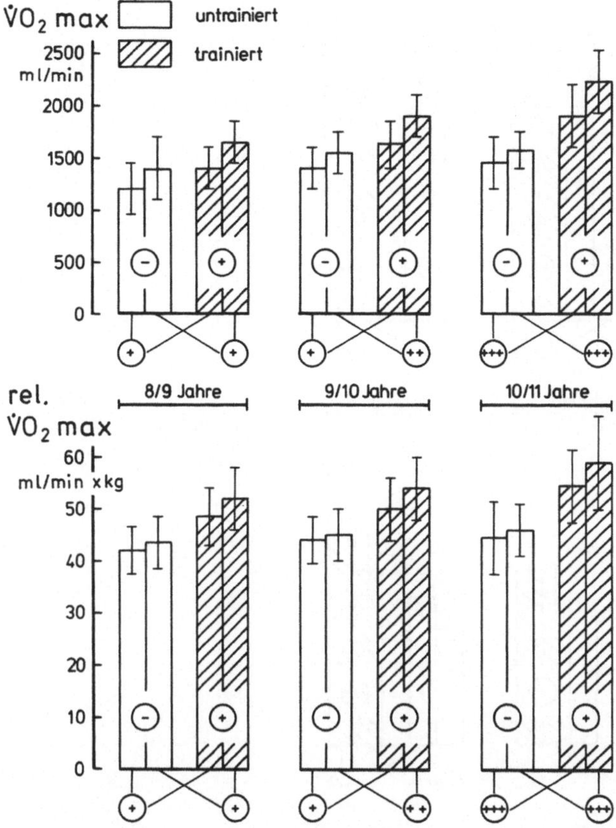

Abb. 2. Maximale Sauerstoffaufnahme absolut (*oben*) und relativ (*unten*) im Vergleich zwischen einem Kontrollkollektiv sowie einem Kollektiv Leistungssport treibender Kinder (Art der Darstellung s. Abb. 1)

Bei den trainierten Kinder findet sich eine eindeutige Zunahme der absoluten und relativen, gewichtsbezogenen Leistungsfähigkeit, der aerob-anaeroben Schwelle, definiert als Leistungsfähigkeit bei einem Laktatspiegel von 3 mmol/l, sowie der absoluten und relativen maximalen Sauerstoffaufnahme. Als Zeichen einer auch dimensionalen Anpassung finden sich hochsignifikante Zunahmen der absoluten und relativen, gewichtsbezogenen Herzvolumina sowie der ultraschallkardiologisch bestimmten Ventrikeldurchmesser und Hinterwanddicken (Abb. 4). Diese Veränderungen waren bei einer einjährigen Nachkontrolle unter Fortführung des Trainings gegenüber den jeweiligen Vergleichsgruppen noch deutlicher ausgeprägt (Abb. 5). Auch die Zusammenfassung der im Labortest erhobenen spiroergometrischen Werte einschließlich der Milchsäurekurve zeigten im Querschnittsvergleich zwischen trainierten und untrainierten Kindern die gleichen Charakteristika, die von Erwachsenen her zu erwarten sind (Abb. 6).

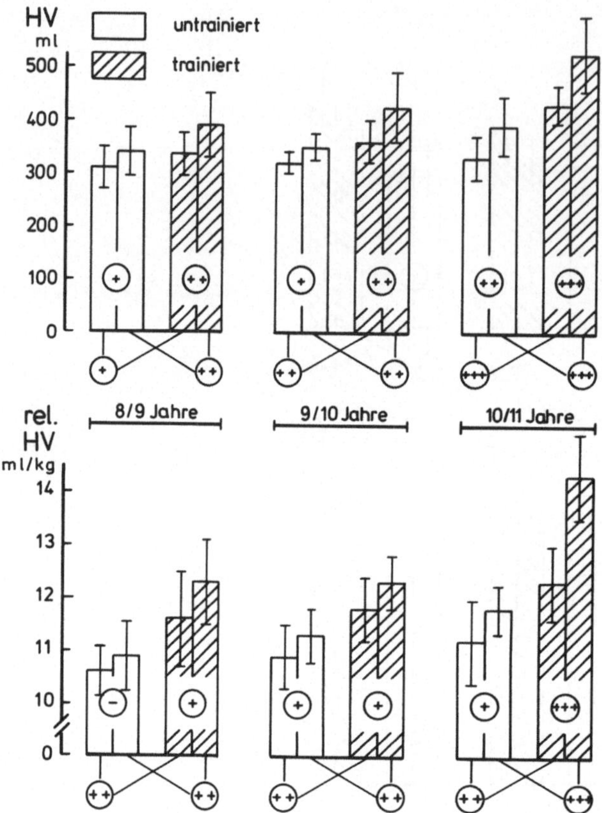

Abb. 3. Absolutes Herzvolumen (*oben*) und gewichtsbezogenes Herzvolumen (*unten*) im Vergleich zwischen einem untrainierten Kontrollkollektiv sowie einem Kollektiv Leistungssport betreibender Kinder (Art der Darstellung s. Abb. 1)

Es kann somit festgestellt werden, daß bereits vor der Pubertät eindeutige kardiopulmonale Trainigseffekte zu erwarten sind, einschließlich einer Sportherzentwicklung. Wie eingangs angedeutet, bietet sich als Arbeitshypothese die Möglichkeit an, daß ein solcher früher Trainingsbeginn besonders günstige Voraussetzungen für die kardialen Anpassungsvorgänge schaffen könnte.

Die Tatsache einer Limitierung der physiologischen Herzhypertrophie bei einem kritischen Herzgewicht wird mit dem Fehlen einer Hyperplasie der Myokardfasern nach der Geburt begründet (Reindell u. Mitarb. 1960). Daß eine solche Limitierung tatsächlich zu bestehen scheint, zeigt sich in der Beobachtung, daß trotz der erheblichen Intensivierung des Trainings in den letzten Jahrzehnten bei Erwachsenen keine weitere Zunahme der beobachteten Herzgrößen festgestellt wurden. Andererseits sind aus Tierversuchen solche Hyperplasievorgänge am Muskel durchaus bekannt. Es wäre vorstellbar, daß bei der größeren Wachstumspotenz des kindlichen Organismus ein frühes Ausdauer-

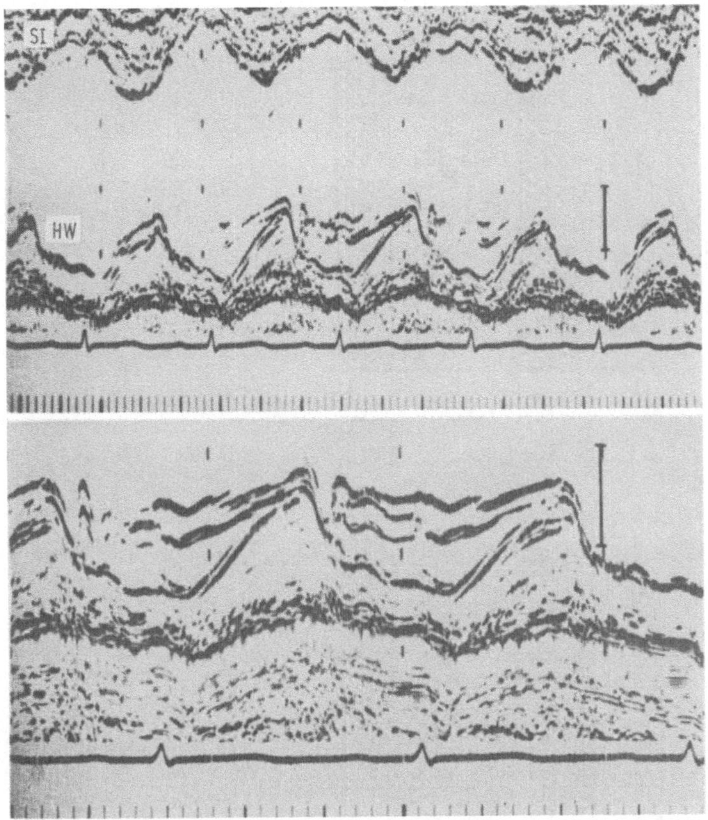

Abb. 4. Ultraschallkardiographische Darstellung der Herzwandbewegungen bei einem 8jährigen Kind. *Oben* typische M-mode-Echokardiographie zur Ermittlung des Ventrikeldurchmessers, *unten* nochmalige vergrößerte Darstellung der Hinterwand (*HW*) zur Ermittlung der Hinterwanddicke

training zu einer solchen Hyperplasie und damit auf Dauer gesehen zu einer Durchbrechung der bisherigen kritischen Herzgrenze führen könnte.

Eine Bestätigung oder Widerlegung einer solchen Arbeitshypothese wird sich nur durch weitere Längsschnittbeobachtungen ermöglichen lassen. Wir verfolgen aus diesem Grunde inzwischen ein solches unter Hochleistungsbedingungen trainierendes Kollektiv von 20 Kindern, deren Alter bei Beginn der Beobachtung zwischen 7 und 15 Jahren lag, im Mittel bei 10,4 Jahren. Die Beobachtungszeit beträgt inzwischen 5–8 Jahre.

Die Abb. 7 gibt die Entwicklung des absoluten Herzvolumens wieder, die Abb. 8 zeigt die bisher gefundenen Tendenzen der Entwicklung des relativen Herzvolumens. Soweit sich hieraus bereits Schlußfolgerungen ableiten lassen, scheint sich die Tendenz abzuzeichnen, daß eine besonders deutliche Zunahme des relativen Herzvolumens in der Pubertät erfolgt. Bei männlichen Kindern ist auch im weiteren Verlauf ein deutliches, auch relatives Wachstum zu verzeichnen. Bemerkenswert ist, daß hier Kinder teilweise

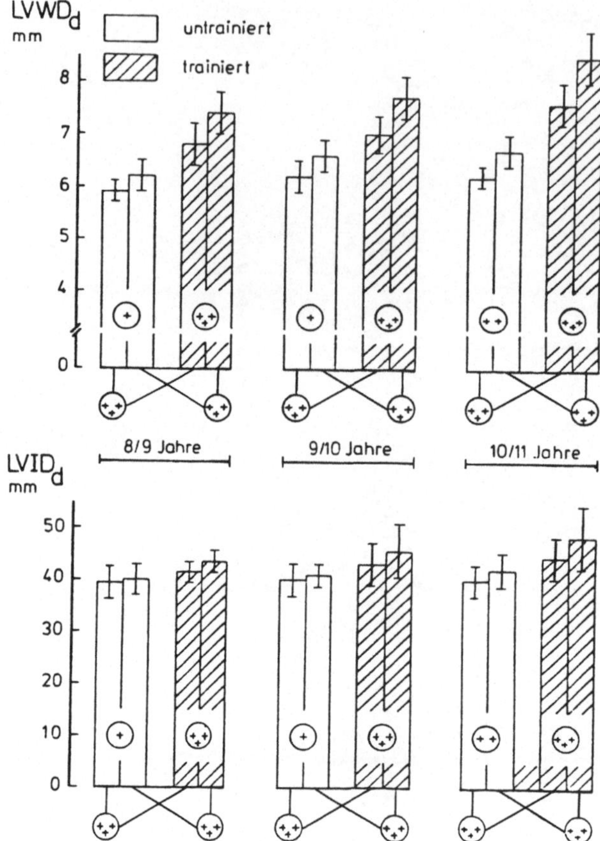

Abb. 5. Vergleich der linksventrikulären Hinterwanddicke (*oben*) und des linksventrikulären Durchmessers (*unten*) bei einem Kontrollkollektiv mit einem Kollektiv Schwimmsport treibender Kinder (Art der Darstellung s. Abb. 1)

gewichtsbezogene Herzvolumina von 18 ml/kg KG erreichen, Werte, die für erwachsene Schwimmer ungewöhnlich hoch sind. Bei weiblichen Kindern scheint sich hingegen eine Konstanz des relativen Herzvolumens nach der Pubertät trotz fortgeführten Trainings abzuzeichnen. Auch hierin kann allerdings nach den Ergebnisse von Eriksson u. Thoren (1978), verglichen mit der Normalentwicklung, ein Trainingseffekt im kardialen Bereich gesehen werden, da bei Mädchen normalerweise die Herzgröße im Verlauf der Pubertät weniger stark zunimmt als die Körpermasse, so daß es zu einer leichten Abnahme des gewichtsbezogenen Herzvolumens kommt.

In Abb. 9 wurden an einer Reihe von Einzelbeobachtungen bei männlichen und weiblichen Kindern die gewichtsbezogenen Leistungswerte sowie die aerob-anaerobe Schwelle in der Längsschnittbeobachtung über 5 Jahre dargestellt. Es erscheint zunächst

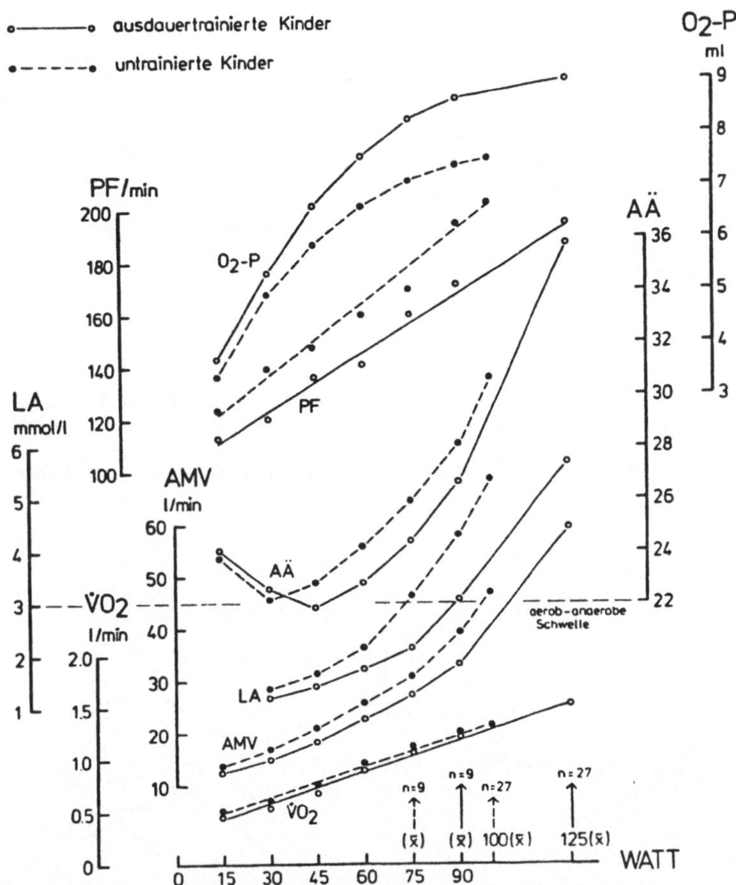

Abb. 6. Vergleich der Parameter im spiroergometrischen Test bei 36 untrainierten Kindern im Alter von 8, 9 und 10 Jahren mit einer altersgleichen Gruppe Schwimmsport treibender Kinder. Der Test wurde durch eine Steigerung um jeweils 0,5 W/kg KG alle 2 min bis zu subjektiven Erschöpfung durchgeführt (*PF* = Pulsfrequenz, *LA* = Laktatkonzentration bei Entnahme am Ohrläppchen, $\dot{V}O_2$ = Sauerstoffaufnahme, *AMV* = Atemminutenvolumen, O_2-*P* = Sauerstoffpuls, *AÄ* = Atemäquivalentwert) (Nach Gerhardus (im Druck))

überraschend, daß trotz des jahrelangen intensiven Trainings die ergometrische Leistungsfähigkeit nicht weiter ansteigt. Dies könnte mit der für Schwimmer inadäquaten Untersuchungstechnik auf dem Fahrradergometer erklärt werden. Andererseits ist gleichfalls wiederum nach den Befunden von Eriksson eine Konstanz der gewichtsbezogenen Leistung als Zunahme im Vergleich zur Normalentwicklung zu deuten, da diese gewichtsbezogen nach der Pubertät eine abnehmende Tendenz zeigt.

Die Problematik der zweiten eingangs angesprochenen Frage, wie solche Herzvergrößerungen in einem solch frühen Alter aus ärztlicher Sicht zu werten seien, soll an einem

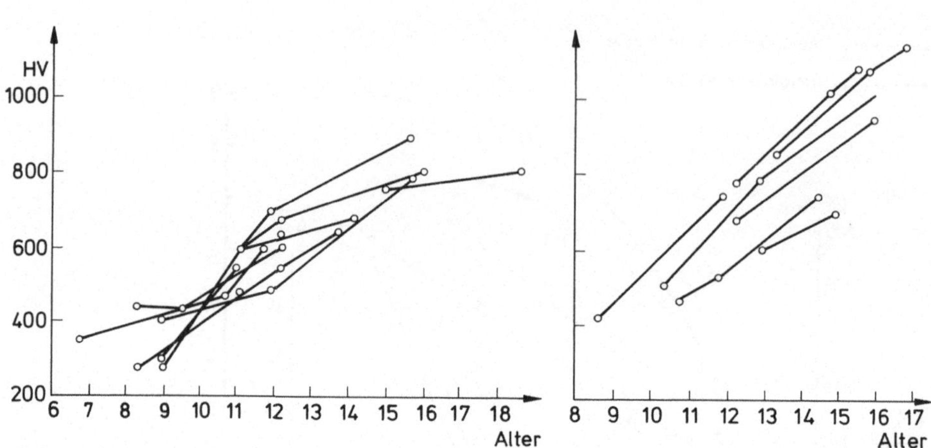

Abb. 7. Längsschnittbeobachtung der Herzvolumenentwicklung (*HV*) bei Schwimmsport treibenden Kindern, *links* Mädchen, *rechts* Jungen

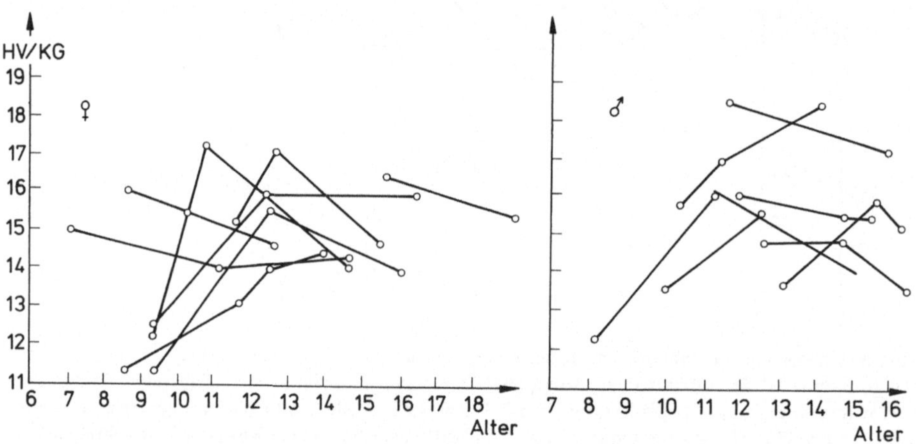

Abb. 8. Längsschnittentwicklung des gewichtsbezogenen Herzvolumens bei Schwimmsport betreibenden Kindern, *links* Mädchen, *rechts* Jungen

Einzelfall verdeutlicht werden. Bei einer Reihe der beobachteten Kinder traten im Verlauf der Überwachung EKG-Veränderungen auf, wie sie bei erwachsenen Trainierten bekannt sind in Form von Rhythmus-, Überleitungs- und Rückbildungsanomalien.
Ein besonders eindrucksvolles Bild bietet in diesem Zusammenhang ein nunmehr 14jähriges Kind, bei dem seit 3 Jahren eine Wenckebach-Periodik sowie deutliche Rückbildungsstörungen auffallen, wie dies in Abb. 10 dokumentiert wird. Die weitere nicht invasive kardiale Durchuntersuchung des sehr leistungsfähigen, besonders lange Strekken schwimmenden Kindes, das über keinerlei Beschwerden klagt, ergab keine krank-

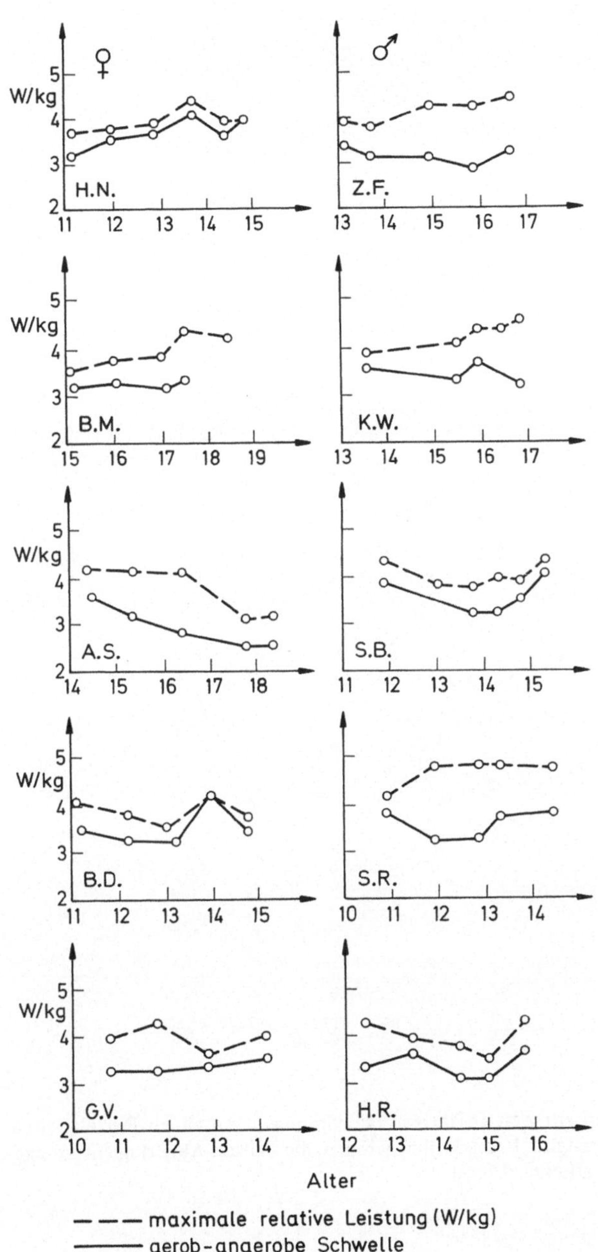

Abb. 9. Darstellung der relativen Maximalleistung sowie der Leistung bei der aerob-anaeroben Schwelle (3 mmol/l Laktat) an 5 Einzelbeispielen, *links* Mädchen, *rechts* Jungen

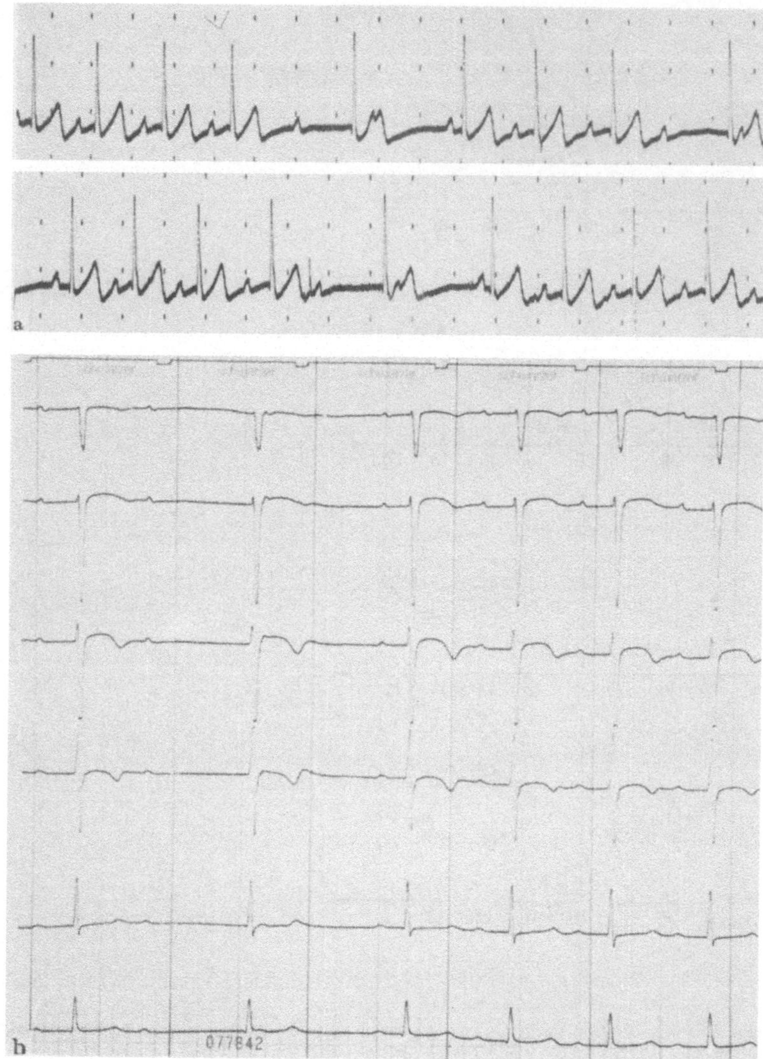

Abb. 10 a, b. EKG-Befund bei einem zur Zeit 14jährigen Schwimmer. **a** An einem Einzelstreifen wird eine Wenckebach-Periodik dargestellt. **b** Zusätzlich werden die Wilson-Ableitungen gezeigt, die deutliche Rückbildungsstörungen erkennen lassen

haften Befunde. Trotzdem führen natürlich solche Beobachtungen gerade bei Kindern zu erheblichen Schwierigkeiten bei der weiteren Erlaubnis zum Leistungssport. Welches Gewicht solchen Phänomenen gerade bei kindlichen Sportlern zukommt, muß erst die weitere Beobachtung klären.

Literatur

Bar-or O, Zwiren L (1972) Physiological effects of increased frequency of physical education classes and of endurance conditioning on 9 to 10 year old girls and boys. Proc 4th Intern Symp Paediat Work Physiol Wingate Institute, Israel 1972

Bengtsson E (1956) The working capacity in normal children, evaluated by submaximal exercise on the bicycle ergometer and compared with adults. Acta Med Scand 154:91

De Marées H, Heyer R, Köhler W (1975) Der Einfluß von Ausdauerbelastungen auf die Kreislaufperipherie bei 10jährigen Jungen. Sportarzt Sportmed 26:71

Erikson B, Thoren C (1978) Training girls for swimming from medical and physiological points of view, with special reference to growth. In: Erikson E, Furberg B (eds) Swimming medicine IV, University Park Press, Baltimore, p 3

Gerhardus H (im Druck) Über den Einfluß eines Leistungs-Ausdauertrainings im Kindesalter auf kardio-pulmonale Parameter. Dissertation, Universität Köln

Gürtler H, Gärtner H (1976) Die körperliche Entwicklung und sportliche Leistungsfähigkeit im Kindesalter. Med Sport 16:106

Labitzke H, Vogt M (1976) Die Anpassungsfähigkeit des kindlichen Organismus an sportliche Belastungen. Med Sport 16:151

Oelschlaegel H, Wittekopf G (1976) Physiologische Grundlagen der sportlichen Leistungsfähigkeit im frühen Schulalter. Med Sport 16:126

Reindell H, Klepzig H, Musshoff K (1960) Das Sportherz. In: Bergmann G, Frey W, Schwiegk H (Hrsg) Handbuch der Inneren Medizin IX/1. Springer, Berlin Göttingen Heidelberg

Rieckert H, Gabler H (1972) Der Trainingseinfluß einer täglichen Sportstunde auf das körperliche Leistungsvermögen von 11- bis 12jährigen Schülern. Sportarzt Sportmed 23:21

Rost R, Gerhardus H, Hollmann W (1978) Untersuchungen zur Frage eines Trainingseffekts bei Kindern im Alter von 8–10 Jahren im kardio-pulmonalen System. Deutsche Sportärztetagung 1978, Bad Nauheim. In: Nowacki P, Böhmer D (Hrsg) Sportmedizin, Aufgaben und Bedeutung für den Menschen in unserer Zeit, Thieme, Stuttgart New York, 1980, S 58

Rutenfranz J (1964) Entwicklung und Beurteilung der körperlichen Leistungsfähigkeit bei Kindern und Jugendlichen. Karger, Basel New York

Schmücker B, Hollmann W (1973) Zur Frage der Trainierbarkeit von Herz und Kreislauf bei Kindern bis zum 10. Lebensjahr. Sportarzt Sportmed 24:231, 263

Maximale aerobe und anaerobe Kapazität von Hochleistungsruderern im Grenzbereich der Leistungsfähigkeit und ihre Beeinflussung durch ein Höhentraining

P.E. Nowacki

Dr. h.c. Karl Adam (Abb. 1) hat als Rudertrainer seit 1948 in Ratzeburg auf der Grundlage seiner wohl einmaligen wissenschaftlich-praktisch-psychologischen Begabung eine moderne Trainingslehre des Ruderns entwickelt und ihre langjährige Überlegenheit durch großartige Erfolge seiner Mannschaften in nationalen und internationalen Wettkämpfen beweisen können. Die Trainingsmethoden K. Adams wurden von Rudertrainern der ganzen Welt übernommen und mit ihnen die Ruderathleten seit mehr als 20 Jahren in bis dahin kaum vorstellbare leistungsphysiologische Grenzbereiche geführt (Adam 1975, 1978).

Die besondere Bedeutung der Adamschen Trainingslehre ist jedoch daran erkennbar, daß durch sie nicht nur der Rudersport, sondern praktisch alle *Kraft-Ausdauer-Sportarten* weiterentwickelt werden konnten.

Der weltbekannte Sportmediziner E. Jokl (1968) hat deshalb zu recht K. Adam als einen der drei bedeutendsten Trainer der Welt bezeichnet. K. Adam unterscheidet fünf verschiedenartige Leistungsvoraussetzungen, die bei einem ganzjährigen Training die Grundlage für Erfolge im internationalen Wettkampfsport darstellen.

1. *Talent*, d.h. alle Leistungsvoraussetzungen, die erblich bedingt und damit bei diesem Individuum konstant sind.

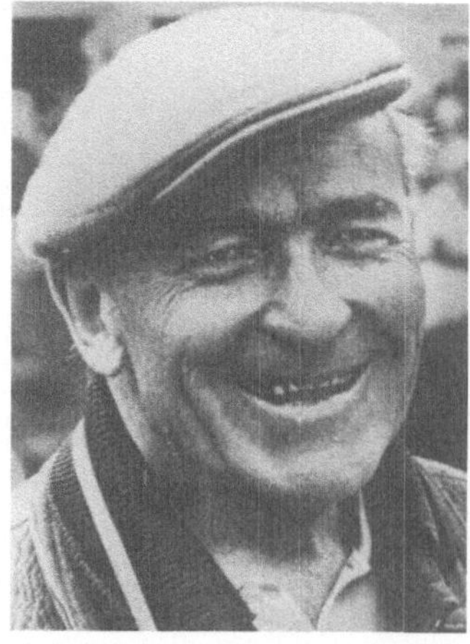

Abb. 1. Dr. phil. h.c. K. Adam (2. 5. 1912–18. 6. 1976) – der erfolgreichste Rudertrainer (29 internat. Medaillen, darunter je 2 Olympiasiege und Weltmeisterschaften im Achter)

2. *Technik und Taktik,* d.h. alles, was an Leistungsvoraussetzungen erlernbar ist. Unter Lernen wird dabei die Änderung der Reaktionen und Aktionen unter dem Einfluß der Erfahrung verstanden.
3. *Trainingszustand,* d.h. die Gesamtheit aller Wirkungen des „Trainings" im engeren Sinne, also alle Anpassungen nach dem Rouxschen Gesetz und der Schulz-Arndtschen Regel.
4. *Motivation* und *psychischer Antrieb.*
5. *Technik* der Hilfsmittel (beim Ruderer Bootstechnik).

Alle 5 Bereiche wurden von Adam bei der Zusammenstellung von Großbooten, dem Training und der Wettkampfbetreuung von Achter-Mannschaften harmonisch integriert, und damit wurde die Grundlage für die bekannte einmalige Erfolgsserie dieser Achter von 1958–1968 geschaffen.

Für den Sportmediziner sind besonders die Punkte Talent, Trainingszustand, Motivationen und psychischer Antrieb von besonderem Interesse.

Der Faktor „Talent" ist im Ruderhochleistungssport nicht nur durch die notwendigen anthropometrischen Voraussetzungen (Größe, Gewicht) und das Bewegungsgefühl in Verbindung mit der Rudertechnik bestimmt, sondern erfordert neben einer wahrscheinlich schon genetisch determinierten höheren physiologisch-biochemischen Kapazität für Kraft-Ausdauer-Leistungen (aerobes — anaerobes Stoffwechselpotential) vor allem sehr hohe psychisch-motivale Qualitäten. Das besondere Verdienst von K. Adam war es, daß er diesen Faktor über lange Jahre relativ „klein" halten konnte und dank seiner Trainings- und Erziehungsmethoden aus gesunden Jungen seiner norddeutschen Heimat in wenigen Jahren auf der ganzen Welt bewunderte Athleten der internationalen Ruder-Spitzenklasse formte.

In den letzten Jahren war der Begriff Rudertalent für K. Adam eng mit dem Namen M. Kolbe verknüpft. Diesen Weltklasse-Skuller hatte er entdeckt und in den Jahren 1973–1976 zusammen mit dem Heimtrainer zur absoluten Spitze geführt. Der „Trainingszustand" eines Athleten ist die körperliche und biologische Basis für die Wettkampferfolge. Er kann heute vom Sportmediziner durch moderne physiologische und biochemische Methoden so exakt bestimmt werden, daß Trainer und Sportler über sichere Informationen für ihre weitere Trainings- und Wettkampfplanung verfügen.

Der Aufbau international erfolgreicher Ruder-Spitzen-Mannschaften wird heute dem Rudertrainer nach dem sogenannten „Black box"-Verfahren kaum noch möglich sein. Der Sportler stellt in diesem Fall „den schwarzen Kasten" dar, der dem Trainer keinen Einblick in die biologischen Veränderungen gestattet, so daß die physiologischen und biochemischen Reaktionen des Organismus auf die gesetzten Trainingsreize für ihn im Dunkeln bleiben. Er kann erst an der Antwort, d.h. nach längerer Zeit, am Wettkampferfolg oder -mißerfolg ablesen, ob das von ihm eingesetzte Trainingsprogramm zu der gewünschten sportlichen Leistungssteigerung geführt hat.

K. Adam mußte über lange Jahre bis Ende 1966 nach diesem „Black box"-Verfahren trainieren, da eine systematische sportmedizinisch-leistungsphysiologische Betreuung und Untersuchung in Ratzeburg in den Jahren davor nicht möglich war.

Die biologische Beobachtungsgabe Adams und seine Fähigkeit, leistungslimitierende Faktoren in einem Großboot rasch zu erkennen und abzustellen, war sehr groß. K.

Adam war ein „harter" Trainer, aber er hatte ein feines Gespür für die Belastbarkeit seiner Athleten.

Die große Vertrauensbasis zu seinen Athleten, der mit diesen entwickelte demokratische Führungsstil und die väterlich-freundschaftliche Bindung zu den Schlagmännern und den psychologisch dominierenden Leistungsträgern der erfolgreichen Achter bis 1968 waren eine der Grundlagen für die Erfolge bei den Europa- und Weltmeisterschaften sowie bei den Olympischen Spielen.

Das Geheimnis der Adamschen Trainingspraxis bestand in einer für die damaligen Jahre unter Berücksichtigung des Heim- (am Wohnort des Athleten) und Wochenendtrainings (gemeinsam in Ratzeburg) optimalen Kombination folgender Trainingsmittel:

1. *Langstreckenarbeit*, d.h. aerobe oder steady-state-Belastungen über längere Zeiträume (mehr als 30 Minuten).

2. *Tempoarbeit*, d.h. Belastungen in der Nähe des geplanten Renntempos. Diese werden abgebrochen, wenn die Reizschwelle sicher überschritten ist und so oft wiederholt, wie es die Gerschlersche Regel (Adam 1975) zuläßt. Zwischen zwei solchen Tempobelastungen *aktive Erholung* bei geringer Belastung.

3. *Intervallarbeit* in höherem Tempo als dem Renntempo mit kurzen, intensiven (anaeroben) Belastungen bei hoher Wiederholungszahl und aktiven Pausen.

4. *Krafttraining*, hohe Kraftbelastung, mit oder ohne Ausdauerkomponente.

5. *Trainingshöhepunkte* während der Wettkampfsaison zum Zweck der „Superkompensation" als Regattavorbereitung (14-Tage-Rhythmus).

6. *Höhen-* bzw. *Hypoxietraining* (Silvretta-Stausee, 2040 m), und damit die Ausnutzung von Klimareizen in mittleren Höhen zur Intensivierung der Trainingswirkung und Vorbereitung von Starts unter Normalbedingungen.

7. *Psychologische Einstellung* der Mannschaften unter besonderer Berücksichtigung der internationalen Bedeutung der jeweiligen Regatta.

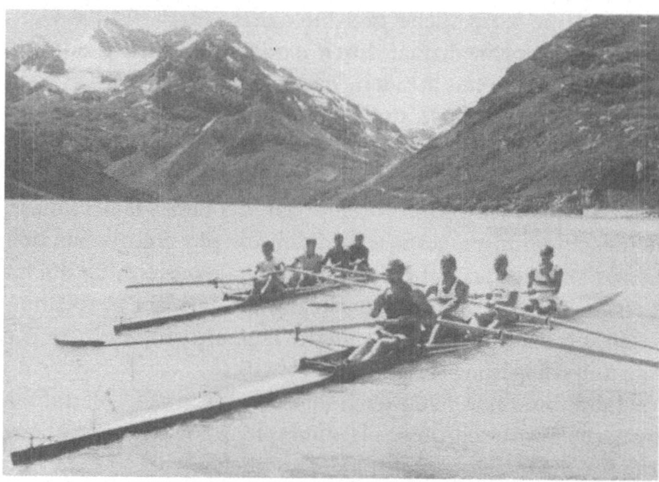

Abb. 2. Die Athleten des Deutschlandachters beim 1. Höhentraining 1966 auf dem Silvretta-Stausee (2040 m)

1966 und 1967 vor den Weltmeisterschaften in Bled und den Europameisterschaften in Vichy ging K. Adam erstmals mit den bundesdeutschen Ruderern zur Vorbereitung in ein Höhentraining (Abb. 2). Nach einem gut dreiwöchigen Höhentraining reiste er mit seinen Achtermannschaften kurzfristig an die Wettkampforte im Flachland an, wo die Mannschaften sehr sicher die Welt- und Europameisterschaft erruderten.

Die internationale Konkurrenz war Erfolge des bundesdeutschen Achters gewöhnt, so daß nicht erkannt wurde, daß gerade erst durch das abschließende Höhentraining ungünstige Voraussetzungen beim Training unserer Ruderer in den Jahren 1966/67 (Ferntraining) nicht nur ausgeglichen wurden, sondern durch die zusätzlichen Anpassungsvorgänge infolge des Höhentrainings die körperliche und biologische Leistungsfähigkeit anschließend im Flachland deutlich im Vergleich zu einem Training unter Normalbedingungen verbessert wurde (Nowacki 1977, 1978).

Bei der Durchführung von Trainingsprogrammen in großen Höhen (ab 2000 m) kommt es zusätzlich zur Einwirkung biotroper Reize mit einer Reihe veränderter physikalischer Faktoren, wie herabgesetzter Luftdruck, erniedrigter Sauerstoffpartialdruck, veränderte Temperatur und Luftfeuchtigkeit, intensivere Sonnen- und kosmische Strahlungen, veränderte Gravitationsverhältnisse u.a.

Die Verbesserung der Sauerstofftransportkapazität durch die Zunahme der roten Blutkörperchen, des Hämoglobins und des Herzvolumens sowie die Fähigkeit der Muskulatur, noch bei stärksten Säuregraden Arbeit zu leisten, d.h. also die Vergrößerung der aeroben und anaeroben Kapazität, sind die wesentlichsten Faktoren, die auch nach einer Rückkehr im Flachland weiterwirken und so zu einer Steigerung der körperlichen, biologischen und sportlichen Leistungsfähigkeit beitragen können. Das eröffnet für die Ausdauerwettkämpfe anschließend im Flachland in jedem Fall die Möglichkeit zu einer größeren Durchschnittsgeschwindigkeit und zusätzlich zu einer maximalen Endspurtleistung.

Seine Erfahrungen im Höhentraining konnte der Mexiko-Achter noch einmal für die Gewinnung der Gold-Medaille in Mexiko-City (2240 m Höhe) nach einem dramatischen Endkampf und einer taktischen Meisterleistung des Trainers K. Adam nutzen. In diesem dramatischen Endlauf unter Hypoxiebedingungen mußten die Athleten an die „Grenze ihrer menschlichen Leistungsfähigkeit" gehen, vielleicht diese sogar überschreiten. Unsere Athleten brachen im Ziel bewußtlos zusammen, der Schlagmann H.M. befand sich fast eine halbe Stunde im Zustand des „Erschöpfungsschocks".

Trotz einer weiteren Steigerung der Adamschen Trainingsmethoden — teilweise bis an die Grenze der menschlichen Belastbarkeit hoch trainierter Athleten — konnte die Spitzenstellung im Weltrudersport in den folgenden Jahren nicht mehr gehalten werden. Dagegen war in dieser Zeit der Aufbruch in bis dahin nicht gekannte biologische Grenzbereiche für Ruderer zu beobachten (Abb. 3).

Die Entwicklung der körperlichen und biologischen Leistungsfähigkeit der Achter-Mannschaften von 1968 bis 1972 in der Bundesrepublik Deutschland ist ein Beweis für die wohl einmaligen Trainingsqualitäten K. Adams (ausführliche Schilderung dieser Entwicklung aus leistungsphysiologischer Sicht in Nowacki, 1977). Wie schon erwähnt, standen für diese Achter primär nicht die leistungsstärksten Ruderer des DRV zur Verfügung. Wenn K. Adam sich trotz dieser widrigen Umstände der Trainingsarbeit mit

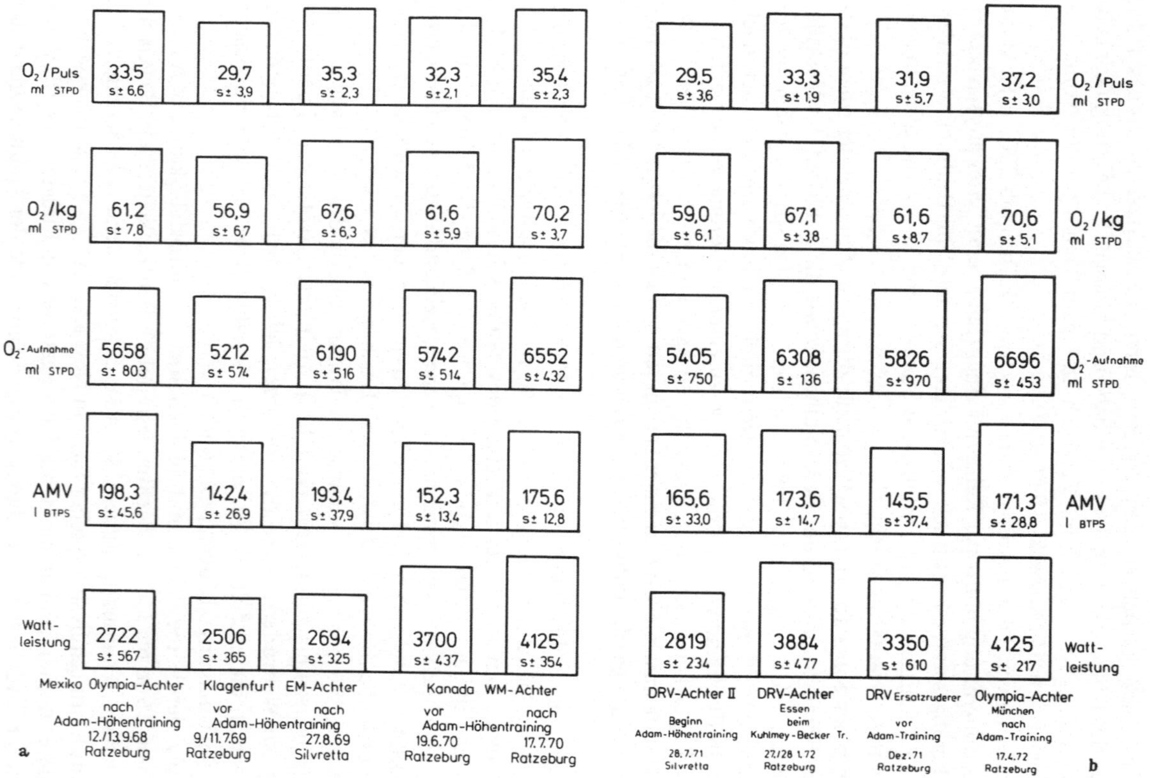

Abb. 3. Vergleichende Darstellung der Mittelwerte der körperlichen und kardio-respiratorischen Leistungsfähigkeit der Achter-Mannschaften von den Olympischen Spielen 1968–1972. Die erschöpfende Belastung auf dem Fahrradergometer im Sitzen erfolgte stets einheitlich nach der am Sportmedizinischen Untersuchungszentrum in Ratzeburg inaugurierten Methode für Hochleistungs-Ruderer (Beginn bei 250 Watt, Steigerung alle 2 Min. um 50 Watt bis zur Erschöpfung). Die kardio-respiratorischen Funktionsdaten wurden im offenen System pneumotachographisch nach E. Jaeger/Würzburg registriert (nach Adam, Nowacki u. Mitarbeiter)

diesen Athleten stellte, dann mußte er zu recht auf folgende Grundlagen bauen und auf erneute große Erfolge hoffen:

1. Auf die Weiterentwicklung seiner für unsere gesellschaftlichen Verhältnisse optimal konzipierten allgemeinen und speziellen Trainingslehre für Hochleistungsruderer im Achter.
2. Auf das unerschütterliche Vertrauen seiner Athleten zu ihm und umgekehrt.
3. Auf die Übertragung der alten und bewährten „Ratzeburger Motivations-Ideologie": „Nun erst recht, denen (DRV-Funktionäre; Ostblock-Rudernationen) werden wir es zeigen!" vom Trainer auf jeden einzelnen Achter-Athleten.
4. Ausnutzung des Erfahrungsvorsprungs im Höhentraining, vielleicht unterstützt durch systematische leistungsphysiologische Datenermittlung.
5. Durchsetzung neuer Bootstechniken.

Die kardio-respiratorische Leistungsfähigkeit des Mexiko-Achters (Abb. 2, 3) vor den Olympischen Spielen und nach einem Höhentraining erreichte schon im Mannschafts-durchschnitt die zu dieser Zeit für einzelne Athleten in der Weltliteratur bekannten Maximalwerte. Eine mittlere maximale Sauerstoffaufnahme von 5,7 l beim Mexiko-Achter erreichte fast die von Hollmann u. Hettinger (1980) bekanntgemachten Einzel-höchstwerte des deutschen Kanufahrers F. Briel und des schwedischen Skilangläufers S. Jernberg, welche eine maximale aerobe Kapazität hatten, die 5,8–5,9 l betrug.

Dabei lagen die Werte der maximalen O_2-Aufnahme des Schlagmannes H. Mey. mit 6,3 l STPD und des 100 kg wiegenden Ruderers R. Hen. mit 7,1 l STPD in Bereichen, die bis dahin von Physiologen und Sportmedizinern nicht für möglich gehalten wurden. Verständlicherweise sind diese Werte, die mit dem neuen ergometrischen Belastungsverfahren für Ruderer (Nowacki, 1976) und der pneumotachographischen Methode nach E. Jaeger/Würzburg im offenen System gewonnen wurden, längere Zeit in Fachkreisen angezweifelt worden.

Nachdem in den letzten Jahren auch andere sportmedizinische Arbeitskreise ähnliche Belastungsverfahren (hohe Anfangswattstufe) und die pneumotachographische Registrierung der Ventilationsgröße übernommen hatten, wurden Werte für die max. Sauerstoffaufnahme von 6–7 l O_2 STPD bei Ausnahmeathleten verschiedener Sportarten bestätigt. K. Adam hat durch seine Trainingsmethoden damit als erster Trainer der Welt biologische Leistungsbereiche eröffnet, die für die sportmedizinische Forschung „Neuland" waren. Ein mittlerer maximaler O_2-Puls von 33,5 ml O_2/HF für den Olympia-Achter 1968 (über ähnlich hohe Sauerstoffpulswerte ist bis 1968 in der Weltliteratur nicht berichtet worden) zeigte an, daß für die nächsten Jahre ganz allgemein mit einer Zunahme der physiologischen Leistungsfähigkeit des Sportherzens zu rechnen war. Die grundlegenden Aussagen Reindells (Saltin und Astrand, 1967) über die enorme Anpassungsfähigkeit des menschlichen Herzens auf extreme langfristige sportliche Trainingsreize wurde damit durch die Trainingspraxis bestätigt.

Verglichen mit dem Mexiko-Achter war die Leistungsfähigkeit der Ruderer des Klagenfurt-Achters bei seiner Zusammenstellung in Ratzeburg 1969 sehr gering.

Es wäre günstiger gewesen, wenn sich um einzelne Ruderer des Mexiko-Achters eine neue Mannschaft geformt hätte. Studium und Beruf standen jedoch für diese Athleten zu recht im Vordergrund.

Adam mußte deshalb wohl zu diesem Zeitpunkt schon befürchten, daß sich mit diesen Athleten die Vormachtstellung der DRV-Achter schwer verteidigen ließ. Zusammen mit seinem Schüler M. Rulffs nahm er die Herausforderung jedoch an. In wenigen Wochen gelang es den beiden Trainern, die Kondition jedes einzelnen Athleten ganz erstaunlich zu verbessern. Auch unter Höhenbedingungen (Test am Silvretta-Stausee in 2040 m Höhe am 27.8.69; „nach" ist in Abb. 3 durch „im" zu ersetzen) lagen die Einzel- und Mannschaftswerte deutlich über den Flachlandwerten vor einigen Wochen in Ratzeburg. Das Adamsche Training hatte so intensive Reize und Anpassungen gesetzt, daß sogar der 5- bis 10%ige Leistungsabfall in der Höhe nicht sichtbar wurde.
Allerdings hatte dieser spiroergometrische Leistungstest in der Höhe gleichzeitig Ausscheidungscharakter, so daß die Ruderer hoch motiviert waren. Adam hatte ihnen klargemacht, daß eine Chance für den Gewinn der Europameisterschaft in Klagenfurt auch nach dem Höhentraining nur gegeben ist, wenn jeder einzelne Athlet seine Flachlandleistung zumindest bestätigt, besser überbieten kann.
Ich bin davon überzeugt, daß mit diesem Achter die Europameisterschaft hätte verteidigt werden können, wenn die Athleten noch stärker auf ihre Leistungsfähigkeit vertraut hätten und der Schlagmann bei seinen sonst sehr guten biologischen Leistungsvoraussetzungen über eine größere internationale Wettkampferfahrung verfügt hätte. Der 3. Platz dieses Achters bei der EM, wobei die schnellste 500-m-Zeit im Endspurt gerudert werden konnte, war jedoch ein großartiger Beweis für die rasche Wirksamkeit der Adamschen Trainingskonzeption unter Einbeziehung des Hypoxiereizes.
Dieser Achter fuhr dann auch 1970 zu den Weltmeisterschaften nach Kanada. Durch das Wintertraining war besonders das körperliche Leistungsvermögen, gemessen an der Wattleistung, deutlich über das Niveau des Vorjahres angestiegen. Mit 3700 Wattminuten wurde erstmalig die körperliche Leistungsfähigkeit des Mexiko-Achters (2722 Wattminuten) übertroffen (Kanada-Achter, Test 19.6.70). Nach einem Höhentraining wurden im Flachland körperliche und biologische Durchschnittswerte erreicht (17.7.70), die mit 4125 Wattminuten, einer Sauerstoffaufnahme von 6552 ± 432 ml O_2 STPD; 70,2 ml O_2/kg und einem O_2-Puls von 35,4 ml O_2/Hf Dimensionen erreichten, die für eine neue Entwicklung des internationalen Rudersports kennzeichnend sind.
Der Ruderer als Kraft-Ausdauersportler verfügt danach nicht nur über eine sehr große körperliche Leistungsfähigkeit, sondern zusätzlich über eine hohe aerobe Kapazität, gemessen an der relativen O_2-Aufnahme von 70 ml/kg, und noch über eine gleichermaßen hohe anaerobe Kapazität (z.B. pH-Wert-Abfall bis zu 6,9).
Da für diese Höhentrainigsperiode 1970 eine Vergleichsgruppe von gleich hoch trainierten Ruderern, die nur im Flachland trainierten (Vierer o. Stm. aus Essen), zur Verfügung stand, konnte der große Leistungszuwachs durch ein Hypoxietraining auch für die Adamsche Höhentrainingskonzeption bewiesen werden. Während der Achter die maximale O_2-Aufnahme (vorher 5742 ml, nachher 6552 ml O_2 STPD) um 800 ml durch das Höhentraining verbessern konnte, blieb die maximale Sauerstoffaufnahme des Vierers o. Stm. beim Flachlandtraining praktisch konstant (vorher 5521 ml O_2, nachher 5438 ml O_2 STPD).
Auch mit diesen guten biologischen Leistungsvoraussetzungen wurde dieser Achter, der 1970 auch Internationaler Deutscher Meister wurde, in St. Catharines, Kanada, nur

4. der Weltmeisterschaft. Da der Vierer m. Stm. und auch der Vierer o. Stm. nach dem gleichen Höhentraining Welt- bzw. Vize-Weltmeister wurden, kann die Ursache des für den Trainer und die Ruderer gleichsam enttäuschenden 4. Platzes nicht in der kurzfristigen Anreise gelegen haben. Der DDR-Achter, welcher erstmals Weltmeister wurde, hatte die gleichen biologischen Voraussetzungen, allerdings bei einem um ca. 5 kg niedrigeren Durchschnittsgewicht.

Der Kanada-Achter wurde dann 1971 von Kuhlmey-Becker trainiert und auf die Europameisterschaften in Kopenhagen vorbereitet, wo er nur einen enttäuschenden 6. Platz belegte. Maximale biologische Leistungsdaten dieses Achters liegen nicht vor, da auf Wunsch der Ruderer bei den sportärztlichen Untersuchungen nur Submaximalteste eingesetzt wurden, die jedoch einen sehr guten Trainingszustand zeigten.

Der DRV-Achter II war für den Kuhlmey-Becker-Achter noch keine Konkurrenz, was nach den biologischen Durchschnittswerten verständlich ist. Durch einzelne Ruderer dieses Achters hätte jedoch der Auswahl-Achter sicher verstärkt werden können.

Damit war 1971 schon der Grundstein für die insgesamt unglückliche Achter-Entwicklung für die Olympischen Spiele 1972 gelegt. Der Essener-Achter galt praktisch als nominierter Olympia-Achter, so daß die gesamte Trainingsplanung schon auf die Olympiade ausgerichtet werden konnte. Ein Konkurrenz-Achter war nicht in Sicht.

Zahlreiche Ruderer, die sich jedoch keine Chance für eine Olympia-Teilnahme mehr ausrechneten (beide Vierer und der Achter standen fest), kamen im Herbst und Winter 1971/72 nach Ratzeburg und drängten K. Adam zum Aufbau eines Konkurrenz-Achters.

Die biologischen Leistungsvoraussetzungen dieser Athleten waren befriedigend, teilweise aber als international sehr gut einzuschätzen. Mit dem Ruderer Bie., der dann im Wintertraining in Norwegen durch eine Lawine tödlich verunglückte, stand ein guter Schlagmann zur Verfügung. Die Ruderer Kindlmann und Hottenrott, letzterer war schon 1964 im Zweier o. Stm. bei der Olympiade in Tokio 3. und 1968 im Achter Olympiasieger geworden, befanden sich in hervorragender biologischer Verfassung und es bestand die Hoffnung, daß sie ihren ausgezeichneten Ruderstil und -rhythmus als schnellster Zweier o. Stm. auf den Achter übertragen.

K. Adam nahm diese letztmalige Herausforderung zum Aufbau eines Olympia-Achters an. In wenigen Wochen gemeinsamen Trainings in Ratzeburg erreichten die auch nach spiroergometrischen Tests ausgesuchten Ruderer außergewöhnliche biologische Leistungsdaten. Es war ein eindrucksvolles Beispiel, wie durch das systematische Adamsche Training die Kapazität der kardio-pulmonalen Funktionssysteme und die metabolische Toleranzgrenze weiter gesteigert und hinausgeschoben werden konnte.

Ein Vergleich der spiroergometrischen Leistungsdaten beider Achter hatte vor den Ausscheidungsrennen einen leichten biologischen Vorteil des neuen Adam-Achters gegenüber dem Essener Achter ergeben. Beiden Trainern waren die Leistungsdaten auch des Konkurrenz-Achters bekannt. Der Adam-Achter hat sich dann sowohl auf der Langstrecke über 10 km (was nach dem Langstreckentraining des Essener Achters in Spanien schon überraschend war) als auch auf den Kurzstrecken sowie später in mehreren Rennen durchgesetzt. Die Zusammensetzung eines sicher noch stärkeren Achters aus beiden Mannschaften war nach dieser langfristigen Konkurrenzsituation leider nicht mehr möglich.

Adam hatte gehofft, daß mit diesen Ruderern auch in München die Olympia-Siege von Rom und Mexiko im Achter zu bestätigen gewesen wären. Der Sieg dieses Achters 1972 bei der Ratzeburger Internationalen Regatta und in Luzern mit neuem Rotsee-rekord schien diese Hoffnung (für die Aktiven vielleicht zu früh!) zu bestätigen.

Die akute Herzerkrankung des Achter-Ruderers N. im Höhentraining unmittelbar vor Beginn der Spiele, das mißglückte Experiment mit dem „Colani-Kunststoffachter", die zu hohe Druckeinstellung der Riemen im Olympischen Endlauf mögen mit dazu beige-tragen haben, daß diesem Achter eine Olympia-Medaille versagt blieb. Der 5. Platz mag eine Enttäuschung gewesen sein. Doch wenn man die Aufbauleistung für diesen Achter und die relativ kurze Zeit, die hierfür zur Verfügung stand, berücksichtigt, dann ver-dient die Leistung K. Adams die größte Hochachtung und Anerkennung.

Mit diesem Achter hat er durch seine Trainingsmethode unter bewußtem Verzicht auf biologische Leistungshilfen (Anabolika, Vitaminspritzen vor dem Start etc.) ein kör-perliches und kardio-respiratorisches Leistungsvermögen seiner Aktiven erreicht, wie es vorher und auch bis heute noch kein Achter der Bundesrepublik mehr aufweisen konn-te.

Die extremen Anpassungsmöglichkeiten des menschlichen Organismus an hohe Trai-nings- und Wettkampfbelastungen (25 h/Woche intensives kombiniertes Kraft-Intervall-und Ausdauertraining in Kombination mit Höhentrainingslagern) kann durch die maxi-malen biologischen Leistungsdaten des Bodensee-Vierers belegt werden (Tab. 1).

Diese Mannschaft (4er m. Stm.), von K.H. Bantle in Zusammenarbeit mit dem Bundes-trainer K. Adam trainiert, wurde 1968 und 1969 Europameister, 1970 Weltmeister und 1972 Olympiasieger. Die maximale spiroergometrische Leistungsprüfung wurde am 4.8.1971 unter Hypoxiebedingungen am Silvretta-Stausee in 2040 m bei 22 °C und 601 mmHg Luftdruck in einem Expeditionslabor durchgeführt. Die Belastung auf dem Fahrradergometer im Sitzen begann bei 250 Watt, Steigerung alle 2′ um 50 Watt, wo-bei der leistungsstärkste Ruderer und Schlagmann P.B. zuletzt noch 2′ bei 500 Watt belastet werden konnte. Diese absolute Leistung unter Hypoxiebedingungen ist bisher auf der Welt noch nicht überboten worden.

Auch die telemetrische Kontrolle (Abb. 4) der kardio-zirkulatorischen Reaktion dieses Athleten bei einem Trainingshöhepunkt im Boot bestätigte seinen ausgezeichneten Trainingszustand.

Leider konnte diese erfolgreichste Rudermannschaft der Bundesrepublik Deutschland nie nach einem Höhentraining im Flachland leistungsmedizinisch untersucht werden. Die kardio-respiratorischen Funktionswerte hätten im Grenzbereich ihrer Belastbarkeit sicher noch um 5–10% höher gelegen (Nowacki, 1978).

Dem zusätzlichen Höhentraining, welchem sich seit 1968 Spitzenathleten unseres Lan-des, vor allem jedoch auch die Ostblock-Nationalmannschaften in den Kraft-Ausdauer-Sportarten unterzogen, gebührt sicher auch ein entscheidender Anteil an der Verbesse-rung vieler Weltrekorde anschließend im Flachland sowie an dem weiteren Hinaus-schieben des Grenzbereiches der menschlichen Leistungsfähigkeit.

Der Kampf um den Sauerstoff in der Höhe, der letztlich dazu führt, daß trotz herabge-setztem Sauerstoffpartialdruck in der Inspirationsluft den sauerstoffverbrauchenden Zellorganisationen möglichst annähernd soviel Sauerstoff wie in der Ebene angeboten

Tabelle 1. Maximale biologische Leistungsdaten des Bodensee-Vierers m. Stm. 1971 im Höhentraining

Biologische Parameter	Mittelwerte ± 1 s Mannschaft (o. Stm.)	Einzelwerte Schlagmann P.B.
Anthropometrische Daten		
Alter in J	26 ± 3	22
Größe in cm	192 ± 3	196
Gewicht in kg	98 ± 6	104
Körperliche Leistungsfähigkeit		
Wattminuten	3763 ± 542	4500
Max. Wattstufe (Fahrrad sitzend)	1'450 bis 1'500	2'500
Kardio-zirkulatorische Leistungsdaten		
Hf vor Belastung	77 ± 4	71
submax. Hf (4' bei 300 Watt)	148 ± 9	135
max. Hf	183 ± 5	180
Hf nach 5' Erholung	117 ± 8	104
RR bei Körperruhe mmHg	123/80 ± 4/ 5	130/ 90
RR vor Belastung mmHg	135/90 ± 12/ 8	150/ 90
RR nach 1' Erholung	240/67 ± 0/ 9	240/ 80
RR nach 5' Erholung	170/79 ± 23/16	175/100
RR nach 10' Erholung	138/93 ± 9/ 6	135/ 95
Kardio-respiratorische Leistungsdaten		
Herzvolumen in ml	1221 ± 115	1414
max. Atemminutenvolumen in BTPS	184,1 ± 26,8	189,6
max. Atemfrequenz	48 ± 4	45
max. Atemzugvolumen in ml	4269 ± 528	4625
AZV (ml) in der Erschöpfungsminute	3845 ± 419	4213
Vitalkapazität in l	6,8 ± 1,0	7,0
max. O_2-Aufnahme ml STPD	6078 ± 666	6694
max. relat. O_2-Aufn./kg ml	62,2 ± 4,3	64,4
max. O_2-Puls	33,5 ± 3,8	37,2
max. O_2-Ausnutzung der Atemluft in Vol %	6,8 ± 0,6	7,4
Atemäquivalent min.	21,9 ± 1,0	21,0
Atemäquivalent max.	41,2 ± 5,1	33,2
Atemäquivalent 10' Erholung	37,3 ± 5,9 ,9	27,3
Quantitative kardiorespiratorische Funktionsgrößen		
Gesamt-AMV l BTPS		
Leistungsperiode	1258 ± 157	1341
10'-Erholungsperiode	685 ± 129	559
Gesamt-O_2-Aufnahme l STPD		
Leistungsperiode	48,8 ± 8,8	56,8
10'-Erholungsperiode = 10' O_2-Schuld	17,7 ± 1,8	17,0
Gesamt-CO_2-Ausscheidung l STPD		
Leistungsperiode	38,2 ± 6,1	47,2
10'-Erholung	16,4 ± 1,2	15,9

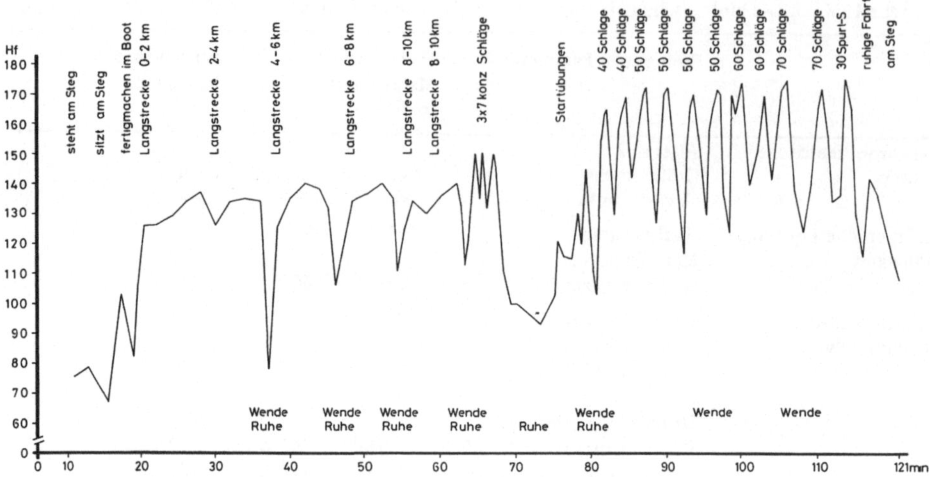

Abb. 4. Verhalten der Herzschlagfrequenz des Schlagmanns des Vierers m. Stm. P.B. bei einer 2stündigen Trainingseinheit (Langstrecken- und Intervallarbeit im Renntempo) auf dem Silvretta-Stausee in 2040 m Höhe (Beobachtungen Nowacki, Krause u. Trainer K. H. Bantle)

werden kann, wird durch zahlreiche Mechanismen der Akklimatisation eingeleitet. Ich erinnere in diesem Zusammenhang an das bekannte Schema von Barbashova (1964) aus dem Jahre 1964.

Aus der Reihe der eigenen Beobachtungen möchte ich folgende Korrelationen bei der Belastung von Hochleistungsruderern in der Höhe im Vergleich zum Flachland demonstrieren.

Die stärkere Ausnutzung des Sauerstoffs der Einatmungsluft (Anstieg der Differenz Vol% zwischen Ein- und Ausatmungsluft) unter Höhenbedingungen leitet die aeroben Anpassungsvorgänge ein (Abb. 5). Bei gleichen Leistungsherzschlagfrequenzen muß in der Höhe mehr ventiliert werden (Abb. 6), wobei sich die Atemökonomie (höheres Atemäquivalent, d.h. es müssen mehr ml Luft für die Aufnahme von 1 ml Sauerstoff aufgebracht werden) verschlechtert (Abb. 7).

Der Ventilations-RQ liegt in der Höhe bei gleichen Belastungsstufen deutlich höher als anschließend im Flachland, so daß eine stärkere Ausbelastung nach einem Hypoxietraining möglich ist (Abb. 8).

Dies konnten wir auch durch entsprechende Vergleichsuntersuchungen in Ratzeburg (Seehöhe) vor und nach einem Höhentraining durch die Zunahme der aeroben und anaeroben Kapazität, so wurden z.B. auch tiefere pH-Werte bis 6,8 ertragen, bestätigen (Nowacki, 1977, 1978).

In enger Zusammenarbeit mit K. Adam sowie den anderen Trainern der Nationalmannschaftsboote des Deutschen Ruderverbandes in den Jahren 1968 bis 1973 glaube ich mit meinen Mitarbeitern gezeigt zu haben, daß nach einem optimal durchgeführten Höhentraining das körperliche und sportliche Leistungsvermögen von Elite-Ruderern, in Verbindung mit einer signifikant angestiegenen aeroben und anaeroben Kapazität im

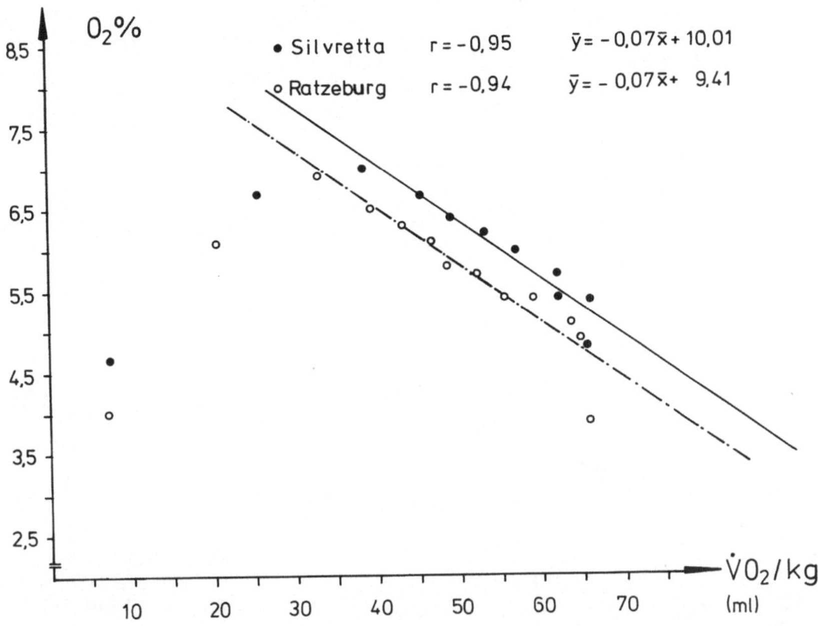

Abb. 5. Korrelation prozentuale Sauerstoffausnutzung der Atemluft zur relativen Sauerstoffaufnahme von Elite-Ruderern (n = 18) im Flachland (Ratzeburg) und in der Höhe (Silvretta 2040 m)

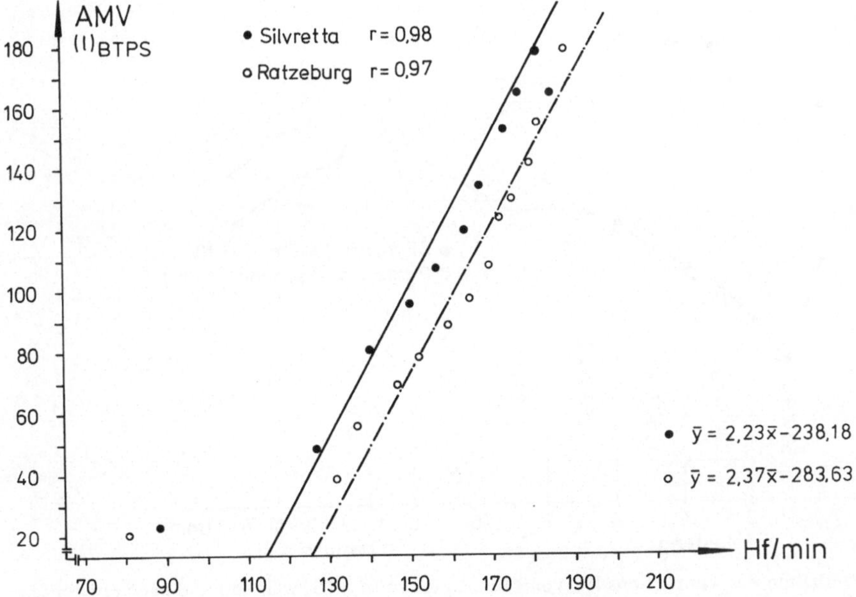

Abb. 6. Korrelation des Atemminutenvolumens zur Herzschlagfrequenz von Elite-Ruderern (n = 18) im Flachland (Ratzeburg) und in der Höhe (Silvretta 2040 m)

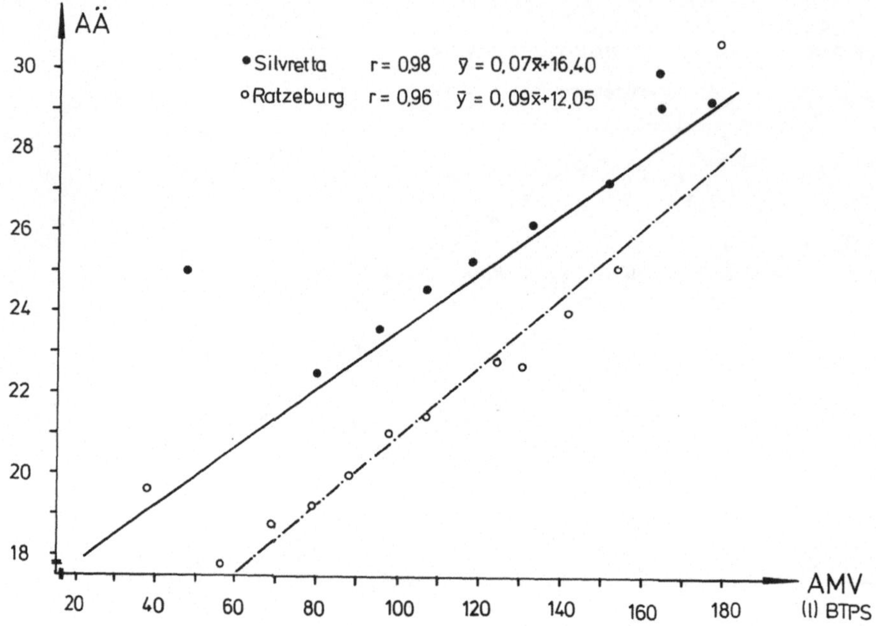

Abb. 7. Verhalten der Atemökonomie (Atemäquivalent) von Elite-Ruderern (n = 18) im Flachland (Ratzeburg) und in der Höhe (Silvretta 2040 m)

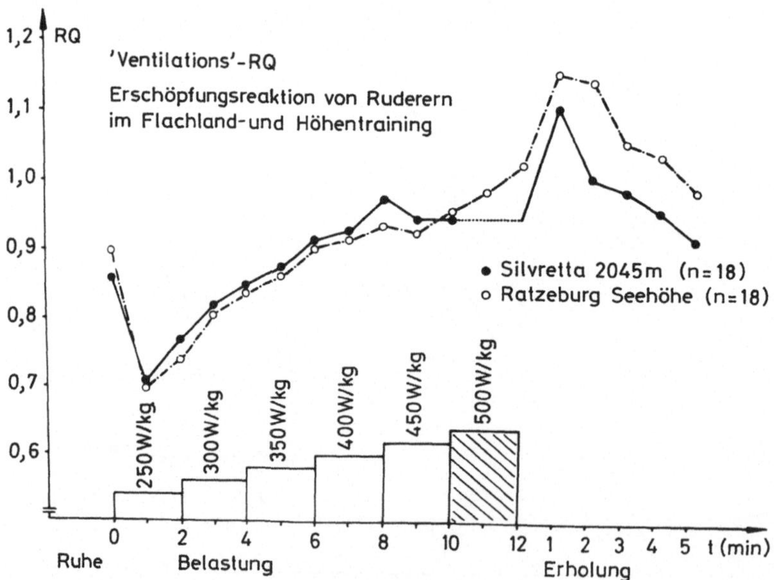

Abb. 8. Verhalten des Ventilations-RQ von Elite-Ruderern (n = 18) während und nach erschöpfender fahrradergometrischer Belastung im Sitzen bis zur Erschöpfung bei Normal- und Hypoxiebedingungen

Flachland sehr deutlich verbessert ist. Diese Leistungssteigerung geht über den Zuwachs, der durch ein vergleichbares Flachlandtraining erreicht werden kann, sicher hinaus. Es kann aber nicht verschwiegen werden, daß eine Reihe von Fragen offen bleiben mußten.

Die Bestimmung der *maximalen aeroben* und *anaeroben* Kapazitäten bei Spitzenathleten gehört nach wie vor zu den wichtigsten Aufgaben der Sportmedizin. Die folgende schematische Darstellung zeigt, daß die *aerobe* und *anaerobe Kapazität* auch durch den Verlauf der Sauerstoffkurven in der Leistungs- und Erholungsperiode charakterisiert werden kann.

Unter der Voraussetzung einer erschöpfenden Belastung, z.B. in 6–12 Minuten in steigenden Wattstufen am Ergometer, ist die maximale *Sauerstoffaufnahme* ein *integraler Wert* der *aeroben* und *anaeroben Kapazität* eines Menschen. Ebenfalls haben unsere Untersuchungen gezeigt, daß auch der *Gesamtsauerstoffverbrauch* während der Leistungsperiode – gleiche Belastungsmethoden im Labor vorausgesetzt – ein charakteristisches Maß für die kardio-respiratorische Leistungsfähigkeit darstellt. Während die anaerobe Kapazität heute problemlos biochemisch über die pH- und Laktat-Werte bestimmt werden kann, ist die Bedeutung der maximalen *Sauerstoffschuld* nach Hill, Long und Lupton (1924) zunehmend strittig geworden (Keul, Doll und Keppler, 1969).

Bei vielen Autoren (Helbing und Nowacki, 1966; Hollmann und Hettinger, 1980; Mellerowicz, 1979; Michailow, 1973; Nöcker, 1976; Saltin und Astrand, 1967) gilt die Sauerstoffschuld nach wie vor als ein Maß zur Bestimmung der anaeroben Kapazität.

Die Differenz zwischen Sauerstoffbedarf und Sauerstoffaufnahme während erschöpfender Muskelarbeit wird als Sauerstoffschuld in der anschließenden Erholungsperiode über einen Zeitraum von mindestens 30–45 Minuten abgegolten.

Die Sauerstoffschuld darf dabei nach unserer Auffassung nicht mit dem *Sauerstoff-Defizit* verwechselt werden. Von einem *Sauerstoff-Defizit* sollte man nur in der Anfangs-

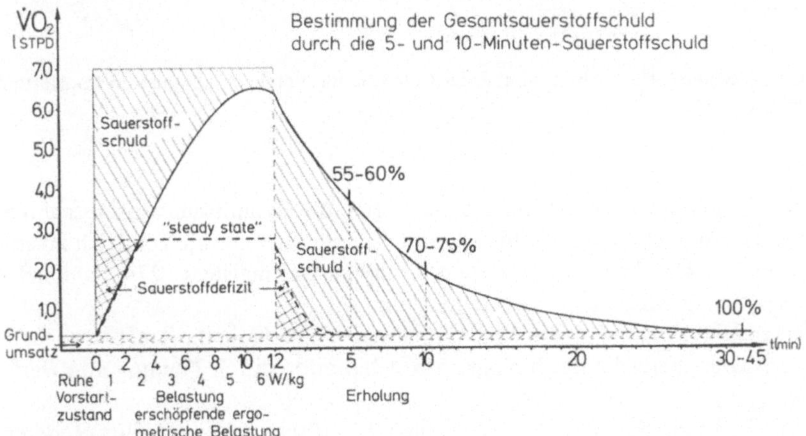

Abb. 9. Schematische Darstellung zur Berechnung der maximalen Sauerstoffschuld (100%) aus der 5-Minuten-(55 bis 60%) und 10-Minuten-Sauerstoffschuld (70–75%) nach Nowacki

phase einer steady-state-Arbeit sprechen, wobei dieses Defizit in der nach steady-state-Belastung wesentlich kürzeren Erholungsperiode exakt abgegolten wird.

Wegen des großen Zeitaufwandes bei der Bestimmung der maximalen Sauerstoffschuld (Summe der Sauerstoffmehraufnahme in der Erholungsphase bis zum Erreichen des Sauerstoffwertes in der Vorstartphase in 1 STPD) haben wir nach einem Verfahren gesucht, welches die Einschätzung dieses Parameters wesentlich abkürzt.

Als Ergebnis dieser Untersuchungen und statistischen Berechnungen können wir hier vereinfacht feststellen, daß im Anschluß an eine erschöpfende Belastung nach 5 Minuten Erholung 55–60% und nach 10 Minuten 70–75% der gesamten Sauerstoffschuld abgegolten sind (Abb. 9).

Wie verhalten sich die nun bisher wenig untersuchten Parameter beim Hochleistungsruderer im Grenzbereich seiner Leistungsfähigkeit?

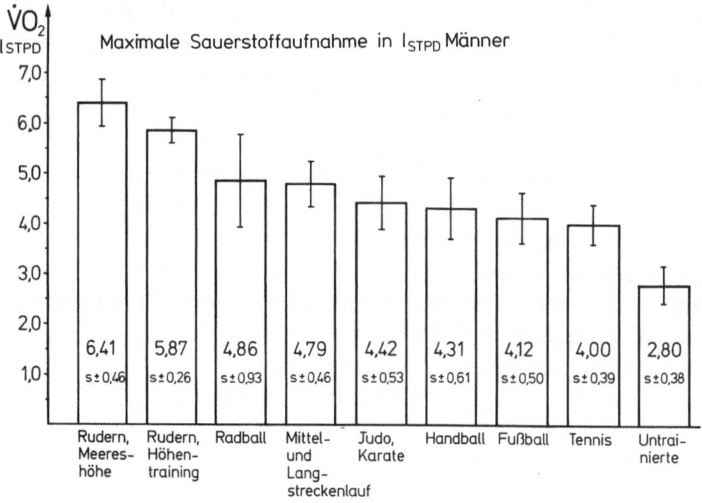

Abb. 10. Maximale Sauerstoffaufnahme von Elite-Ruderern im Vergleich zu anderen Sportarten (Fußball-Weltmeister 1974)

Betrachtet man die maximale O_2-Aufnahme (Abb. 10), die Gesamtsauerstoffaufnahme (Abb. 11) und die Gesamtsauerstoffschuld (Abb. 12) der Ruderer im Vergleich zu anderen Sportarten, wie z.B. die Maximalwerte des Fußball-Weltmeisters 1974, dann nehmen die Ruderer eine überlegene Spitzenstellung ein.

Ich bin der festen Überzeugung, daß die hier vorgestellten Werte für die Kraft-Ausdauer-Sportart Rudern Grenzbereiche der biologischen Adaptation durch Training und Wettkampf darstellen.

Um z.B. 70 ml O_2/kg als Spitzenbereich für einen 90–100 kg schweren Elite-Ruderer zu erreichen, muß der maximale O_2-Puls auf Werte von 35 bis 40 ml (Abb. 13) und das Herzminutenvolumen auf 40–45 l ansteigen!

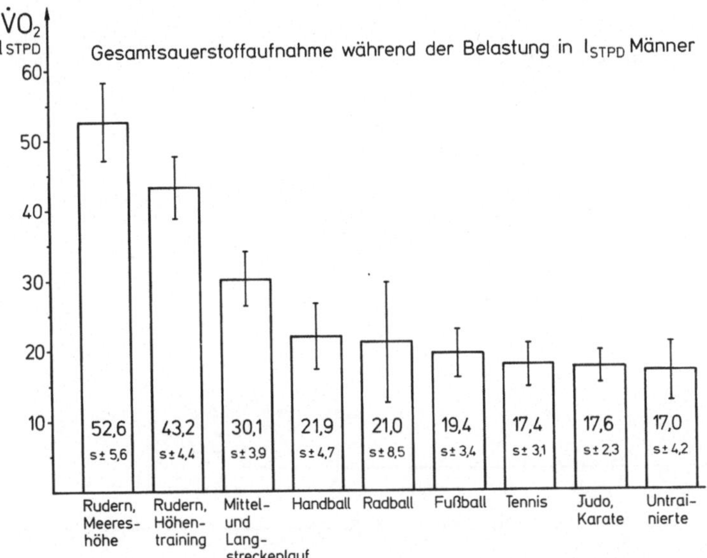

Abb. 11. Gesamtsauerstoffaufnahme während einer erschöpfenden fahrradergometrischen Leistungsperiode von Elite-Ruderern unter Normal- und Hypoxiebedingungen im Vergleich zu anderen Sportarten

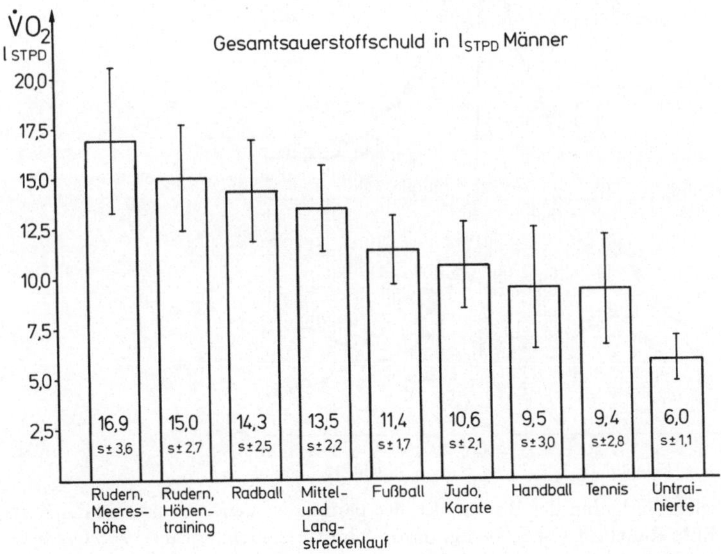

Abb. 12. Maximale Sauerstoffschuld (anaerobe Kapazität) von Elite-Ruderern im Vergleich zu anderen Sportarten

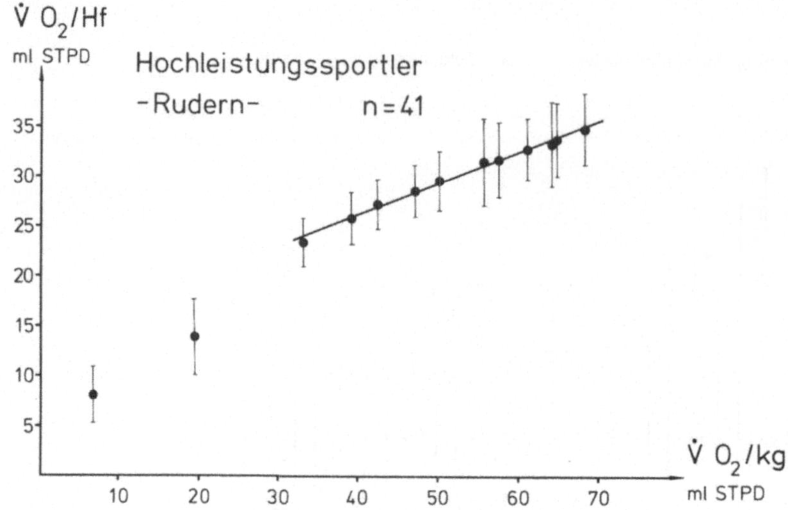

Abb. 13. Korrelation der relativen Sauerstoffaufnahme zum Sauerstoffpuls bei Elite-Ruderern (r = 0,996)

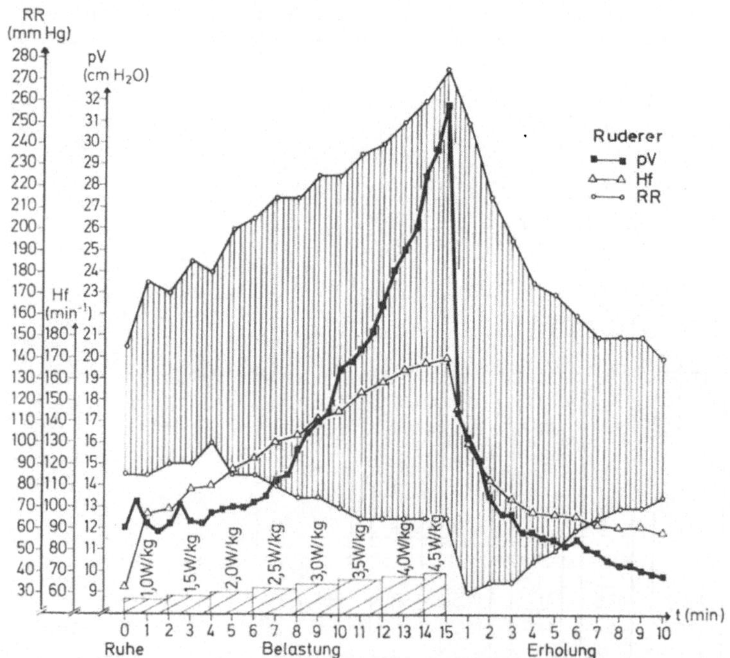

Abb. 14. Durchschnittliches Verhalten des Blutdrucks, des peripheren Venendrucks und der Herzschlagfrequenz von 12 Elite-Ruderern (24 J, 94 kg, davon 5 im Untersuchungsjahr 1968 Olympiasieger im Achter) bei erschöpfender ergometrischer Belastung in steigenden Wattstufen (Watt/kg, Beginn bei 1 Watt/kg, Steigerung alle 2 Min. um 0,5 Watt/kg in der Leistungs- und 10minütigen Erholungsphase (nach Nowacki, Adam, Kaempfe u. Ritter)

Die hierfür notwendigen arteriellen und zentralvenösen Druckbelastungen liegen ebenfalls in einem Grenzbereich, dessen jahrelange Überschreitung pathologische Reaktionen auf Dauer wahrscheinlich machen (Abb. 14).

Die Sportmedizin in der Bundesrepublik verdankt K. Adam und seinem – auch für viele Sportarten modifizierten – Trainingskonzept den Aufbruch in neue menschliche Leistungsbereiche.

Das Leistungsniveau im internationalen Elite-Ruder-Sport ist jetzt so hoch, daß nur noch die Ruderer mit Erfolg rechnen können, welche die hier zusammengefaßten Richtwerte biologischer Leistungsgrößen erreichen bzw. überschreiten (Tab. 2).

Eine der wichtigsten Aufgaben des Sportmediziners ist es, die Gesundheit der Athleten beim Aufbruch in diese Grenzbereiche der biologischen Adaptation zu garantieren.

Tabelle 2. Richtwerte biologischer Leistungsgrößen für Elite-Ruderer internationaler Klasse

Herzgröße (ml)		>	1200
Relative Herzgröße ml/kg		>	13
Herzschlagvolumen l/m	bei Ausbelastung	>	220
Herzzeitvolumen l/min	bei Ausbelastung	>	40
Max. Sauerstoffaufnahme STPD ml/min		>	6500
Max. relat. O_2-Aufnahme STPD ml/min		>	70
Max. Sauerstoffpuls ml		>	38
Max. Atemminutenvolumen BTPS l/min		>	170
Max. Herzschlagfrequenz	bei Ausbelastung	>	180
Max. syst. RR mm Hg	bei Ausbelastung	>	250
Ventilations-RQ	bei Ausbelastung		3 bis 5 min über 1,0
Hf 5 min	nach Ausbelastung	<	110
Hf 10 min	nach Ausbelastung	<	100
RR syst. 5 min	nach Ausbelastung	<	175
RR syst. 10 min	nach Ausbelastung	<	145
Atemzugvolumen ml	bei Ausbelastung	>	3500
Atemfrequenz/min	bei Ausbelastung	>	45
Atemäquivalent	bei Ausbelastung	>	27
Atemäquivaltent 10'	nach Ausbelastung	<	32
Gesamt-Sauerstoffaufnahme/Leistungsperiode in l		>	52
Gesamt-AMV/Leistungsperiode in l BTPS		>	1250
O_2-Schuld in 10 min in l STPD		>	17
Max. Wattstufe (Beginn bei 250 Watt)		>	5000; od. läng. als 1'
6-Minuten Maximalleistung			5 bis 6 Watt/kg
Abfall des pH-Wertes	bei Ausbelastung	<	7,1
Laktatspiegel im Blut	bei Ausbelastung	>	18 mval/l
Alter (Jahre)			24 ± 4
Größe (cm)			190 ± 5
Gewicht (kg)			92 ± 5

> = größer als
< = kleiner als

Literatur

Adam K (1975) Leistungssport: Sinn und Unsinn. Nymphenburger Verlagshandlung, München, S 207

Adam K (1978) In: Lenk H (Hrsg) Leistungssport als Denkmodell. Fink, München, S 368

Barbashova ZI (1964) Adaption to the environment. In: Dill DB (Hrsg) Handbook of Physiology, Williams & Wilkins, p 37–54

Christensen EH, Högberg P (1950) Steady-state, O_2-deficit and O_2-debt at severe work. Arbeitsphysiol 14:251–254

Helbing G, Nowacki PE (1966) Die maximale Sauerstoffschuld als Leistungskriterium. In: Hahnekopf G (Hrsg) Kongreßbereicht 16. Weltkongreß für Sportmedizin „Funktionsminderung und Funktionsertüchtigung im modernen Leben" 12.–16.6.1966, Hannover, Deutscher Ärzte-Verlag, Köln-Berlin, S 253–256

Hill AV, Long CNH, Lupton H (1924) Muscular exercise, lactic acid and the supply and utilisation of oxygen. Proc. Roy. Soc. B 96, 438

Hollmann W, Hettinger Th (1980) Sportmedizin – Arbeits- und Trainingsgrundlagen. Schattauer, Stuttgart, New York 2. Aufl, S 792

Jokl E (1968) Medicine and Sport, Vol 1, Exercise and Altitude. Karger, Basel, New York, p 1–57

Keul J, Doll E, Keppler D (1969) Muskelstoffwechsel. Die Energiebereitstellung im Skelettmuskel als Grundlage seiner Funktion. Barth, München, S 247

Mellerowicz H (1979) Ergometrie, Grundriß der medizinischen Leistungsmessung. Urban & Schwar Schwarzenberg, München, Berlin, Wien 3. Aufl, S 434

Michailow VV (1973) Die Mobilisierung der anaeroben Energiebereitstellung von Sportlern bei Muskelarbeit unter unterschiedlichen Bedingungen. Med u Sport 13, 369–373

Nöcker J (1976) Physiologie der Leibesübungen. Enke, Stuttgart, 3. Aufl, S 360

Nowacki PE (1977) Sportmedizinische und leistungsphysiologische Aspekte des Ruderns. In: Adam K, Lenk H, Nowacki PE, Rulffs M, Schröder W, Rudertraining. Limpert, Bad Homburg, 1. Aufl, S 251–646

Nowacki PE (1977) Die biologische Leistungsfähigkeit der Deutschland-Achter – ein Beitrag des Rudertrainers K. Adam für die moderne Sport- und Leistungsmedizin. In: Lenk H (Hrsg) Handlungsmuster Leistungssport, Karl Adam zum Gedenken. Hofmann, Schorndorf, S 341–369

Nowacki PE (1978) Luftdruck, Temperatur und sportliche Leistung. Medizinische Aspekte des Höhentrainings. Therapiewoche 28, 5479–5500

Reindell H, Klepzig H, Musshoff K (1960) Das Sportherz. Handbuch der Inneren Medizin Bd IX/1, 913–951, Springer, Berlin, Göttingen, Heidelberg

Saltin B, Astrand P (1967) Maximal oxygen uptake in athletes. Physiol. 23, 353–358

Erschöpfende Ausbelastung von Skilangläufern durch körpergewichtsbezogene Laufband-Spiro-Ergometrie

M. Tröger, P. de Castro, P.E. Nowacki

Die Einführung der Fahrradspiroergometrie Ende der zwanziger Jahre in die klinische Funktionsdiagnostik durch Knipping (1938) und einige Jahre später durch Brauer und Wolf (1940) lieferte eine sichere experimentelle Methode zur Überprüfung leistungsmedizinischer Funktionsgrößen bei Kranken, Gesunden und Sportlern. Die Weiterentwicklung der Fahrradergometrie im Sitzen und Liegen durch die führenden sportmedizinischen Arbeitskreise in Deutschland (z.B. Berlin, Freiburg, Köln) bestätigte die Ungefährlichkeit, Genauigkeit, Vergleichbarkeit und Reproduzierbarkeit der Meßergebnisse, dies besonders in den letzten Jahren nach zunehmender Einhaltung der unter Federführung von Mellerowicz (1979) erarbeiteten Standardisierungsvorschläge. Die Laufbandergometrie gewann dagegen in Deutschland erst in der letzten Zeit mehr Anhänger, obwohl sie z.B. in den USA schon immer die bevorzugte Art der Belastung war. Haupteinwände gegen das Laufband sind nach Hollmann u. Mitarb. (1971) vor allem die bisher nicht exakte Dosierbarkeit und Reproduzierbarkeit der Belastung infolge von Wirkungsgradunterschieden bei unterschiedlicher Schrittlänge und unterschiedlichem Koordinationsvermögen der Versuchspersonen, sowie durch unterschiedlich variierte Geschwindigkeiten und Steigungswinkel.

Beklagt wurden bisher auch die zu geringen Variationsmöglichkeiten bei der Dosierung, die hohen Anschaffungskosten im Vergleich zum Fahrradergometer und der größere methodische Aufwand, sowie der größere Personalaufwand aus Sicherheitsgründen (Abb. 1).

Dagegen bietet das Laufband folgende Vorzüge (Nowacki u. Mitarb., im Druck a):

1. Im maximalen Leistungsbereich werden um 5–10% höhere Sauerstoffaufnahmewerte erreicht.

2. Durch den Einsatz von mehr Muskelgruppen, besonders beim Bergauflaufen, werden neben den aeroben kardiorespiratorischen Funktionsgrößen auch die anaeroben Stoffwechselparameter maximal in Anspruch genommen.

3. Auf dem Laufband muß der Proband auch im Maximalbereich die Geschwindigkeit halten, während auf dem Fahrrad unterschiedliche Tretgeschwindigkeiten in der Endphase den Energiestoffwechsel beeinflussen können.

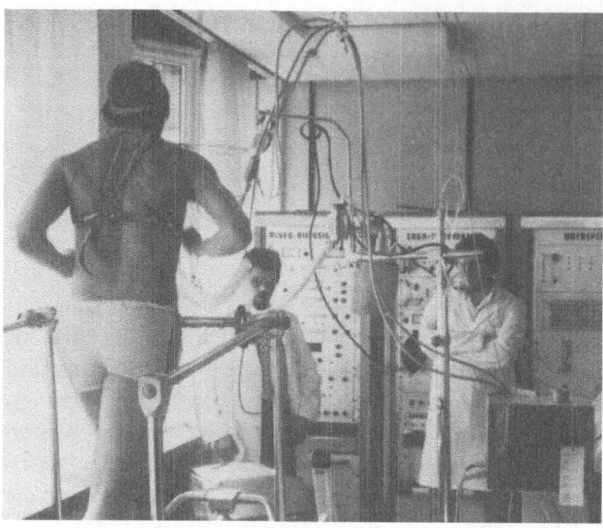

Abb. 1. Laufbandspiroergometrie. Computergesteuerte pneumotachographische Erfassung der kardiorespiratorischen Funktionsdaten (Fa. E. Jaeger, Würzburg)

Methodik

Physikalische Grundlagen der körpergewichtsbezogenen Laufband-Ergometrie

Für die Beurteilung der Leistungsfähigkeit gesunder untrainierter und trainierter Personen hat sich das von uns weiterentwickelte W/kg-Verfahren bei erschöpfender Fahrradergometrie sehr bewährt (Nowacki, 1978). Es ermöglicht eine scharfe Trennung zwischen dem trainierten und untrainierten Bereich (Abb. 2; z.B. untrainiert 1–2 min 3 W/kg Körpergewicht; befriedigend bis gut trainiert 1–2 min 4 W/kg KG; sehr gut trainiert 1–2 min 5 W/kg KG; Hochleistungstrainingszustand in den Kraftausdauersportarten 6 W/kg KG).
Für die Laufbanduntersuchungen wurden bisher viele unterschiedliche Belastungsverfahren entwickelt. Dies ist möglich durch die Variation zweier Parameter (Steigungswinkel, Laufbandgeschwindigkeit), was von Pollock (1976) ausführlich diskutiert wird.

Beispiel: Verfahren nach Balke (1954) v = konstant 5,4 km/h, Steigung 1%/min

Vergleiche der Untersuchungsergebnisse werden durch die sehr unterschiedlichen Belastungsformen stark erschwert.
Basierend auf dem W/kg-Verfahren für die Fahrradergometrie wurde in Gießen (Nowacki u. Mitarb., im Druck b) ein Verfahren entwickelt, welches die oben genannte Methode auf das Laufband überträgt.

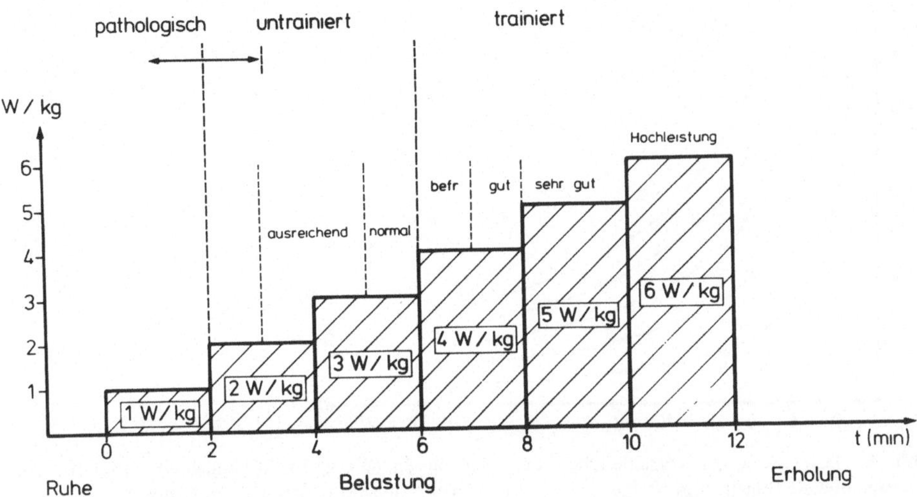

Abb. 2. Körpergewichtsbezogenes Belastungsverfahren (W/kg-Methode) mit Beurteilungskriterien bei erschöpfender Fahrradergometrie im Sitzen (Gießener Modell nach Nowacki)

Körpergewichtsbezogene Laufbandspiroergometrie

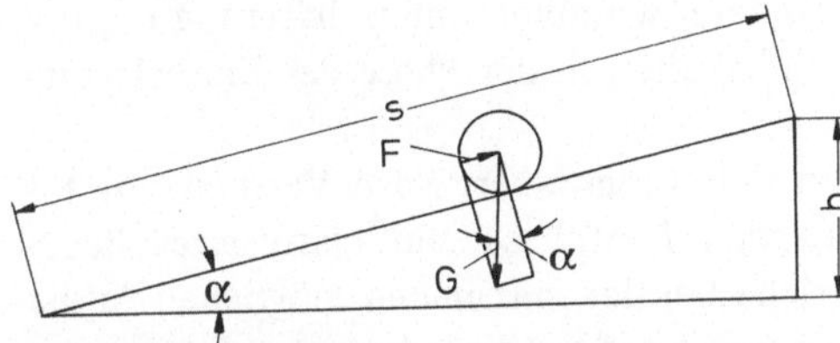

$G = m \cdot g \qquad F = (G \cdot h)/s = G \cdot \sin \alpha$
$W = F \cdot s \text{ mit } s = v \cdot t$
$W = m \cdot g \cdot \sin \alpha \cdot v \cdot t$
$P = W/t = m \cdot g \cdot v \cdot \sin \alpha$

Abb. 3. Schematische Darstellung der Laufbandergometrie auf der schiefen Ebene und mathematische Ableitung der erbrachten Leistung P (Aus Nowacki u. Mitarb., im Druck b)

Ausgehend von der Formel für die Arbeit an der Schiefen Ebene (Abb. 3):
$W = m \cdot g \cdot \sin \alpha \cdot v \cdot t,$
Berechnung der Leistung: $P = \dfrac{W}{t} = m \cdot g \cdot v \cdot \sin \alpha,$
Einbeziehung der Masse = Körpergewicht der Untersuchungsperson: $\dfrac{W}{kg} = \dfrac{P}{m} = g \cdot v \cdot \sin \alpha$
bei $g \approx 10 \text{ m/s}^2$
haben Nowacki u. Mitarb. diejenigen Bandgeschwindigkeiten und Steigungswinkel berechnet, bei denen die Versuchspersonen 1, 2, 3, 4 oder mehr W/kg KG leisten (Nowacki u. Mitarb., im Druck b; Staaden 1980; Wettich 1980).

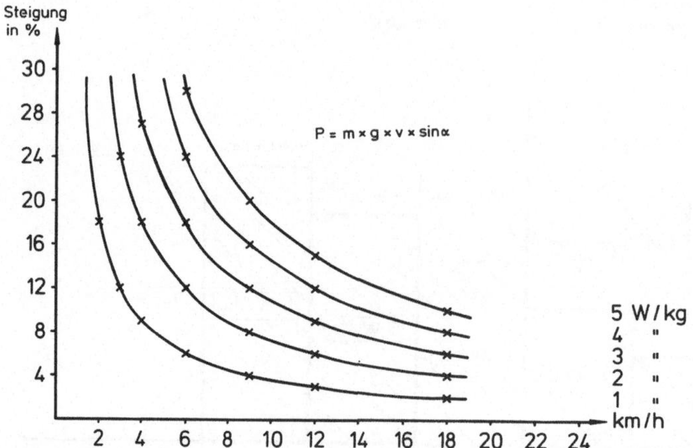

Abb. 4. Darstellung der verschiedenen Leistungskurven (W/kg) in Abhängigkeit von Laufbandgeschwindigkeit (km/h) und Steigungswinkel (%) (Aus Nowacki u. Mitarb., im Druck b)

Die Beziehung zwischen Laufbandgeschwindigkeit (km/h), Steigungswinkel (%) und körpergewichtsbezogener Leistung (W/kg) sind in Abb. 4 dargestellt. Eine konstante Bandgeschwindigkeit v = 9 km/h bei Änderung des Steigungswinkels um 4% pro Belastungsstufe liegt in der Abstufung am günstigsten und ist für untrainierte und trainierte Versuchspersonen praktikabel. Andere Kombinationen hätten zu große Steigungswinkel oder zu hohe Bandgeschwindigkeiten in der Phase der Endbelastung zur Folge gehabt.

Zu klären war noch die Frage der optimalen Belastungsdauer. Nach Versuchen mit 4- bis 6minütiger Dauer konnte zwar in den einzelnen Laufphasen ein relativ gutes Steady state erreicht werden, jedoch mußten Abstriche bei der maximalen möglichen Ausbelastung gemacht werden, da die Laufzeiten zu lang wurden (Abb. 5).

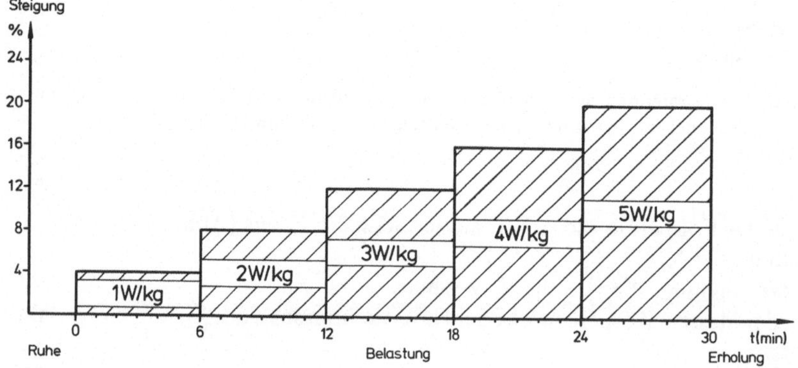

Abb. 5. Körpergewichtsbezogenes Belastungsverfahren auf dem Laufband mit 6minütiger Dauer zur Erreichung eines steady state in der jeweiligen Belastungsstufe (konstante Laufgeschwindigkeit 9 km/h) (Aus Zühlke, 1979).

Am günstigsten erwies sich zuletzt die 2minütige Belastungssteigerung, besonders im Vergleich zur Fahrradergometrie mit entsprechender Steigerung. Eine maximale Ausbelastung beansprucht dann auf dem Laufband ebenfalls je nach Trainingszustand nur 6–12 min. Die zunächst praktizierte „Einlaufphase" (1% für 2 min) kann bei geübten Läufern auch entfallen (Abb. 6).

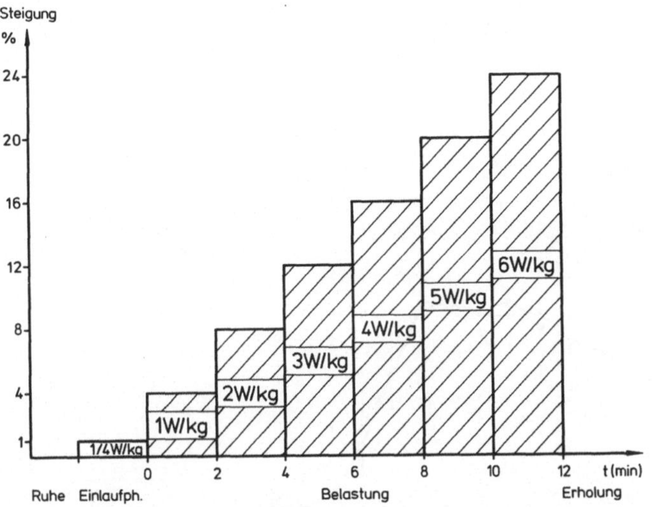

Abb. 6. Körpergewichtsbezogenes Belastungsverfahren auf dem Laufband mit einer 2minütigen Einlaufphase (1/4 W/kg), Steigerung der Belastung um 1 W/kg alle 2 min bis zur Erschöpfung, konstante Laufgeschwindigkeit 9 km/h (Nach Nowacki 1978)

Untersuchungsgut

Diese Form der Laufbandspiroergometrie ist nach unseren Erfahrungen besonders für die erschöpfende vergleichende Ausbelastung von Skilangläufern geeignet. Nach Hollmann u. Mitarb. (1971) werden gerade beim Bergauflaufen die höchsten Werte für die Sauerstoffaufnahme gemessen.

Die national und teilweise auch international erfolgreichen hessischen Skilangläufer werden seit 1974 in enger Zusammenarbeit mit dem Cheftrainer). Schinze regelmäßig sportmedizinisch untersucht und betreut.

Für die vorliegende Fragestellung wurden die Untersuchungen von 131 jugendlichen Skilangläufern aus dem Zeitraum von Dezember 1976 bis November 1978 herangezogen.

2 Sportlerinnen und zwei Sportler gehörten dem C-Kader, 7 Sportler dem C/D-Kader (Fördergruppe) des Deutschen Skiverbands (DSV) an. Alle anderen Läuferinnen und Läufer waren Mitglieder des Landeskaders (D-Kader) des Hessischen Skiverbands (HSV).

Eine weitere Differenzierung erfolgte entsprechend der nach der Deutschen Wett-
kampfordnung für Skilauf vorgesehenen Einteilung der Wettkämpfer in verschiedene
Altersklassen. Dadurch ergaben sich relativ viele kleine Vergleichsgruppen, von denen
nur einzelne im Rahmen dieser Ausführungen beispielhaft herausgegriffen wurden.
Bezüglich weiterer methodischer Einzelheiten und Ergebnisse verweisen wir auf die
Arbeit von Zühlke (1979).

Ergebnisse und Diskussion

Die kardiozirkulatorische Reaktion von jugendlichen Skilangläufern bei erschöpfender
Ausbelastung auf dem Fahrrad- und Laufbandergometer zeigt Abb. 7.

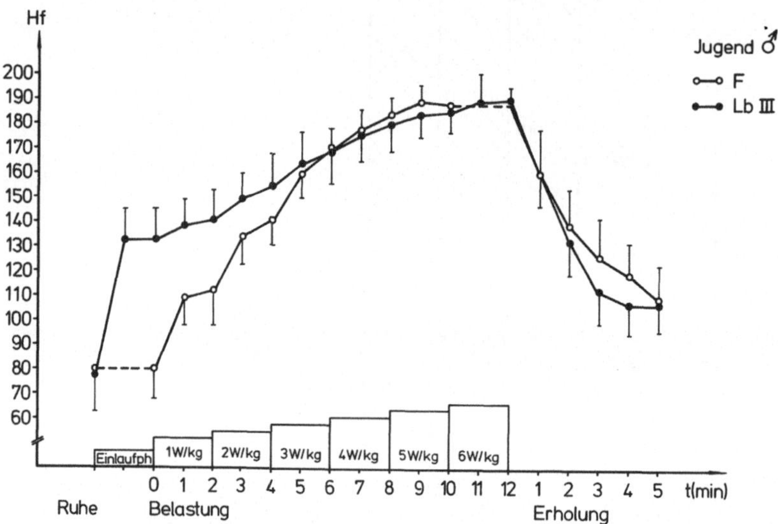

Abb. 7. Durchschnittliche Herzfrequenz vor, während und nach einer erschöpfenden körpergewichtsbezogenen Belastung auf dem Fahrradergometer im Sitzen (F) und auf dem Laufband (Lb)
von jugendlichen Skilangläufern. F: n = 17; 15,7 ± 1,6 Jahre; 171,0 ± 8,8 cm; 57,1 ± 11,3 kg;
Lb: n = 16; 16,5 ± 1,4 Jahre; 178,6 ± 7,4 cm; 66,7 ± 9,3 kg; (Nach Zühlke, 1979)

Zu Beginn der Belastung steigt zunächst die Herzfrequenz auf dem Laufband schneller
an, um sich dann im weiteren Verlauf der Belastung und Erholung der Herzfrequenz
der Fahrradergometerbelastung anzugleichen. Ursache dafür ist sicher der erhöhte
Sauerstoffbedarf in der Muskulatur durch den Einsatz größerer Anteile der Skelett-
muskeln beim Laufen und das dadurch bedingte größere Sauerstoffdefizit in der An-
laufphase. Bei gleicher maximaler Herzfrequenz (Hf) ist die körperliche Belastbarkeit
im Grenzbereich der Leistungsfähigkeit auf dem Laufband mit 6 W/kg höher als auf
dem Fahrrad im Sitzen mit 5 W/kg. Die maximale Hf wurde bei der Fahrradergometrie
in der 9. min (1. min 5 W/kg) mit 189 erreicht, wo noch 11 der 17 Probanden ar-
beiteten.

Nach 5 min Erholung lag die Hf bei 109.

Auf dem Laufband erreichte die Herzschlagfrequenz einen Maximalwert von 191 in der 12. Arbeitsminute bei einer Belastung von 6 W/kg (2. min 9 km/h und 24% Steigungswinkel). Nach 5minütiger Erholung (die letzten 3 Erholungsminuten haben die Probanden auf einem Stuhl gesessen) erreichten sie den Wert von 107/min, was die sehr gute kardiozirkulatorische Erholungsfähigkeit dieser Skilangläufer unterstreicht. Die größere Beanspruchung des Organismus beim Laufen kann auch durch die höheren Werte der Sauerstoffaufnahme – hier als O_2/kg dargestellt – auf allen Belastungsstufen und in der Erschöpfungsminute dokumentiert werden (Abb. 8). Die stufenweise fahrradergometrische Ausbelastung im Sitzen erbrachte einen Maximalwert von 57,7 ml O_2/kg. In der gleichen Belastungsminute auf dem Laufband lag dieser Wert schon bei ca. 70 ml O_2/kg. Die 3 leistungsstärksten Läufer dieser Gruppe erreichten dann in der 12. Min, also bei 6 W/kg auf dem Laufband, den auch schon international sehr beachtlichen Spitzenwert von 84,5 ml O_2/kg.

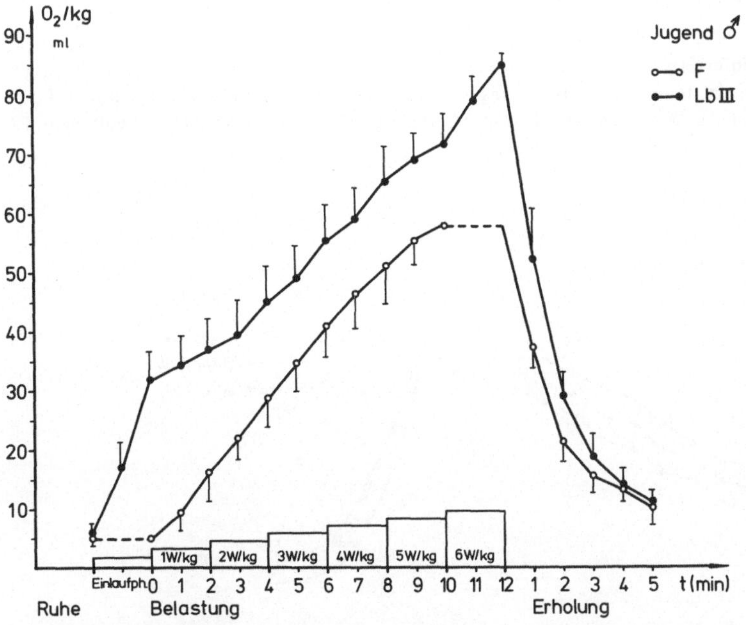

Abb. 8. Relative Sauerstoffaufnahme (V_{O_2}/kg in ml STPD) bei erschöpfender körpergewichtsbezogener Belastung jugendlicher Skilangläufer auf dem Fahrradergometer im Sitzen (F: n = 17) und auf dem Laufband (Lb: n = 16) (Nach Zühlke, 1979)

Die hohe Leistungsfähigkeit zeigt sich auch beim Vergleich mit anderen trainierten und untrainierten Männern im Alter von 18–38 Jahren (Abb. 9). Außerdem wird die bessere kardiorespiratorische Ausbelastung auf dem Laufband im Vergleich zum Fahrrad bei diesen trainierten und untrainierten Männern deutlich (Staaden 1980; Wettich 1980).

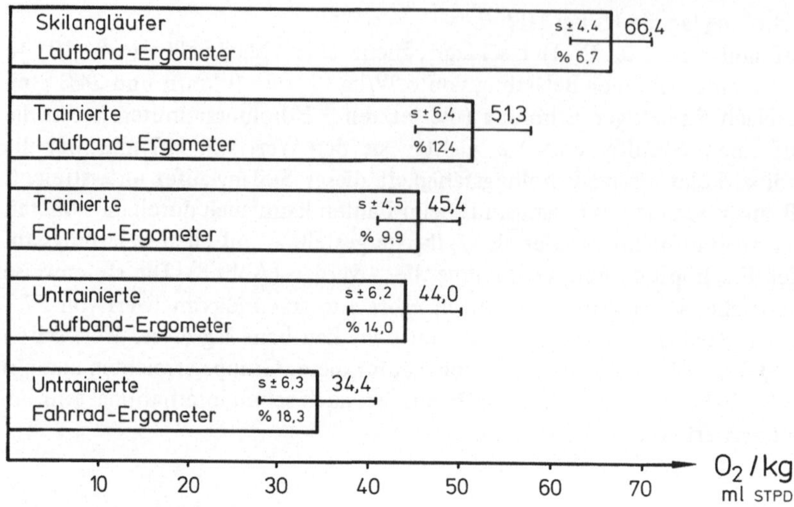

Abb. 9. Vergleichende Darstellung der maximalen relativen Sauerstoffaufnahme (V_{O_2}/kg in ml STPD) von Skilangläufern (n = 7), trainierten (n = 20) und untrainierten (n = 21) 18- bis 38jährigen Männern bei körpergewichtsbezogener Belastung auf dem Fahrradergometer im Sitzen und auf dem Laufband. Beginn bei 1 W/kg, entsprechende Steigerung alle 2 min bis zur individuellen Erschöpfung (Aus Nowacki u. Mitarb., im Druck a)

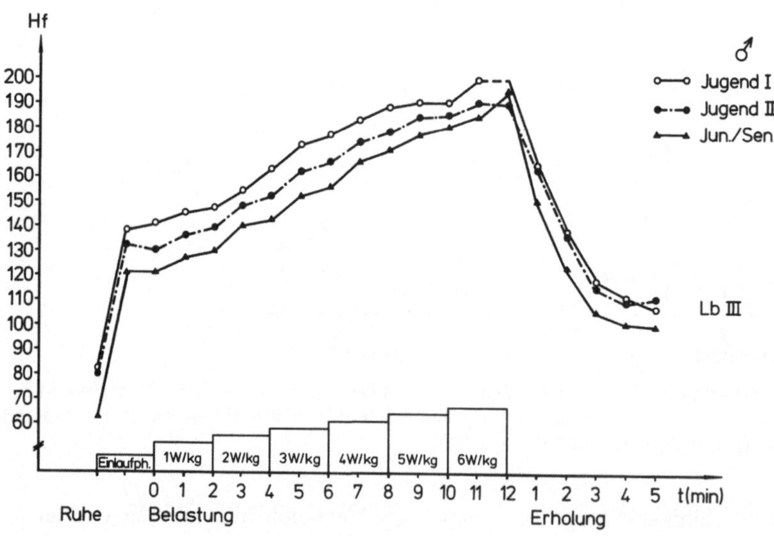

Abb. 10. Alters- und trainingsabhängige Entwicklung des Herzschlagfrequenzverhaltens bei maximaler Ausbelastung auf dem Laufband von Skilangläufern von der Altersklasse Jugend I (n = 7; 15,0 Jahre; 173,3 cm; 61,4 kg) über Jugend II (n = 9; 17,1 Jahre; 181,8 cm; 68,9 kg) zum Junioren/Senioren-Bereich (n = 6; 22,2 Jahre; 177,8 cm; 69,0 kg) (Nach Zühlke, 1979).

Die körpergewichtsbezogene Laufbandergometrie eignet sich auch sehr gut für mehr-
jährige Verlaufskontrollen (Abb. 10).
In Abhängigkeit von den Trainingsjahren fanden wir vom Jugend-I- bis zum Seniorenbe-
reich eine kardiozirkulatorische Ökonomisierung, die durch niedrigere Herzschlag-
frequenzen auf gleichen Belastungsstufen zum Ausdruck kam. Ausgenommen ist lediglich der Maximalbereich.
Zum Abschluß möchten wir noch anhand des Beispiels eines mittlerweile zur Weltklasse herangereiften Athleten die Möglichkeiten einer gezielten sportmedizinischen
Überwachung zur Heranführung an die optimale Leistungsfähigkeit aufzeigen.
So konnte Jochen Behle noch bis zu 7 W/kg = 28% Steigung bei einer Geschwindigkeit von 9 km/h für 30 s belastet werden (Abb. 11). Damit dürfte bei diesem Belastungsverfahren der Grenzbereich der Leistungsfähigkeit tangiert worden sein.
Bei der Herzfrequenz findet sich zunächst ein rascher Anstieg zu Beginn der Einlaufphase, dann Stabilisierung mit kontinuierlichem Anstieg bis zur Ausbelastung
(196/min). In der Erholung rascher Abfall der Herzfrequenz auf 116/min nach 5 min,
was noch etwas verbesserungsbedürftig ist. Die auskultatorische Blutdruckmessung
nach Riva-Rocci ist während der Belastung nicht möglich. Das Verhalten des Er-
holungsblutdrucks mit einem Wert von 150/45 mmHg nach 5 min ist nach dieser
extremen Ausbelastung auf dem Laufband als unauffällig zu betrachten.
In Abb. 12 sind das Atemminutenvolumen, das Atemäquivalent und der Ventilations-
RQ dieses Athleten bei erschöpfender körpergewichtsbezogener Ausbelastung auf dem
Laufband dargestellt.

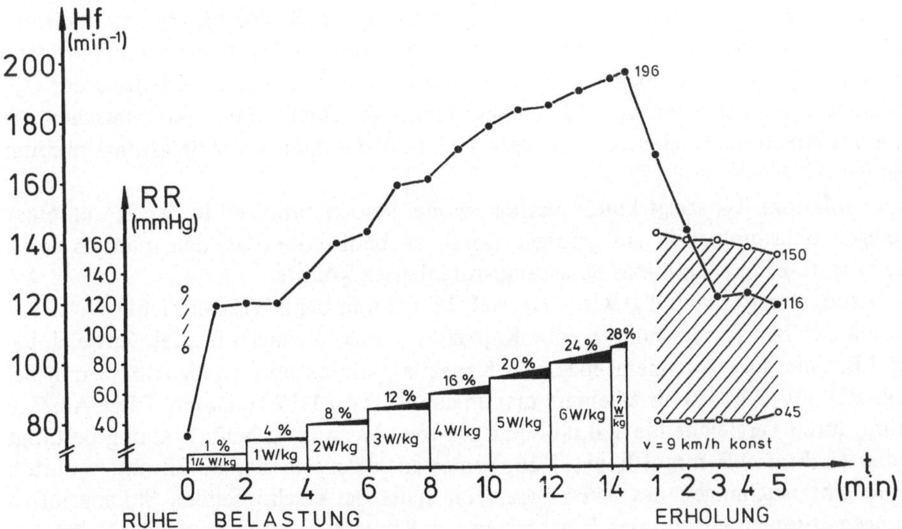

Abb. 11. Kardiozirkulatorische Reaktion des Deutschen Meisters im 15-km-Skilanglauf 1978 J. B.
(18,3 Jahre; 182,0 cm; 73,8 kg) während und nach erschöpfender körpergewichtsbezogener Belastung auf dem Laufband

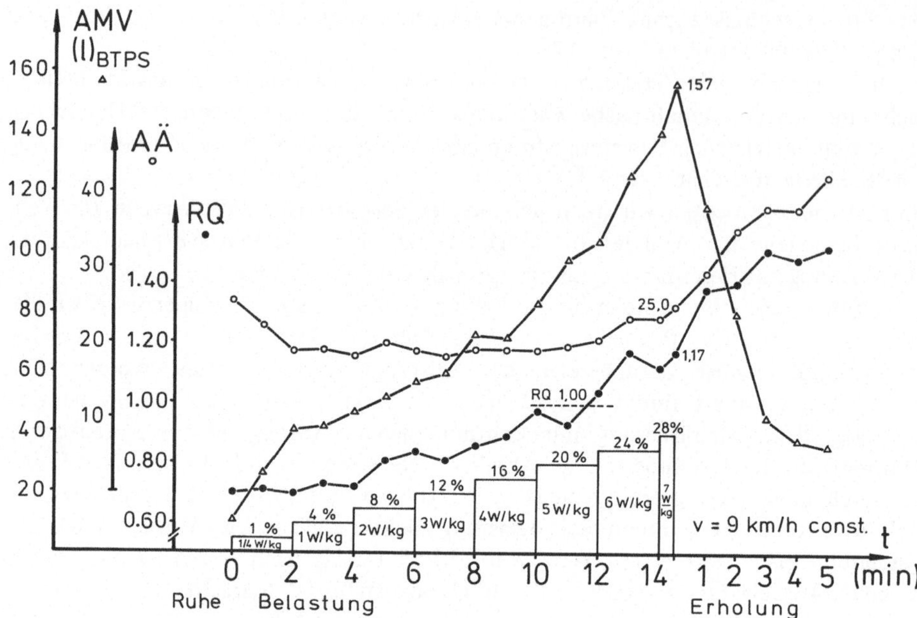

Abb. 12. Verhalten des Atemminutenvolumens (AMV in 1 BTPS), des Atemäquivalents (AÄ) und des „Ventilations"-Respiratorischen Quotienten (RQ) von J. B. während und nach erschöpfender Belastung auf dem Laufband

Das maximale Atemminutenvolumen betrug knapp 157 l (BTPS, = Body Temperature, Pressure, Saturated; 37 °C, 760 mmHg, 100% Sättigung H_2O). Beim Atemäquivalent (AÄ) zeigt sich schon zu Beginn der Belastung ein recht günstiges Verhältnis der O_2-Aufnahme zur ventilierten Luft (25,5), sehr langes Durchhalten der ökonomischen Atmung mit einem minimalen AÄ von 18,2. Erst in den letzten 2 1/2 Belastungsminuten steigt das AÄ wieder auf 25,0 an.

Der Ventilations-RQ steigt kontinuierlich, wobei jedoch zum Teil in der 2. min einer jeweiligen Belastungsstufe ein geringer Abfall zu beobachten ist, den man als einen „steady-state-Effekt" in dieser Belastungsstufe deuten könnte.

Ein Anstieg des RQ über 1,0 wird erst nach 11 1/2 min bei 5 W/kg erreicht, was sicher auch ein Zeichen für die hohe aerobe Kapazität dieses Skilangläufers ist. Zugleich besitzt J.B. eine ausgezeichnete anaerobe Kapazität, die es ihm ermöglicht, 3 min bei einem RQ von über 1,0 bis zu einem maximalen RQ von 1,17 zu laufen. Diese Aussage konnte durch vergleichende Laktat- und pH-Wert-Messungen beim Training bestätigt werden (Laktat 9,5 mmol/l; pH 7,26; gemessen jeweils in der 3. Erholungsminte). Unsere Untersuchungen des Säure-Basen-Haushalts bei erschöpfenden Skilanglaufbelastungen stimmen gut mit den Ergebnissen von Kindermann und Keul (1977) überein. Ausgehend von einer leicht erhöhten Sauerstoffaufnahme in Ruhe (Vorstartzustand) mit 430 ml O_2 fanden wir bei J.B. einen Anstieg bis fast 6,3 l O_2 (STPD = Standard Temperature, Pressure, Dry; 0 °C, 760 mmHg, Trockenheit), dargestellt in Abb. 13.

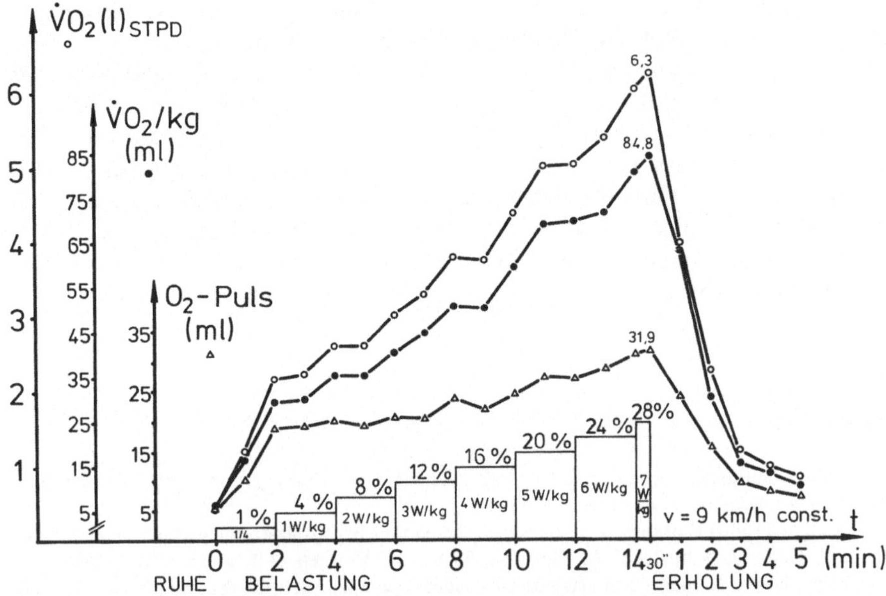

Abb. 13. Verhalten der absoluten und relativen Sauerstoffaufnahme (V_{O_2} in 1 bzw. V_{O_2}/kg in ml STPD) und des Sauerstoffpulses (V_{O_2}/Hf in ml) des Skilangläufers J. B. vor, während und nach einer Belastung in steigenden Wattstufen (W/kg) auf dem Laufband bis in den Grenzbereich seiner Leistungsfähigkeit (7 W/kg = 28% Steigung, 9 km/h Laufgeschwindigkeit)

Für die relative O_2-Aufnahme kann das gleiche gelten wie für die absolute O_2-Aufnahme. Interessant ist hier der Maximalwert von 84,8 ml/kg, der den ausgezeichneten Trainingszustand und das hervorragende Talent für eine Ausdauersportart unterstreicht.

Kennzeichnend für den sehr guten Trainingszustand des Athleten ist auch der hohe maximale Sauerstoffpuls von 31,9 ml O_2/Hf. Hier sind jedoch noch weitere Verbesserungen möglich.

Zusammenfassung

Die Bestimmung der körperlichen, kardiozirkulatorischen und kardiorespiratorischen Leistungsfähigkeit ist unter definierten, reproduzierbaren und praktikablen Bedingungen auch auf dem Laufband möglich. Dies bestätigte sich bei vergleichenden Untersuchungen auf dem Laufband- und Fahrradergometer bei 172 Probanden (131 Skilangläufer im Alter von 12--22 Jahren; 41 trainierte und untrainierte Männer im Alter von 18—38 Jahren) nach der von Nowacki u. Mitarb. auf der Basis des W/kg-Verfahrens für Fahrradergometer neuentwickelten körpergewichtsbezogenen Laufbandspiroergometrie.

Bei einer konstanten Geschwindigkeit von 9 km/h kann eine körpergewichtsbezogene Belastung von z.B. 1 W/kg bei 4% Steigungswinkel erreicht werden.

Eine Erhöhung des Steigungswinkels um jeweils 4% entspricht einer Belastungssteigerung von jeweils 1 W/kg. Bei 2minütiger Steigerung von 1 W/kg können gut trainierte Skilangläufer in 11–12 min (6 W/kg = 9 km/h und 24% Steigung) bis zur totalen Erschöpfung auch auf dem Laufband bei kontinuierlicher Registrierung der üblichen kardiorespiratorischen Funktionsdaten ausbelastet werden. Ein Skilangläufer der internationalen Spitzenklasse konnte mit diesem Belastungsverfahren erst bei 7 W/kg = 28% Steigung und 9 km/h bis an die Grenze seiner Leistungsfähigkeit belastet werden, was die Brauchbarkeit der hier vorgestellten Methode unterstreicht.

Literatur

Balke B (1954) Optimale körperliche Leistungsfähigkeit, ihre Messung und Veränderung infolge Arbeitsermüdung. Arbeitsphysiologie 15:311

Brauer L, Wolf W (1940) Einführung in die Spirographie und Ergometrie. Beitr Klin Tuberk 94:504

Hollmann W, Heck H, Schmücker B, Stolte A, Liesen H, Fotesch MD, Mathur DN, Jondra KH (1971) Vergleichende spiroergometrische Untersuchungen über den Effekt und die Aussagekraft von Laufband- und Fahrradergometerbelastungen. Sportarzt Sportmed 22:123

Kindermann W, Keul J (1977) Lactate acidosis with different forms of sports activities. Can J Appl Sports Sci 2:177

Knipping H-W (1938) Beitrag zur klinischen Funktionsprüfung von Atmung und Kreislauf. Beitr Klin Tuberk 92:144

Mellerowicz H (1979) Ergometrie. Grundriß der medizinischen Leistungsmessung, 3. Aufl. Urban & Schwarzenberg, München Wien Baltimore

Nowacki PE (1978) Beurteilung körperlicher und biologischer Leistungsfähigkeit bei Schülerinnen und Schülern mit unterschiedlicher schulsportlicher Aktivität. Therapiewoche 28:5402

Nowacki PE, Rosenthal P, Völpel HJ (im Druck a) Vergleichende kardio-respiratorische Funktionsprüfung bei erfolgreichen jugendlichen Handballspielern und Wettkampfruderern bei maximaler Ausbelastung auf dem Laufband- und Fahrrad-ERgometer nach der Watt/kg-Methode. In: Nowacki PE, Böhmer D (Hrsg) Sportmedizin. Aufgaben und Bedeutung für den Menschen in unserer Zeit. Thieme, Stuttgart New York, S 481

Nowacki PE, Staaden W, Wettich P, Zimmer KR (im Druck b) Neue Aspekte der Laufbandergometrie im Vergleich zur Fahrradergometrie während und nach erschöpfender gewichtsbezogener Belastung.

Pollock M (1976) A comparative analysis of four protocols for maximal treadmill stress testing. Am Heart J 92:39

Staaden W (1980) Kardiale Reaktionen trainierter und untrainierter Männer bei körpergewichtsbezogener Laufband- und Fahrrad-Ergometrie. Dissertation, Universität Gießen

Wettich P (1980) Quantitative kardio-respiratorische Reaktionen trainierter und untrainierter Männer bei erschöpfender körpergewichtsbezogener Laufband- und Fahrradergometrie. Dissertation, Universität Gießen

Zühlke H (1979) Zur Bedeutung der sportmedizinischen Leistungsdiagnostik für den Trainingsprozeß von Skilangläufern. Examensarbeit Universität Gießen

Leistung und Leistungsbegrenzung des menschlichen Organismus, interpretiert am Modell thermodynamisch offener Systeme. Ein Beitrag zur Diskussion biologischer Leistungsgrenzen im Hochleistungssport [1]

A. Mader, H. Heck, W. Hollmann

„Es gibt keine Gewißheit, außer wenn man eine der mathematischen Wissenschaften anwenden kann." (Leonardo da Vinci)

Trotz aller in den letzten 50 Jahren gewonnenen Detailkenntnisse über die kausale Verknüpfung von Energiemetabolismus und mechanischer Arbeitsleistung der Muskelzelle ist sowohl in der Sportmedizin als auch im öffentlichen Bewußtsein das von Graf (1929) entwickelte Schema von den Bereichen des körperlichen Leistungsvermögens, respektive der „autonom geschützten Leistungsreserve" unwidersprochen akzeptiert (Abb. 1).

Obwohl es beispielsweise bisher nicht möglich war, physiologische oder biochemische Korrelate einer „autonom geschützten, dem Willen nicht zugänglichen Leistungsreserve" tatsächlich experimentell nachzuweisen oder entsprechende „Schutzmechanismen" zu identifizieren, wird dieses Schema weder theoretisch noch praktisch in Zweifel gezogen (Hollmann u. Hettinger 1976; Stegemann 1977).

Die in diesem Schema gegebene Einteilung von Leistungsreserven ergibt zwar eine einfache und plausible Darstellung des unmittelbaren Eindrucks, der bei Beobachtungen

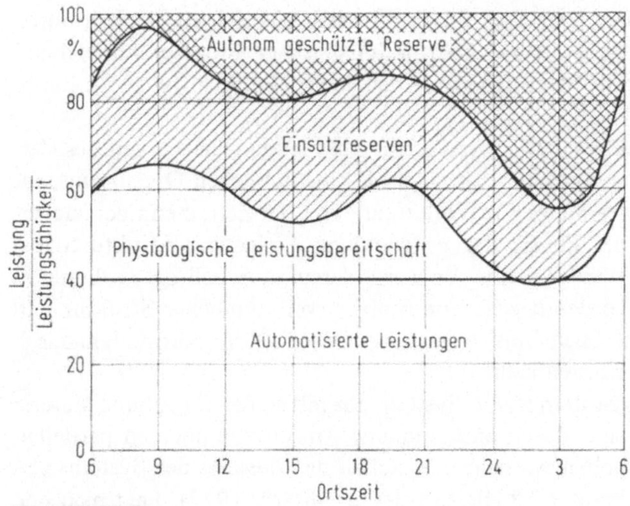

Abb. 1. Schema von Gräf über die Bereiche körperlicher Leistungsreserven (Aus Stegmann 1977)

1 Mit Unterstützung des Bundesinstituts für Sportwissenschaft

unterschiedlicher Schweregrade körperlicher Arbeit oder sportlicher Leistung entsteht, enthält aber selbst keine Möglichkeit, diesem Schema identifizier- und meßbare Parameteränderungen physiologischer oder biochemischer Reaktionen zuzuordnen, die eine kausale Erklärung der Leistungsbegrenzung erlauben.

Man kann vielmehr vermuten, daß die Popularität dieses Schemas darauf zurückzuführen ist, daß eine kausale Erklärungsmöglichkeit ausgeschlossen ist.

Jede kausale Erklärung der Begrenzung des körperlichen Leistungsvermögens bei Muskelarbeit, speziell bei sportlichen Leistungen, muß aus der Struktur und Funktion der Muskelzelle und des menschlichen Organismus ableitbar sein. Dies bedeutet auch, daß die begrenzenden Bedingungen meß- und identifizierbar und die Dynamik ihrer Entwicklung quantitativ beschreibbar sein müssen.

Sofern nicht alle oder die wesentlichen Parameter dieses Prozesses am Menschen oder am intakten tierischen Organismus meßbar sind, gewinnt die Methode der rechnerischen Simulation eine nicht ersetzbare Funktion in der Erkenntnis biologischer Prozesse (Adam 1971; Bertalanffy u. Mitarb. 1977; Varju 1977).

Die gestellte Forderung kann nur durch Anwendung zumindest einfachster formaler systemtheoretischer und regelungstechnischer Methoden und Prinzipien unter Berücksichtigung der zeitlichen Dynamik gelöst werden.

Die allgemeine Systemtheorie und die Theorie der Regelung erlaubt es, komplexe technische und auch biologische Systeme durch einfachere Modelle abzubilden, so daß das Verhalten des realen Systems durch Simulation am Modell untersucht und näherungsweise durch ein System von Differentialgleichungen beschrieben werden kann (Adam 1977; Bertalanffy 1940, 1950; Bertalanffy u. Mitarb. 1977; Kindler 1972; Varju 1977).

Die formale Anwendbarkeit systemtheoretischer und regelungstechnischer Methoden ergibt sich aus einigen allgemeinen Eigenschaften von Organismen.

Von Bertalanffy (1940, 1950; Bertalanffy u. Mitarb. 1977) wurde bereits in den 30er Jahren erkannt, daß Organismen, gleichgültig, ob Zelle oder Makroorganismus, thermodynamisch offene Systeme darstellen und ihr funktionelles Verhalten vielfach durch einfache isomorphe Modelle irreversibler thermodynamischer Prozesse hinreichend exakt quantitativ und qualitativ beschrieben werden kann (Bertalanffy 1950; Bertalanffy u. Mitarb. 1977).

Prigogine (1979), Nobelpreisträger 1977, weist nach, daß die Modellierbarkeit des Verhaltens komplexer biologischer Systeme, d.h. auch des menschlichen Organismus, aus Gesetzen und Eigenschaften der Materie in Verbindung mit der Zeit, die in der irreversiblen Thermodynamik und der Physik der Entwicklung dissipativer Strukturen beschrieben werden, abgeleitet werden kann. Er weist darauf hin, daß die Ordnung in biologischen Systemen und die damit gegebene Einheit von räumlicher Struktur und funktionellem Verhalten fast ausnahmslos nur als Ordnung in thermodynamisch offenen Systemen verstanden werden kann.

Ein thermodynamisch offenes System ist ein System, das mit seiner Umgebung Materie und Energie austauscht. Es kann durch eine endliche Anzahl von linearen partiellen Differentialgleichungen beschrieben werden, in welchen der Zustand des Systems von den Austauschprozessen bestimmt wird (Bertalanffy u. Mitarb. 1977). Legt man den Austauschprozessen Kompartimente zugrunde, so können die Input-Output-Relationen durch lineare Differentialgleichungen, im einfachsten Falle 1. Ordnung, beschrieben werden (Abb. 2) (Bertalanffy u. Mitarb. 1977; Dost 1968).

Sofern ein solches System seine Struktur und seinen inneren Zustand bei fortdauerndem Stoff- und Energieaustausch konstant hält, muß es sich in einem zeitunabhängigen stabilen Fließgleichgewicht (steady state) befinden (Bertalanffy u. Mitarb. 1977; Karger 1972). Sofern sich wesentliche, für das System charakteristische Parameter mit der Zeit monoton ändern, befindet es sich außerhalb des Gleichgewichts. Da es kein materielles, also auch kein biologisches System gibt, in welchem ein das System oder seinen Zustand charakterisierender Parameter beliebig in der Amplitude wachsen kann, wird ein solches System zuerst seine Funktion und danach seine Struktur als Folge der inneren Störung ändern (Bertalanffy u. Mitarb. 1977; Kindler 1972).

In biologischen Systemen ist der innere Zustand partiell meßbar an den Parametern des internen „physikochemischen Milieus". Hierzu gehören die Konzentrationen an Elektrolyten, bestimmte Gasdrucke (pO_2, pCO_2) und die Wasserstoffionenkonzentration.

Betrachtet man den Energie- und Stoffaustausch des menschlichen Organismus bei Muskelarbeit anhand der Struktur des Energiestoffwechsels der Muskelzelle, so ist leicht einzusehen, daß es sich hierbei um ein speziell konstruiertes thermodynamisch offenes System handelt, in welchem:

1. über die Regelung der ATP-Resynthese durch die Atmung der Zustand eines zeitunabhängigen oxidativen energetischen und metabolischen Gleichgewichts realisiert wird und
2. durch die Glykolyserate für eine begrenzte Zeit und für einen berechenbaren konstanten Arbeitsbetrag, Arbeit auf Kosten einer Störung des internen physikochemischen Gleichgewichts geleistet werden kann.

Die unter 2. dargelegte These wurde z. T. erstmalig von Hill u. Mitarb. (1924) publiziert. Die Störung des inneren Zustands durch die Integration eines Nichtgleichgewichtsparameters während schwerer Muskelarbeit stellt die durch Laktatbildung progressiv wachsende metabolische Azidose dar.

Die Begrenzung der durch Laktatbildung möglichen mechanischen Leistung vor der irreparablen Säuredenaturierung der Proteine und damit der Zerstörung des Organis-

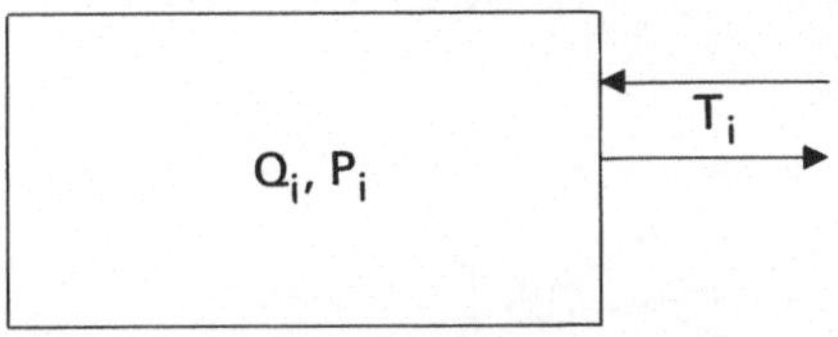

$$\frac{dQ_i}{dt} = P_i + T_i \quad i = 1,2,3 \ldots n \qquad (1a)$$

$$\frac{dQ_i}{dt} = 0 \text{ für } t > 0 \text{ beschreibt das „Fließgleichgewicht"} \qquad (1b)$$

Q_i = Konzentration oder Potential im System
P_i = Reaktion zur Erzeugung von Q_i
T_i = Funktion zur Beschreibung von Transportprozessen

Abb. 2. Schematische Darstellung eines thermodynamisch offenen Systems nach Bertalanffy und Mitarb. (1977)

mus erfolgt durch eine auf molekularer Ebene etablierte Rückkopplungshemmung der Glykolyse an ihrem Leitenzym, der Phosphofruktokinase (PFK) durch den Anstieg der Wasserstoffionenkonzentration.

Die Glykolyse wird nach Danforth (1965; Ui 1966) reversibel gestoppt, wenn der intrazelluläre pH auf den Wert von 6,3 fällt (Abb. 3).

Dies wurde sowohl an Kaltblüter- als auch an Warmblütermuskelextrakten (Danforth 1965; Trivedi u. Danforth 1966, Ui 1966) sowie am intakten isolierten Muskel (Hill 1955/56) nachgewiesen.

Sahlin u. Mitarb. (1975; Sahlin 1978) fanden nach erschöpfenden fahrradergometrischen Belastungen in muskelbioptischen Untersuchungen einen Grenzwert der pH-Erniedrigung von 6,35.

Die bei Athleten nach kurzen und intensiven sportlichen Belastungen meßbare typische Laktatspiegelkurve im Blut (Mader u. Mitarb. 1978, 1979) kann als das Resultat eines durch Diffussion und Transport via Herz-Kreislauf-System verursachten Laktat- und Wasserstoffionenverteilungsprozesses aus der Muskulatur in einen Teil des Flüssigkeitsraumes des gesamten Organismus bei gleichzeitiger konzentrationsproportionaler Laktatelimination interpretiert werden, der bei kurzen Belastungen in der einfachst möglichen Weise durch die Bateman-Funktion beschreibbar ist (Abb. 4) (Dost 1968; Freund u. Gendry 1978; Mader u. Mitarb. 1979).

Die Kenntnis der Blutspiegelkurve erlaubt die Berechnung der Anfangskonzentration A und damit, bei bekanntem Verteilungsvolumen, die Bestimmung der Menge des gebildeten Laktats.

Berücksichtigt man die Relation der Volumina von Muskelkompartiment und Verteilungskompartiment sowie die begrenzte Geschwindigkeit der Laktatdiffusion, so bereitet es auch bei Einsatz geringer Muskelmasse keine Schwierigkeiten, lokal die glykolysehemmenden pH-Erniedrigungen rechnerisch auch bei niedrigem Maximum der Blutlaktatkonzentration zu simulieren (Abb. 5) (Mader u. Mitarb. 1978).

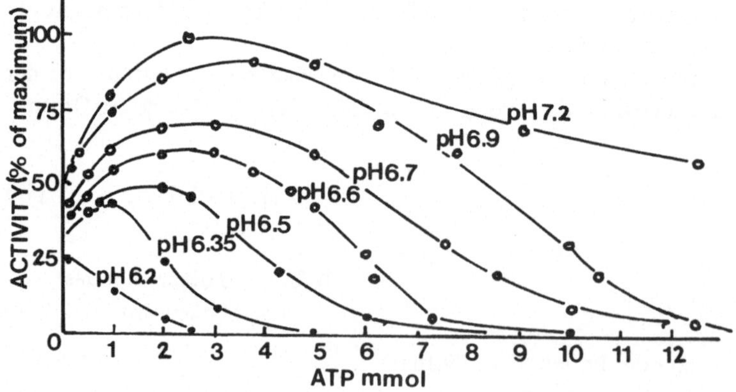

Abb. 3. Abhängigkeit der Aktivität der Phosphofruktokinase (PFK) von der ATP- und der H⁺-Ionenkonzentration in vitro (Danforth 1965). Die Aktivität der Glykolyse wird überwiegend durch die Aktivität der PFK bestimmt. Bei einem pH von 6,35 und 3 mmol ATP ist ihre Aktivität nur noch minimal

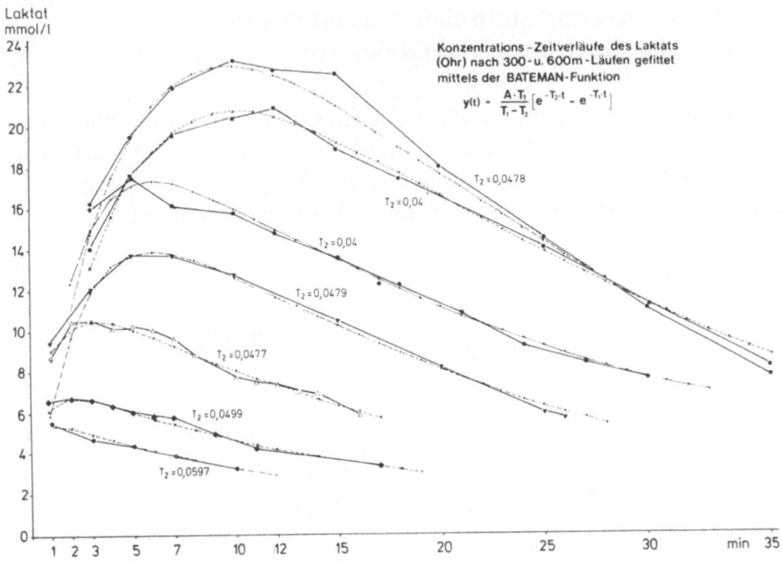

Abb. 4. Blutspiegelkurven des Laktats nach 300- und 600-m-Testläufen, die mittels der Bateman-Funktion bestmöglich gefittet wurden (Mader u. Mitarb. 1979). Da die Laktatverteilung aus der Muskulatur konzentrationsabhängig schwach nichtlinear ist, verspätet sich das Maximum des Nachbelastungslaktats mit steigender maximaler Konzentration

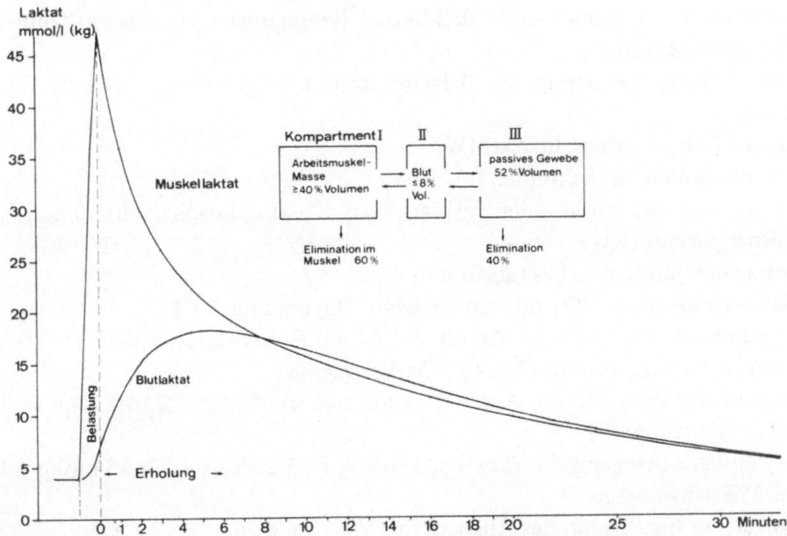

Abb. 5. Simulation von Muskellaktat und Blutspiegelkurve bei einer 2 min dauernden Maximalbelastung einer begrenzten Muskelmasse, in der glykolysehemmende maximale Laktatkonzentrationen erreicht werden, vermittels eines 3-Kompartimentmodells unter Berücksichtigung der Laktatrückdiffusion (Mader u. Mitarb. 1978)

Energiebilanz, dynamisches und statisches Verhalten von Phosphorylierungszustand, Atmung und Glykolyse

Die Energie- und Metabolitbilanz während der Dauer mechanisch-dynamischer Arbeit kann unter Berücksichtigung der 3 Energieresourcen des Muskels, des Kreatinphosphats (KrPh), der oxidativen Phosphorylierung (Atmung) und der Glykolyse in der einfachst möglichen Weise durch folgende Gleichungen beschrieben werden:

$$W_G = \int E \cdot dt = W_{alakt} + W_{La} + W_{O_2} \tag{2}$$

$$W_G = \int E \cdot dt = K_{Kr} \cdot B + K_{La} \cdot C + K_{O_2} \cdot \frac{D}{60} \cdot \left(\int_{t_0}^{t} 1 - e^{-\frac{x - t_0}{T}} \right) dx \tag{3a}$$

$$W_G = \int E \cdot dt = K_{Kr} \cdot B + K_{La} \cdot C + K_{O_2} \cdot \frac{D}{60} \left[t - t_0 - T \left(1 - e^{-\frac{t - t_0}{T}} \right) \right] \tag{3b}$$

für $t \leqq t_0 \rightarrow t = t_0$.

Es bedeuten:

W_G = Mechanische Gesamtarbeit in Joule (j)

W_{alakt} = Arbeitsbetrag aus dem nutzbaren Kreatinphosphat der Arbeitsmuskulatur

W_{La} = Arbeitsbetrag aus einer unter definierten Bedingungen gemessenen (Blut-) Laktatkonzentration

W_{O_2} = Arbeitsbetrag aus der in der Belastungszeit t aufgenommenen Netto-O_2-Menge

E = Mechanische Leistung in Watt (W)

t = Belastungsdauer in Sekunden (s)

B = Betrag des nutzbaren oder verbrauchten Kreatinphosphats in mmol/kg Körpergewicht (KG)

C = Betrag des gebildeten Laktats in mmol/l

D = Netto-steady-state $\dot{V}O_2$ ml/min·kg bzw. $\dot{V}O_2$ max für 3 *T

K_{Kr} = Gewinnbare mechanische Arbeit je 1 mmol Kreatinphosphat (= 20,6 J/mmol = 2,1 mkp/mmol bei 46% Wirkungsgrad)

K_{La} = Gewinnbare mechanische Arbeit je 1 mmol/l Blutlaktat ($\leqq$ 14,7 J/mmol/l $\leqq$ 1,5 mkp/mmol/l)

K_{O_2} = Gewinnbare mechanische Arbeit je 1 ml O_2 (= 5,235 J/ml = 0,534 mkp/ml bei 25% Wirkungsgrad)

t_0 = Totzeit für den Beginn des Anstiegs der $\dot{V}_{O_2}$, ca. 4–6 s

T = Zeitkonstante der Dynamik der $\dot{V}O_2$ am Belastungsbeginn, 22–30 s.

Die Koeffizienten K_{Kr}, K_{La} und K_{O_2} erlauben die Umrechnung von O_2-Aufnahme, Kreatinphosphat und Laktat in jeweils äquivalente Beträge.

$$K_{Kr}/K_{O_2} = 2,1/0,534 = 3,94 \text{ ml } O_2/\text{mmol KrPh}$$
$$K_{La}/K_{O_2} = 1,5/0,534 = 2,8 \text{ ml } O_2/\text{mmol/l Laktat}$$

Die Proportionen der Inanspruchnahme der 3 Ressourcen als Funktion der Belastungsdauer und der Leistung müssen durch weitere Gleichungen bzw. formulierbare Bedingungen angegeben werden.

Während bei der Kreatinphosphatspaltung und der Glykolyse die Dynamik der Gleichgewichtseinstellung außer Betracht bleiben kann, da sie nur Millisekunden bzw. Sekundenbruchteile dauert, muß die Dynamik der Einstellung der $\dot{V}O_2$ auf einen belastungsproportionalen Wert durch mindestens eine Differentialgleichung 1. Ordnung mit einer Zeitkonstante im Bereich von 22–30 s (DiPrampero u. Margaria 1969; Linnarsson 1974; Margaria u. Mitarb. 1965; Whipp u. Wassermann 1972) beschrieben werden. Tatsächlich ist die Dynamik der $\dot{V}O_2$ am Belastungsbeginn nur in erster Näherung durch eine Differentialgleichung 1. Ordnung beschreibbar (Linnarsson 1974).

Die Arbeitsbeträge, die den 3 Ressourcen zu entnehmen sind, sind graphisch durch die Flächenanteile W_{O_2}, W_{alakt} und W_{La} an der Gesamtfläche $W_G = E*t$ darstellbar (Abb. 6).

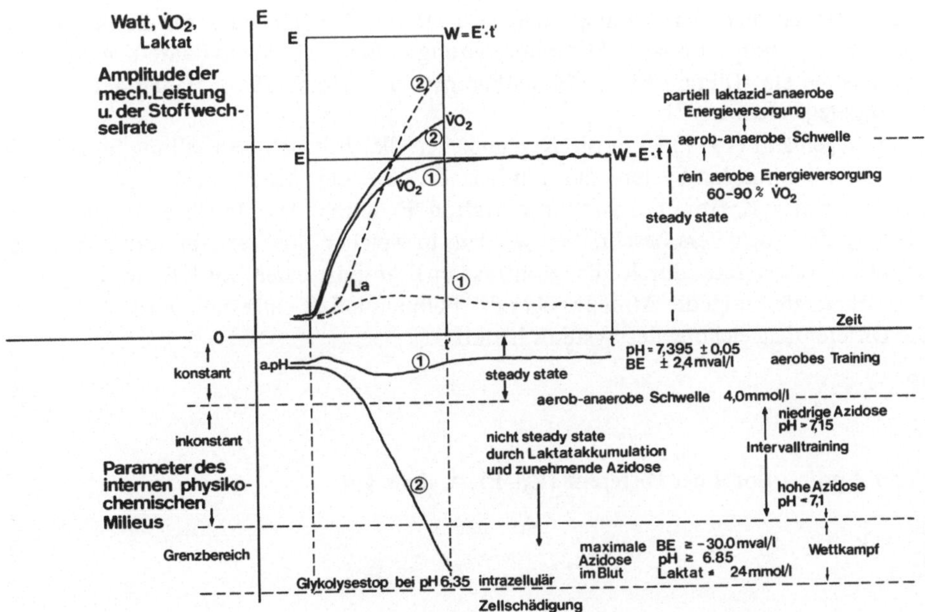

Abb. 6. Schematische Darstellung der Abhängigkeit von Energieumsatz und Dauer und der Änderung des internen physikochemischen Milieus bei Muskelarbeit am Menschen. Angegeben wurden auch die erreichbaren Parametergrenzwerte der Azidose im Blut

 A. Mader, H. Heck, W. Hollmann

Die Priorität der Beanspruchung des aeroben und alaktazid-anaeroben Metabolismus, als Pasteur-Effekt bekannt, läßt sich durch Umstellen der Gleichung (3a) darstellen. Es gilt unter allen Funktionszuständen mit ausreichender O_2-Versorgung:

$$C = \frac{1}{K_{La}} \cdot \left[W_G - \left[K_{Kr} \cdot B + K_{O_2} \cdot \frac{D}{60} \int_{t_o}^{t} \left(1 - e^{-\frac{x - t_o}{T}} \right) dx \right] \right] \tag{4a}$$

$$C = \frac{1}{K_{La}} \cdot \left[E \cdot t - \left[K_{Kr} \cdot B + K_{O_2} \cdot \frac{D}{60} \left[t - t_o - T \left(1 - e^{-\frac{t - t_o}{T}} \right) \right] \right] \right] \tag{4b}$$

für $t \leqq t_o \to t_o = t$

Laktat wird nur produziert, wenn zwischen ATP-Spaltung am kontraktilen System und ATP-Produktion im Prozeß der Atmungskettenphosphorylierung nach einem hohen, zur Glykolyseaktivierung ausreichenden Kreatinphosphatabbau ein Energiedefizit besteht.
Die Regelung der Aktivität der Stoffwechselketten erfolgt durch den Phosphorylierungszustand des Adenylsäure-Kreatinphosphat-Systems (McGilvery 1973; Newsholme 1974; Newsholme u. Start 1973).
Wegen der Trägheit der Atmung stellt sich ein zur Leistung und zur Zeitkonstante der Atmung proportionales Phosphorylierungsdefizit im Adenylsäure-Kreatinphosphat-System ein (DiPrampero 1973; DiPrampero u. Margaria 1968; Margaria u. Mitarb. 1963b; Stegemann 1977).
Nach Stegemann (1977) kann die Dynamik der Gleichgewichtseinstellung im Adenylsäure-Kreatinphosphat-System der Muskelzelle bzw. der Arbeitsmuskulatur, z.B. gemessen an der Kreatinphosphatkonzentration P, durch das Modell einer Füllstandregelung eines Behälters beschrieben werden, in welcher eine der Abflußrate A (Kreatinphosphatabbaurate durch die Kontraktion) proportionale Zuflußrate Z (KrPh-Resyntheserate durch die Atmung) über das Füllungsdefizit eingestellt wird.
Die Differentialgleichung des Systems lautet:

$$\frac{dP}{dt} = Z - A \tag{5a}$$

Wenn Z proportional der Differenz $(P_o - P)$ ist, dann gilt:

$$\frac{dP}{dt} = k_1 (P_o - P) - A \tag{5b}$$

worin $k_1 = 1/T$ die Zeitkonstante der $\dot{V}O_2$ und P_o die Anfangs-(Ruhe-)Konzentration des Kreatinphosphats bedeuten.
Die Lösung (Integration) der Differentialgleichung beschreibt die Dynamik der Änderung des Füllungszustands (resp. der Kreatinphosphatkonzentration) als Folge einer sprungförmigen konstanten Änderung des Abflusses A

$$P_{(t)} = P_o - \frac{A}{k_1} \left(1 - e^{-k_1 \cdot t}\right) \tag{6}$$

unter der Bedingung, daß kein Arbeitsbetrag aus der Bildung von Laktat resultiert. Es läßt sich nachweisen, daß die Gl. (6) bezüglich der zeitlichen Änderung von Kreatinphosphat, der Änderung von B in der Gl. (3b) bzw. (4b) entspricht, unter der Annahme, daß kein Laktat gebildet wird und ein steady state der O_2-Aufnahme möglich ist. Teilt man die Gl. (4b) durch K_{Kr} und stellt für C = 0 nach B um, so erhält man das verbrauchte Kreatinphosphat (B) in Abhängigkeit von der Zeit t.

$$B = \frac{E \cdot t}{K_{Kr}} - \frac{K_{O_2}}{K_{Kr}} \cdot \frac{D}{60} \cdot \left[t - t_0 - T\left(1 - e^{-\frac{t - t_0}{T}}\right)\right] \tag{7}$$

In der Gl. (6) ist $A = E/K_{Kr}$ die zur Leistung proportionale Abbaurate des Kreatinphosphats. Läßt man der Einfachheit halber t_0 unberücksichtigt und nimmt an, daß für ein zeitunabhängiges Gleichgewicht Kreatinabbau und oxidative Rehosphorylierung gleich sein müssen,

dann ist

$$\frac{K_{O_2}}{K_{Kr}} \cdot \frac{D}{60} = A$$

$$B = A \cdot t - A \cdot \left[t - T\left(1 - e^{-\frac{t}{T}}\right)\right] \tag{7a}$$

oder

$$B = \frac{A}{k_1} \cdot \left(1 - e^{-k_1 \cdot t}\right) \text{ für } k_1 = \frac{1}{T} \tag{7b}$$

Damit ist nachgewiesen, daß Gl. (3b) respektive Gl. (4b) mit der durch Gl. (6) beschriebenen Dynamik der Gleichgewichtseinstellung im Adenylsäure-Kreatinphosphat-System ähnlich ist, sofern kein Laktat gebildet wird.

Auf die Einstellung des Phosphorylierungsgleichgewichts im oxidativen Steady state hat die eingeführte Totzeit keinen Einfluß.

Für den Gleichgewichtszustand, der nach t $\gg$ 3*T erreicht wird, gilt:

$$P_{(t \to \infty)} = P_o - A/k_1 \tag{8a}$$

resp.

$$P_{(t \to \infty)} = P_o - T \cdot A \tag{8b}$$

Daraus ist abzulesen, daß das Phosphorylierungsdefizit proportional zur Leistung und zur Zeitkonstanten ist, ein Befund der auch experimentell bestätigt wurde (DiPrampero 1973; DiPrampero u. Margaria 1968; Margaria u. Mitarb. 1963; Stegemann 1977). Bei einer gegebenen Zeitkonstante T für die Dynamik der O_2-Aufnahme sind nach Gl. (6) und (7) $\dot{V}O_2$ max und Kreatinphosphatgehalt voneinander abhängig. Nach Gl. (8b) besteht zwischen der $\dot{V}O_2$ max (ml/min*kg KG) und der nutzbaren Kreatinphosphatkonzentration (mmol/kg KG) folgende Abhängigkeit:

$$KrPh_{nutzbar} \text{ (mmol/kg KG)} \geq \frac{T}{3{,}94 \cdot 60} \cdot \dot{V}O_2 \text{max (ml/min} \cdot \text{kg KG)} \tag{9}$$

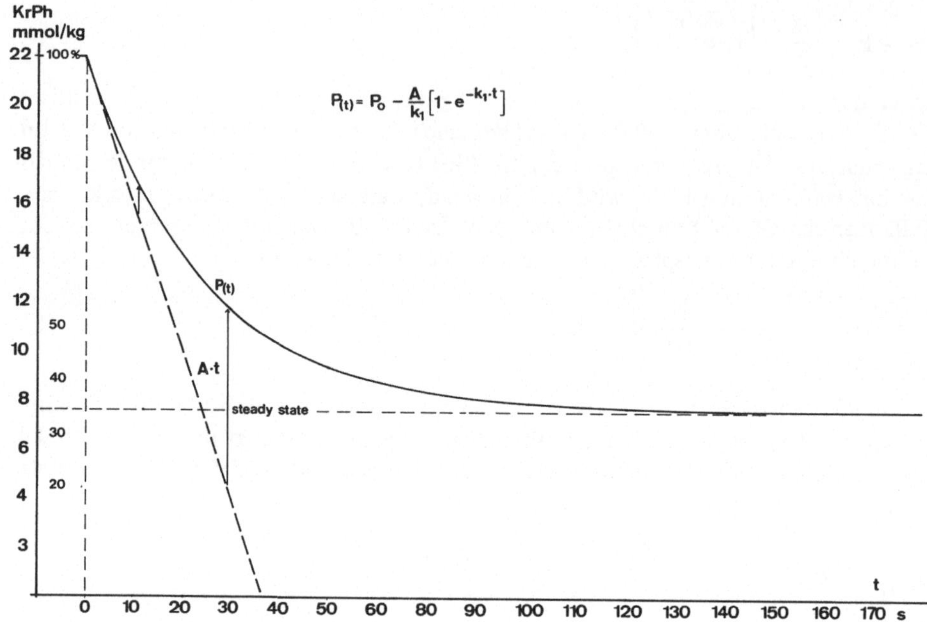

Abb. 7. Dynamik der Einstellung des Phosphorylierungsgleichgewichts für KrPh nach Gl. (6) resp. (7) als Folge des Anstiegs der V_{O_2} auf einen zum KrPh-Verbrauch A proportionalen Wert im submaximalen Bereich der Leistung.

Mit einem O_2-Äquivalent von 3,94 ml O_2/mmol KrPh errechnen sich für eine Netto-O_2-Aufnahme von 60 ml/min*kg KG und einer Zeitkonstanten von 24 s ein Betrag von 6,15 mmol/kg KG KrPh, resp. 21,8 mmol KrPh/kg Muskel bei angenommen 44% Muskelmasse, davon 80% einsetzbar, und rund 80% nutzbarem KrPh.

Die Einstellung des Kreatinphosphats nach einer sprungförmigen (konstanten) Belastung entsprechend Gl. (7) ist in Abb. 7 veranschaulicht.

Die mit dem Kreatinphosphatabbau verbundene Einstellung des Phosphorylierungsgleichgewichts im Adenylsäure-Kreatinphosphat-System ist leicht zu berechnen (Hohort u. Mitarb. 1962).

Die Gleichung für die Kreatinkinasereaktion kann in erster Näherung wie folgt formuliert werden:

$$\frac{[ATP]}{[ADP]} = q \cdot \frac{[KrPh]}{[Kr]} \tag{10}$$

Der Wert der Gleichgewichtskonstante q beträgt etwa 20 (10). Für exakte Berechnungen muß berücksichtigt werden, daß ein Teil des ADP gebunden ist und nicht an der Gleichgewichtseinstellung des Adenylsäure-Kreatinphosphat-Systems teilnimmt (Karlsson 1971; McGilvery 1973; Newsholme u. Start 1973).

Genauere Berechnungen des Phosphorylierungsgleichgewichts unter Berücksichtigung des Einflusses von intrazellulärem pH, Magnesium, Kalium und des ADP-AMP-Gleichgewichts wurden für den Muskel von McGilvery und Murray (1974) publiziert.

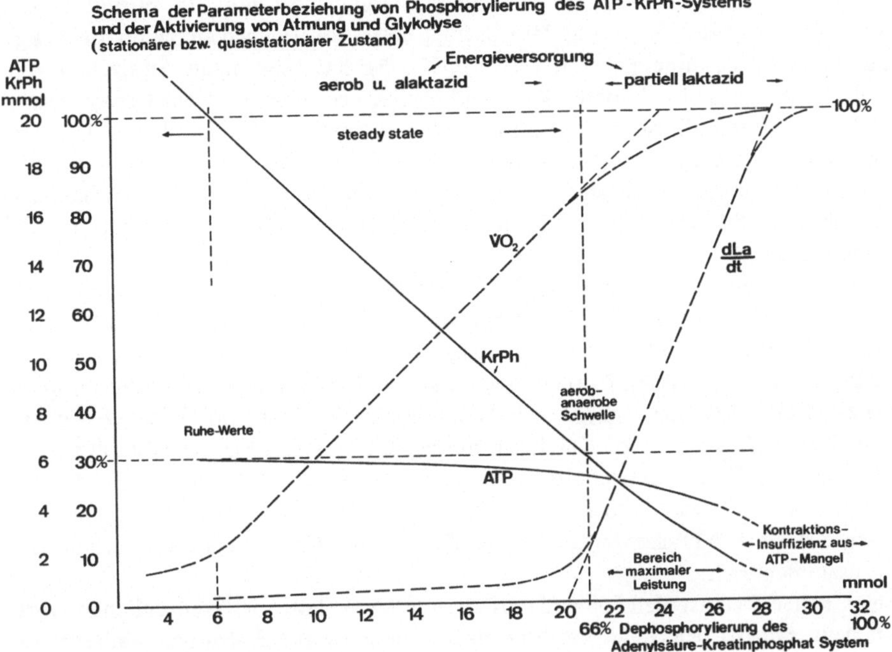

Abb. 8. Phosphorylierungsgleichgewicht im Adenylsäure-Kreatinphosphat-System im stationären oder quasistationären Zustand, berechnet nach Gl. (10). Die vom Phosphorylierungszustand abhängige Aktivierung von Atmung (= $\dot{V}_{O_2}$) und Glykolyse (Laktatbildungsrate) ist ebenfalls schematisch in Prozent der maximal möglichen Raten wiedergegeben

Geht man davon aus, daß im arbeitenden Muskel sich das Adenylsäure-Kreatinphosphat-System wegen der schnellen Einstellung des Gleichgewichts über die Kreatinkinasereaktion stets in der Nähe des Gleichgewichts befindet, kann man die Aktivierung der Stoffwechselketten als Funktion des Phosphorylierungspotentials vermittels Gl. (10) berechnen (Abb. 8).

Da hohe Glykolyseraten erst erreicht werden, wenn eine hohe Dephosphorylierung des Adenylsäure-Kreatinphosphat-Systems (80% = 3,0 mmol/kg KrPh) vorliegt, ist klar erkennbar, daß der Muskel in diesem Zustand nur noch über minimale Reserven an energiereichen Phosphaten verfügt und daß die hohe Leistung nur durch die Stabilisierung des restlichen Phosphorylierungszustands des Adenylsäure-Kreatinphosphat-Systems durch eine entsprechend hohe Glykolyserate aufrecht erhalten werden kann. Wird die Glykolyserate mit fallendem intrazellulärem pH gedrosselt oder gestoppt, so führt die weitere Dephosporylierung zur Kontraktionsinsuffizienz. Die Leistung fällt drastisch ab auf eine durch die Rate der oxidativen Phosphorylierung ohne begleitende Laktatbildung mögliche Leistung nach entsprechender Kreatinphosphatrephosphorylierung. Dies erfordert mindestens eine Pause von 10–20 s.

Dies sollte an einem Beispiel verdeutlicht werden. Für einen 400-m-Lauf von 50 s

                                    A. Mader, H. Heck, W. Hollmann

(= 8 m/s) errechnet man nach Gl. (14a) einen Energiebedarf von 125 ml/min kg KG $\dot{V}_{O_2}$ (= 2,1 ml/s·kg KG $\dot{V}_{O_2}$). Für 50 s beträgt die Gesamtmenge an Sauerstoff je kg KG zur Deckung des Energiebedarfs 105 ml O_2/kg KG. Bei einem Äquivalent von 3,94 ml O_2 je 1 mmol gebildetes Kreatinphosphat errechnet sich ein Gesamtbetrag an gebildetem Kreatinphosphat von 26 mmol/kg während 50 s. Die mittlere Kreatinphosphatbildungsrate beträgt je Sekunde 0,5 mmol/kg. Bei 4 s Totzeit und einer Zeitkonstanten von 24 s und einer Netto-$\dot{V}_{O_2}$ max von 55 ml/min kg beträgt die reale O_2-Aufnahme in 50 s rund 24 ml/kg KG entsprechend 24/3,94 = 6,1 mmol/kg KG Kreatinphosphat.

Bei angenommenen rund 6 mmol/kg KG nutzbarem Kreatinphosphat verbleiben als Restbedarf 14,55 mmol/kg KG Kreatinphosphat, der durch Laktatbildung gedeckt werden muß. Hierzu sind 14,55 · 3,94/2,8 = 20,5 mmol/l Laktat erforderlich. In den letzten 10 s des 400-m-Laufs können maximal 0,2 mmol/s · kg Kreatinphosphat oder 0,2/0,533 = 38% des Energiebedarfs durch die O_2-Aufnahme gedeckt werden. Es verbleiben 0,33 mmol/s·kg KG Kreatinphosphat (= 62%) für die Glykolyse. Berechnet man die Kreatinphosphatumsätze je kg Muskel (= 1,7 mmol/s·kg · 0,62 = 1,054 mmol/s · kg Muskel), so ist klar, daß bei einer Restphosphorylierung von 3—4 mmol/kg KrPh die ATP-Konzentration im Zytosol bei Glykolysestop innerhalb von 1—2 s zusammenbricht.

Es bleibt daher festzustellen, daß die arbeitende Muskulatur des menschlichen Organismus beim Eintritt des Glykolysestops im pH-Bereich von 6,3—6,4 über keinerlei auf irgendeine Art autonom geschützte Reserve oder mobilisierbare Energiereserve verfügt, und der durch den Glykolysestop hervorgerufene Leistungsabbruch ein objektives Kriterium für die Grenze der physiologisch möglichen Leistung darstellt.

Das im mikroskopischen Bereich auf der Ebene der Muskelzelle vorhandene Funktionsmuster der metabolischen Antwort auf den Verbrauch von energiereichen Phosphaten am kontraktilen Element ergibt als Summe der metabolischen Reaktionen der einzelnen arbeitenden Muskelfasern die Reaktion des Gesamtorganismus.

Während für die Dynamik des Gasstoffwechsels der Gesamtorganismus dasselbe Verhalten wie die Muskelzelle zeigt, da die dynamische Trägheit im wesentlichen durch Transport- und Diffusionsprozesse hervorgerufen wird, ist im Falle des Laktats die Dynamik von Laktatinvasion in andere Körperkompartimente und die Laktatelimination für die zu messende Antwort, z.B. die Blutspiegelkurve, in Betracht zu ziehen.

Auch am Gesamtorganismus verursacht die Auslösung der Laktatproduktion das Auftreten einer integral wachsenden Störung des internen physikochemischen Milieus, meßbar am Säure-Basen-Status des Blutes, die durch Kompartimentierung verändert und durch dynamische Trägheiten in ihrer Auswirkung auf andere als das Muskelkompartiment verzögert wird, wodurch der Zusammenhang zwischen Azidose und Leistungsbegrenzung verdeckt wird.

Die Transformation des zellulären Funktionsmusters auf den Gesamtorganismus verändert somit nur die Proportion und verursacht dynamische Verzögerungen des Musters der zellulären Reaktion, die durch entsprechende Transformationsgleichungen berücksichtigt werden müssen. Das zugrundeliegende Schema der Reaktion bleibt jedoch unverändert (s. Abb. 6).

Zur Berechenbarkeit des sportlichen Leistungsvermögens

Berücksichtigt man den aus der Konstruktion des muskulären Energiestoffwechsels erkennbaren Übergangsbereich von rein aerober zu partiell laktazider Energiebereitstellung (aerob-anaerobe Schwelle) und die mit dem Glykolysestop verbundene Kontraktionsinsuffizienz aus Mangel an Phosphat, so ergibt sich die Möglichkeit, sowohl den Grenzwert der rein aeroben und alaktaziden Stoffwechselkapazität als auch denjenigen bei voller Ausschöpfung der laktaziden Stoffwechselkapazität als Funktion der Zeit und der vorgegebenen Leistung nach Gl. (3a) zu bestimmen bzw. simulativ zu berechnen.

In Gl. (3a) ergeben die beiden ersten Glieder einmalig verfügbare (näherungsweise konstante) Arbeitsbeträge, die als Hyperbeln in einem Zeit-Leistungs-Diagramm (Abb. 9) entsprechend den Relationen

$$E_{alakt} = K_{Kr} \cdot B/t = W_{alakt}/t \tag{11}$$

(W_{alakt} = Arbeitsbetrag aus dem nutzbaren Kreatinphosphat B)

bzw.

$$E_{La} = K_{La} \cdot C/t = W_{La}/t \tag{12}$$

(W_{La} = Arbeitsbetrag aus einer konkreten Laktatkonzentration C)

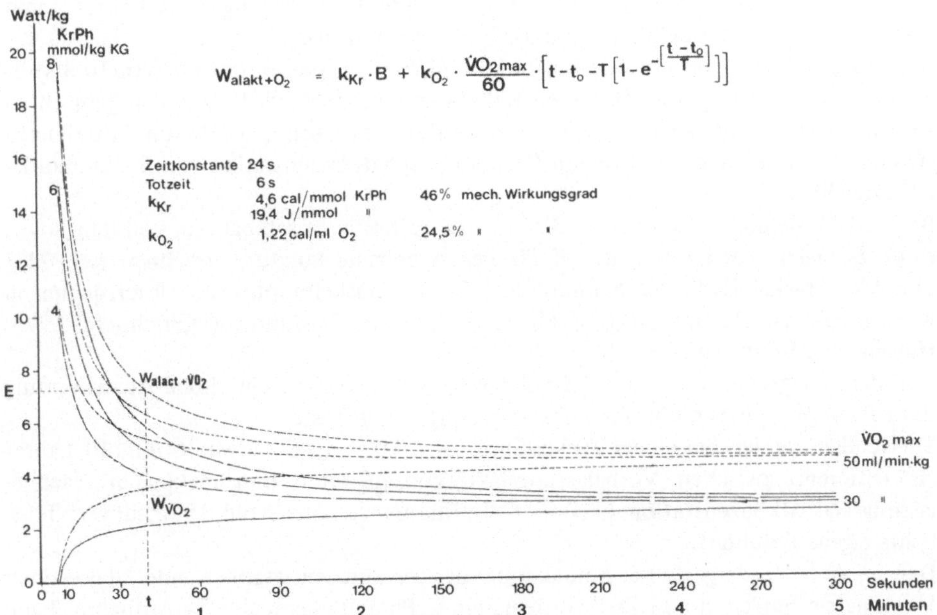

Abb. 9. Schematische Darstellung von Arbeit (W_2, $W_{alakt} + O_2$) und Leistung (W/kg) in Abhängigkeit von der Belastungsdauer t nach Gl. (13b) bei Aufgliederung in Teilbeträge

zusammen mit dem Betrag der Netto-O_2-Aufnahme Linien gleicher Kreatinphosphatnutzung bzw. gleicher metabolischer Ausbelastung ergeben.

Setzt man in Gl. (4a) den Term $C \cdot K_{La} = 0$, so erhält man $W_{(alakt + O_2)}$ zu

$$W_{alakt + O_2} = K_{Kr} \cdot B + K_{O_2} \cdot \frac{D}{60} \left[t - t_0 - T \left(1 - e^{-\frac{t-t_0}{T}} \right) \right] \tag{13a}$$

resp.

$$E_{alakt + O_2} = \frac{1}{t} \left[K_{Kr} \cdot B + K_{O_2} \cdot \frac{D}{60} \left[t - t_0 - T \left(1 - e^{-\frac{t-t_0}{T}} \right) \right] \right] \tag{13b}$$

Die Gl. (13a) bzw. (13b) schätzt den für die Zeit t verfügbaren Arbeitsbetrag $W_{(alakt + O_2)}$ für den Bereich mittlerer bis maximaler Laktatbildungsraten korrekt, da nur in diesem Bereich, wie Abb. 8 zeigt, die $\dot{V}_{O_2}$ im Bereich ihrer Sättigung ist und eine weitere Dephosphorylierung des Kreatinphosphats zur Kontraktionsinsuffizienz durch den ATP-Abfall führt.

Die im Bereich der aerob-anaeroben Schwelle verfügbare laktatfreie Stoffwechselkapazität ergibt sich näherungsweise, indem die maximalen Beträge von B und der V_{O_2} mit 0,7–0,8 multipliziert werden.

In Abb. 9 ist das Ergebnis einer solchen stimulativen Berechnung nach Gl. (13a) bzw. (13b) dargestellt.

Es ist ersichtlich, daß für kurze Zeiten die erreichbare laktatfreie Leistung eine Funktion der Kreatinphosphatkonzentration ist, während sie für längere Zeiten als 2 min überwiegend bis ausschließlich durch die VO_2 bestimmt wird.

Die aus den Daten von Cavanaga u. Mitarb. (1965) für den Sprint (100 m/10,3 s) zu berechnende Leistung von 16 bis 18 W/kg Körpergewicht wird unter den gemachten Annahmen über die Effizienz der Kreatinphosphatspaltung (46% im Mittel nach (Wilkie 1975) bei einer verfügbaren Kreatinphosphatkonzentration von 6–7 mmol/kg KG erreichbar.

Bei 44% Muskelmasse, wovon ca. 80% im Lauf effektiv einsetzbar sein könnten, sowie einer 80%igen Nutzbarkeit des KrPh der Arbeitsmuskulatur, errechnen sich 21,3 mmol/kg Muskel KrPh für 6 mmol/kg KG. Bei muskelbioptischen Untersuchungen wurden bis zu 22 mmol/kg KrPh in Körperruhe bestimmt (DiPrampero 1973; Hultman u. Mitarb. 1967; Karlsson 1971).

Aus dem Diagramm der Abb. 7 ist jedoch ersichtlich, daß eine hohe Ausschöpfung des Kreatinphosphats nicht ohne Laktatbildung möglich ist.

Tatsächlich werden bei einem 100-m-Sprint von 10,4–10,6 s etwa 10 mmol/l Laktat als Differenz zwischen Vorbelastungslaktatkonzentration und maximaler Nachbelastungsalaktatkonzentration bestimmt (Hermansen u. Stensvold 1972; unveröffentlichte eigene Befunde).

Die in Abb. 9 dargestellte Berechnung der maximalen aeroben und alaktaziden Leistung als Funktion von Zeit, verfügbarem KrPh und maximaler O_2-Aufnahme kann auf den Lauf oder auch auf das Sportschwimmen übertragen werden, wenn die Gleichung für den Energiebedarf als Funktion der Geschwindigkeit bekannt ist oder näherungsweise über gemessene Stützstellen in verschiedenen Geschwindigkeitsbereichen konstruiert werden kann.

Die in Abb. 10 für den Lauf des Menschen wiedergebene Energiebedarfsgleichung (Lauf auf Stadionbahnen) wurde aus den Angaben mehrerer Autoren konstruiert (Cavagna u. Mitarb. 1965; Margaria u. Mitarb. 1963a; Pugh 1970; Saltin 1967).

Der Energiebedarf kann in O_2-Äquivalenten ($\dot{V}_{O_2}$ ml/min*kg KG) oder in W/kg KG angegeben werden. Je Watt und Minute wurde ein O_2-Bedarf von 11,5 ml angenommen (= 24,5% Wirkungsgrad) (DiPrampero 1973; Hollmann 1963; Stegemann 1977).

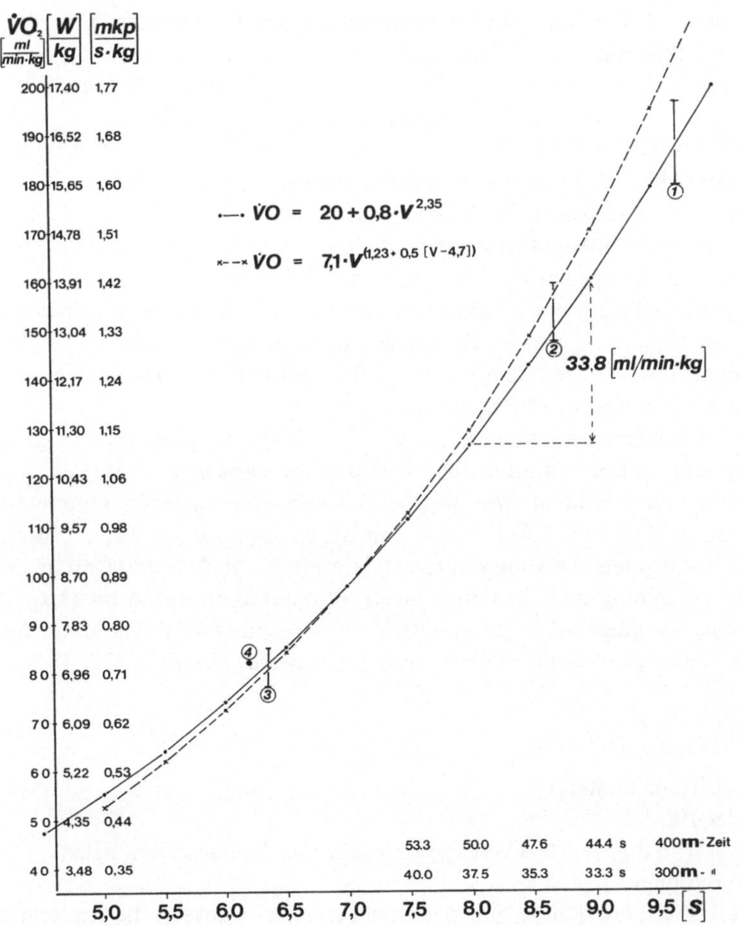

Abb. 10. Energiebedarf nach Gl. (14a)–(15b). Der Wert von 33,8 ml/min kg/m/s gibt die mittlere erforderliche Zunahme der $\dot{V}_{O_2}$ je m/s höhere Geschwindigkeit im Bereich von 8,5 m/s an

Die Gleichungen lauten:

$$\dot{V}_{O_2} \ (\text{ml/min} \cdot \text{kg}) \triangleq 20 + 0{,}8 \cdot V^{2,35} \tag{14a}$$
(V = Laufgeschwindigkeit in m/s)

$$E \ (\text{W/kg}) \triangleq 1{,}74 + 0{,}07 \cdot V^{2,35} \tag{14b}$$

Die Gl. (14a) gilt für den Geschwindigkeitsbereich von 4,0 bis ca. 10 m/s.
Eine wahrscheinlich realistischere Energiebedarfsschätzung ergibt die Gleichung

$$V_{O_2} \ (\text{ml/min} \cdot \text{kg}) \triangleq 7{,}1 \cdot V^{(1,23 + 0,5 \ (V-4,7))} \tag{15a}$$

$$E \ (\text{W/kg}) \triangleq 0{,}617 \cdot V^{(1,23 + 0,5 \ (V-4,7))} \tag{15b}$$

gültig für V > 4,7 m/s, mit einem geschwindigkeitsabhängigen Exponenten. Eine Approximation durch ein Polynom ist ebenfalls möglich.
Für das Diagramm der Abb. 11 wurden die Hyperbeln für den gleichen Weg nach der Gl. (14a) berechnet. Der mechanische Wirkungsgrad der Kreatinphosphatspaltung und der O_2-Aufnahme ist der gleiche wie in den Berechnungen für das Diagramm der Abb. 9. In das Diagramm der Abb. 11 wurden die Hyperbeln für den gleichen Weg nach der Gleichung V = S/t (S = Distanz in Meter) eingezeichnet, die von den Linien $(E_{(\text{alakt} + O_2)}) = f(t)$ bei um so höheren Geschwindigkeiten geschnitten werden, je kürzer die Strecke ist. Dies ist auch experimentell nachzuweisen, wie Abb. 14 zeigt.
Addiert man den jeweils für konkrete Laktatmengen nach Gl. (12) zu berechnenden Arbeitsbetrag W_{La} zu $W_{\text{alakt} + O_2}$, so ergeben sich Linien gleicher metabolischer Beanspruchung als Funktion der Zeit, die die mögliche Laufgeschwindigkeit determinieren, wie im Diagramm von Abb. 15 dargestellt.
Setzt man in Gl. (4a) die Zeit t = konstant, so wird die Menge des gebildeten Laktats in erster Näherung eine lineare Funktion der Leistung im Bereich $E > E_{\text{alakt} + O_2}$. Ist die Variation von t und V klein, wie dies bei Tempoläufen auf einer konkreten Distanz (S) zwischen 300 m und 1500 m der Fall ist, so kann im jeweiligen, durch die Strecke und die individuelle Leistungsfähigkeit determinierter Zeit- und Geschwindigkeitsbereich die Beziehung zwischen maximaler Blutlaktatkonzentration (La_{max} mmol/l) und Laufgeschwindigkeit V (m/s) durch die folgende Gleichung gültig für $V > V_0$ mit hoher Genauigkeit approximiert werden (Mader u. Mitarb. 1978, 1980).

$$La_{\text{max}} = aLa_s \cdot a \cdot (V - V_0)^c \tag{16}$$

Es bedeuten: S = Distanz in Meter
             a = S/100
             V_0 = Aerob und alaktazid energetisch gedeckte Laufgeschwindigkeit
             c = Exponent $1 \leqq c < 2$.
Entsprechend Gl (13a) ändert sich V_0 mit der Streckenlänge, während die Änderung von aLa_s überwiegend eine Funktion der Geschwindigkeit ist.

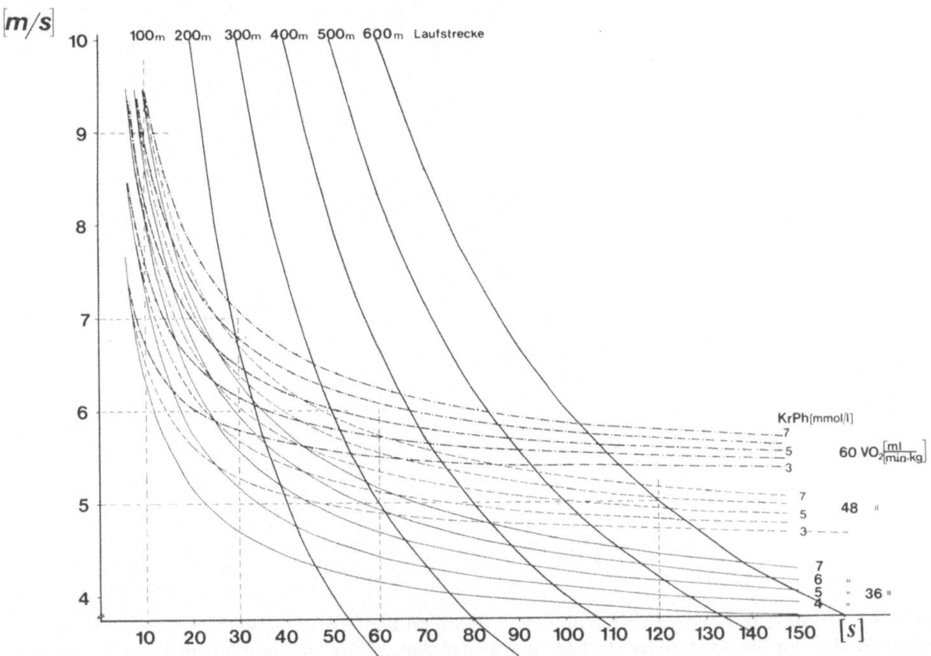

Abb. 11. Kurven konstanter alaktazider Arbeitsbeträge (W_{alakt}) bei Addition der jeweils zur Zeit gegebenen Arbeit aus der O_2-Aufnahme (W_{O_2}) für den Lauf. Der Energiebedarf wurde nach Gl. (14a) berechnet. Die ohne Laktatbildung mögliche Leistung steigt mit der Verkürzung der Belastungszeit, resp. der Strecke

In Gl. (16) ist der Koeffizient aLa_S, der den Energiebedarf gemessen an der Zunahme des Laktats in mmol/l je gelaufene 100 m und je m/s höhere Laufgeschwindigkeit für eine gegebene Teststrecke beschreibt, nur wenig variabel (Mader u. Mitarb. 1978, 1980), so daß das sportliche Leistungsvermögen vom Ursprung der Testgeraden in einem Geschwindigkeits-Laktat-Diagramm (Abb. 12–14) V_0, d. h. von $W_{alakt} + O_2$, bestimmt wird.

Die Bestimmung der „individuellen Testgeraden" nach Gl. (16) ist durch die Bestimmung des maximalen Nachbelastungslaktats nach 2 Testläufen unterschiedlicher Intensität auf der gleichen Teststrecke möglich (38), wie in Abb. 12 u. 13 dargestellt. Die Ergebnisse solcher Tests sind im individuellen Fall bei präziser Durchführung und konstanter Leistungsfähigkeit im Rahmen des Meßfehlers der Laktatbestimmung ($\pm$ 0,3 mmol/l) exakt reproduzierbar, und ermöglichen durch Extrapolation auf maximale Laktat- bzw. pH- oder Basenexzeßwerte die Berechnung des sportlichen Leistungsvermögens auf einer in der Umgebung der Teststrecke liegenden Wettkampfstrecke (Mader u. Mitarb. 1978).

Die nach Gl. (13b) zu berechnende Änderung von V_0 mit der Belastungsdauer ist als Funktion der Streckenlänge experimentell bestimmbar, ebenso die Änderung von aLa_S als Funktion der Geschwindigkeit und der Belastungsdauer, so daß über experi-

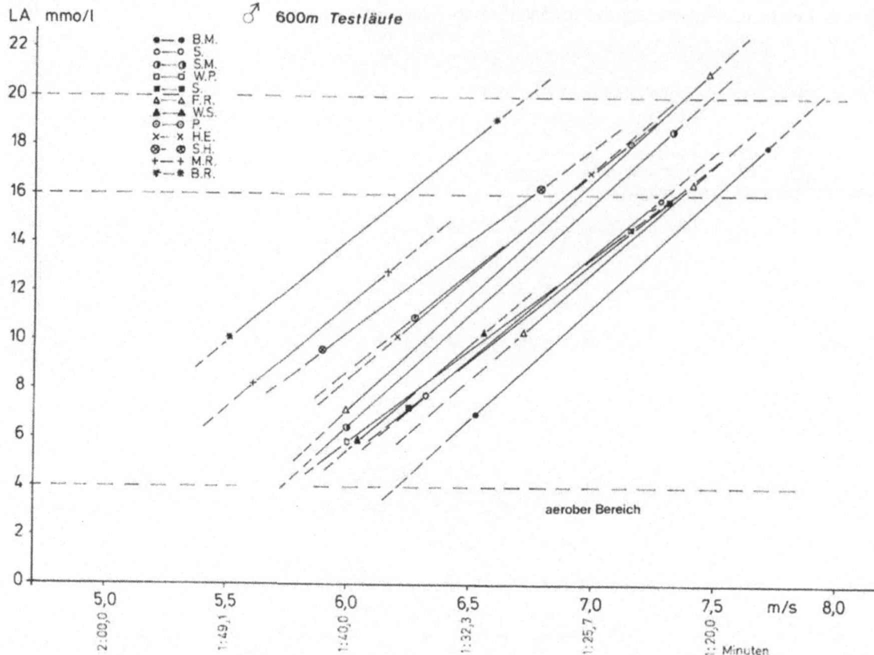

Abb. 12. Dargestellt sind die Testergebnisse von 800-m-Läufern sehr unterschiedlicher Leistungsfähigkeit. Die am weistesten rechts liegende Testgerade gehört zu einem ehemaligen Weltrekordläufer mit einer Bestzeit von 1 min 43 s für 800 m

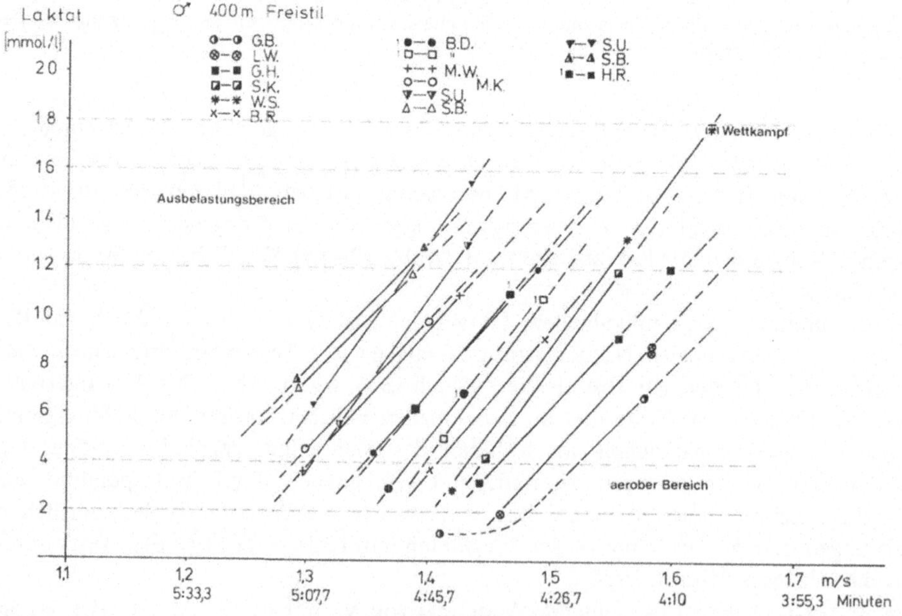

Abb. 13. Individuelle Testgeraden von Nachwuchs- und Spitzenschwimmern über 400 m Kraul. Die am weitesten rechts liegende Testkurve gehört zum ehemaligen Weltrekordhalter über 400 m und 1500 m B. G. Der Test wurde im Jahre 1975 durchgeführt

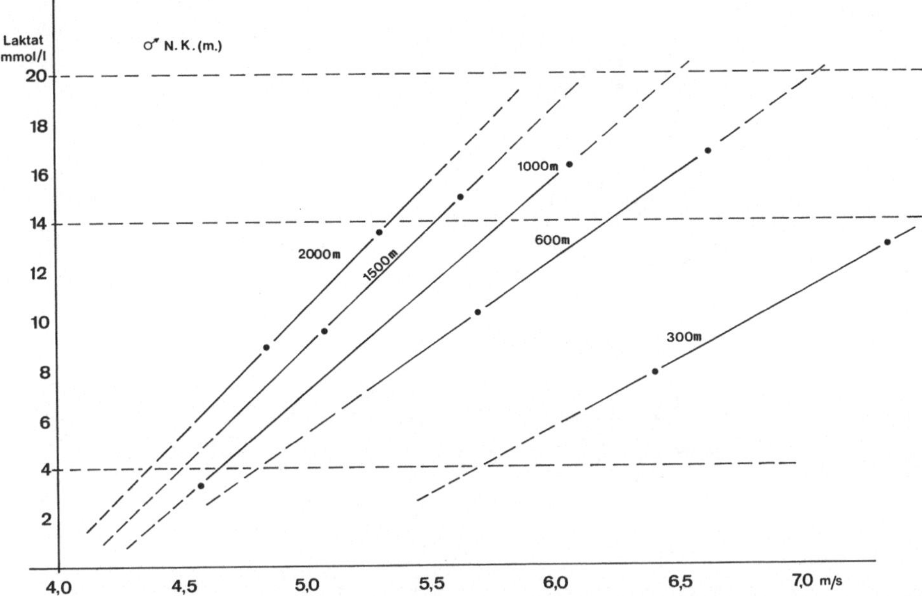

Abb. 14. Testergebnisse eines Mittelstreckenläufers auf verschiedenen Strecken. Mit der Zunahme der Streckenlänge verlagern sich die Testgeraden in den Bereich der niedrigeren Geschwindigkeiten

mentell ermittelte Korrekturgleichungen über weite Streckenbereiche auf das individuelle Verhältnis von Laktat und Geschwindigkeit aus den Ergebnissen des Tests auf einer Strecke extrapoliert werden kann.

Liegen Testergebnisse von mindestens zwei oder mehreren Teststrecken von einem Athleten vor, wie z.B. in Abb. 14 dargestellt, so kann vermittels eines Digitalrechners das Netz von Linien gleicher metabolischer Beanspruchung (s. Abb. 15) ($W_{alakt} + W_{La}$ = konstant) unter Benutzung von Gl. (3b), (4b), (13b) und (14a) berechnet werden, in welchen die Abweichungen der real gemessenen maximalen Nachbelastungslaktatwerte ein Minimum zu den entsprechenden Punkten des Netzes ergeben.

Ein so gewonnenes graphisches Netz beschreibt die Relation von metabolischer Kapazität und möglicher Laufgeschwindigkeit in Abhängigkeit von der Dauer der Belastung und damit das individuelle sportliche Leistungsvermögen exakt.

Das gleiche Verfahren kann auch im Sportschwimmen angewandt werden (Mader u. Mitarb. 1980).

Die Berechnung derartiger Netze unter simulativen Bedingungen ermöglicht auch die Erkenntnis der optimalen Proportionen der metabolischen Komponente des individuellen sportlichen Leistungsvermögens. Die Linie der von Jokl (1977) berechneten Weltrekordlaufgeschwindigkeiten verläuft nahezu parallel zur 22 mmol/l-Laktatlinie des Diagramms in Abb. 15.

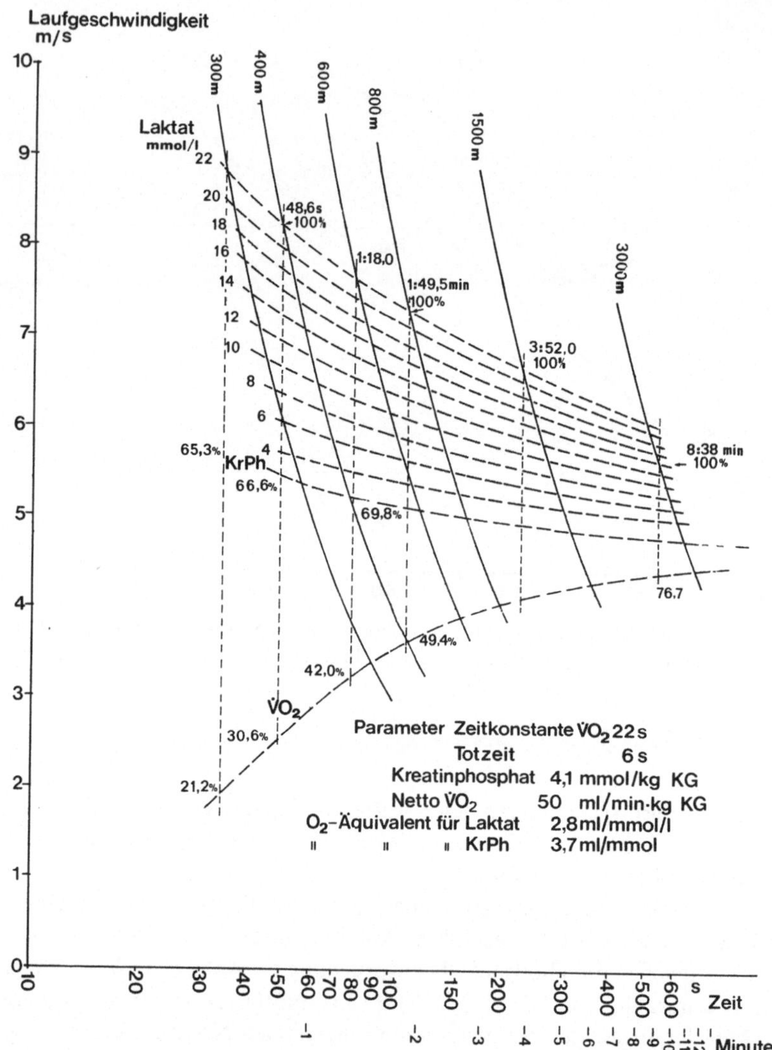

Abb. 15. Simulation der möglichen Laufgeschwindigkeit in Abhängigkeit von der metabolischen Kapazität und der Belastungsdauer (Streckenlänge) auf der Basis der Gl. (3a) und (14a) bei Korrektur einer äquivalenten Änderung des Koeffizienten aLa_s mit der Belastungsdauer nach Gl. (17). Die Schnittpunkte der Linien des Laktats mit den Hyperbeln der Strecken ergeben die Linien der Laktatgeschwindigkeitsrelation nach Gl. (16) wie in Abb. 14 dargestellt

Es gibt hierbei keinen Widerspruch zu den Ergebnissen physiologischer Untersuchungen am isolierten Muskel oder am Muskel in situ bezüglich der mechanischen Effektivität der Kreatinphosphatspaltung oder der O_2-Aufnahme (DiPrampero u. Margaria 1969; DiPrampero 1973; Wilkie 1975).

Lediglich der Energieinhalt des Blutlaktats, der unter der Annahme einer schnellen und vollständigen Gleichverteilung des Laktats im gesamten Flüssigkeitsraum des Organismus zu 3,1 ml O_2 kg je 1 mmol [2] Laktat berechnet wurde (DiPrampero 1973; Margaria u. Mitarb. 1964), muß nach unten korrigiert werden (Dost 1968; Klausen u. Mitarb. 1974). Der Verteilungsraum des Laktats ist auf ca. 60% des gesamten Flüssigkeitsraums des Organismus eingeschränkt.

Die Analyse des Verhaltens der Koeffizienten aLa_S der Gl. (16) als Funktion der Streckenlänge oder der mittleren Belastungszeit, läßt den Schluß zu, daß weitere (schwach nichtlineare) einschränkende Bedingungen existieren.

Die Änderung der Koeffizienten aLa_S der Gl. (16) im Schwimmen wie im Lauf kann auf eine Potenzfunktion des folgenden Typs zurückgeführt werden (eigene, noch unveröffentlichte Befunde).

$$aLa_S \triangleq a_1 \cdot t_{(s)}^{-n} \tag{17}$$

Es bedeuten: a_1 = Linearkoeffizient, unterschiedlich für Laufen und Schwimmen
$t_{(s)}$ = mittlere Belastungszeit in Sekunden
n = Exponent ($0,6 < n < 0,76$).

Exponenten in der Größe von $0,65-0,76$ in Potenzgleichungen beschreiben das Verhalten von Stoffwechselgrößen als Funktion einer physikalischen Dimension, z.B. der Körpermasse (Günther 1971).

Ohne Korrektur des Koeffizienten aLa_S der Gl. (16) oder des Koeffizienten K_{La} der Gl. (3a) und der abgeleiteten Gl. (4a) durch eine Gleichung des Typs der Gl. (17) ist eine über größere Zeitbereiche exakte Rechnersimulation bzw. Approximation des real bestimmbaren Verhaltens der maximalen Blutlaktatkonzentration als Funktion der Laufgeschwindigkeit und der Dauer, wie im Diagramm Abb. 15 dargestellt, nicht möglich.

Alle wiedergegebenen Gleichungen enthalten in den Koeffizienten keinen identifizierbaren individuellen oder geschlechtsspezifischen Faktor.

Der individuelle oder geschlechtsspezifische Unterschied der Leistungsfähigkeit ist auf Dimensionierungsunterschiede von B und D in der Gl. (3a) und von V_O in der Gl. (16) zurückzuführen, d.h. auf Dimensionierungsunterschiede in der Kapazität des nutzbaren Kreatinphosphats und der aeroben Stoffwechselkapazität.

Die laktazide Stoffwechselkapazität ist, sofern die physiologisch mögliche maximale Azidose erreicht wird, unabhängig von Geschlecht und Leistungsfähigkeit konstant.

Abschließende Bemerkungen

Die vorangehend formulierten theoretischen Zusammenhänge in Verbindung mit experimentellen Befunden zeigen, daß es möglich und notwendig ist, das Phänomen sportlicher Spitzenleistungen rational zu analysieren.

Es kann als erwiesen gelten, daß das sportliche Leistungsvermögen in Sportarten mit dynamischer Arbeit großer Anteile der Körpermuskulatur durch die Kapazität und Proportion der energieliefernden Mechanismen der Muskelzelle determiniert ist und denselben thermodynamischen Gesetzen unterliegt, die für alle energietransformierenden Prozesse gelten.

Die Beschreibungsgleichungen sind daher physikalischer Natur, und das Problem sportlicher Spitzenleistungen ist biologisch und physikalisch betrachtet ein Dimensionierungsproblem für die Kapazität und Proportion der energieliefernden Stoffwechselmechanismen der Muskelzelle und der Effektivität ihrer Transformtion in Bewegung am kontraktilen System.

Auch die Begrenzung des sportlichen oder körperlichen Leistungsvermögens ist kein Anlaß zu mysteriösen Spekulationen. Der Mechanismus der Begrenzung des mechanischen Leistungsvermögens beruht auf einer Eigenschaft aller thermodynamisch offenen Systeme mit „Fließgleichgewichten", d. h. auch aller lebenden Systeme unter Einschluß des menschlichen Organismus. Bei Verlust des Fließgleichgewichts durch einen intern integral wachsenden Parameter des Systems (z.B. in biologischen Systemen des internen physikochemischen Milieus) verlieren sie im Bereich definierbarer Grenzwerte der Parameterabweichung vom Gleichgewicht partiell oder vollständig ihre Funktionsfähigkeit und letztendlich ihre Struktur.

Die mit der Benutzung der Glykolyse zur Energiebereitstellung für die Kontraktion verbundene, durch die Laktatakkumulation hervorgerufene Störung des internen physikochemischen Milieus der Muskelzelle und letztendlich des Gesamtorganismus führt an einer definierbaren Grenze der Wasserstoffionenkonzentration zur Blockierung derjenigen Funktion, die die Störung verursacht, und erzwingt daher aus Mangel an Energie den Abbruch oder die Herabsetzung der mechanischen Leistung.

Die auf der Ebene der molekularen Struktur des Energiestoffwechsels vorhandene Rückkopplungshemmung der Glykolyse an der Phosphofruktokinase als Folge des mit dem Anstieg des Laktats einhergehenden pH-Abfalls stellt einen unaufhebbaren und deswegen „narrensicheren" Überlastungsschutz dar.

Ein zusätzlicher „autonomer Schutzmechanismus", der zudem noch nach der z. Zt. allgemein akzeptierten Theorie von Graf durch die Wirkung von Pharmaka (= Doping) durchbrochen werden kann, ist nicht existent.

Die während körperlicher (sportlicher) Belastung sich ändernden Energietransformationsprozeße und die Änderung der Metabolitkonzentrationen lassen sich durch Gleichungen beschreiben, deren notwendige Parameter am Menschen ohne drastische Eingriffe zumindest partiell meßbar sind.

Es gibt aber eine große Anzahl sehr wesentlicher Funktionsgrößen, z.B. die tatsächliche Menge des produzierten Laktats oder des verbrauchten Kreatinphosphats, die prinzipiell ohne wesentliche Störung oder partielle bzw. vollständige Zerstörung lebender Systeme nicht und dann auch nur unvollkommen gemessen werden könnten. In diesem Fall können die notwendigen Kenntnisse über das Verhalten nicht meßbarer Parameter nur über die rechnerische Simulation gewonnen werden.

Es ist eine „Binsenweisheit" in der Physik, daß viele praktische experimentelle Meßergebnisse ohne eine qualifizierte und in Form von Gleichungen niedergelegte Theorie nicht interpretierbar sind. Dies gilt besonders für die Erforschung und die Erkenntnis komplexer biologischer Prozesse, die ohne kausale oder heuristische quantitativ-mathematisch formulierte Modelle nicht möglich ist.

Alle Erkenntnis des Menschen ist letztendlich logischer Natur.

In der Prüfung bzw. Qualifikation einer Theorie kommt der Methode der rechnerischen Simulation der Dynamik und des Verhaltens biologischer Systeme und dem Vergleich mit real meßbarem Parameterverhalten eine besondere Bedeutung zu; sie müssen zunehmend das „blinde" Experimentieren ersetzen.

Die Sportmedizin, insbesondere die Forschung in ihr, befindet sich noch weitgehend im nichttheoretischen experimentellem Stadium einer deskriptiven Wissenschaft, das die exakten Naturwissenschaften z.T. schon seit der Antike überwunden haben.

Literatur

Adam WE (1971) Mathematische Modelle in Physiologie und Medizin. Biomed Tech (Berlin) 16:32

Bertalanffy L von (1940) Der Organismus als physikalisches System betrachtet. Naturwissenschaften 28:521

Bertalanffy L von (1950) The theory of open systems in physics and biology. Science 111:23

Bertalanffy L von, Beier W, Laue R (1977) Biophysik des Fließgleichgewichts. Vieweg, Braunschweig

Cavagna GA, Margaria R, Arcelli E (1965) A high-speed motion picture analysis of the work performed in sprint running. Research Film, Vol. 5, No. 4, 309

Cerretelli P, DiPrampero PE, Piper J (1968) Direct determination of energy equivalent of lactic acid formation in vivo. Proc IUPS 25 Int Congr 7:79

Danforth WH (1965) Activation of glycolytic pathway in muscle. In: Chance B, Estabrook RW, Williamson JR (eds) Control of energy metabolism. Academic Press, Inc, New York, p 287

DiPampero PE (1973) Grundlagen der anaeroben Energiebereitstellung O_2 Schuld. Med Sport 13/1:1–13

DiPrampero PE, Margaria R (1968) Relationship between O_2-consumption, high energy phosphates and the kinetics of the O_2-dept in exercise. Pfluegers Arch 304:11

DiPrampero PE, Margaria R (1969) Mechanical efficiency of phosphagen (ATP + CP) splitting and its speed of resynthesis. Pfluegers Arch 308:197

Dost FH (1968) Grundlagen der Pharmokinetik. Thieme, Stuttgart

Freund H, Gendry P (1978) Lactate kinetics after short strenous exercise in man. Eur J Appl Physiol 39:123

Graf O (1929) Die Arbeitspause in Theorie und Praxis. Psychol Arb 9:563

Günther B (1971) Stoffwechsel und Körpergröße: Dimmensionsanalyse und Similaritätstheorien. In: Gauer OH, Kramer K, Jung R (Hrsg) Energiehaushalt und Temperaturregulation. Urban & Schwarzenberg, München Berlin Wien (Physiologie des Menschen, Bd 2, S 117)

Harris RC, Sahlin K, Hultmann E (1977) Phosphagen and lactate contents of m. quadriceps of man after exercise. J Appl Physiol 43/5:852

Hermansen L, Osnes JB (1972) Blood and muscle pH after maximal exercise in man. J Appl Physiol 32:304

Hermansen L, Stensvold I (1972) Production and removal of lactate during exercise in man. Acta Physiol Scand 86:191

Hill AV (1955/56) The influence of external medium on internal pH of muscle. Proc R Soc Lond [Biol] 144:1

Hill AV, Long CNN, Lupton H (1924) Muscular exercise, lactic acid, and the supply and utilization of oxygen. Proc R Soc Lond [Biol] 96:438

Hohorst HJ, Reim M, Bartels H (1962) Studies on the creatine kinase equilibrium in muscle and the significance of ATP and ADP levels. Biochem Biophys Res Commun 7:142

Hollmann W (1963) Höchst- und Dauerleistungsfähigkeit des Sportlers. Barth, München

Hollmann W, Hettinger T (1976) Sportmedizin – Arbeits- und Trainingsgrundlagen. Schattauer, Stuttgart

Hultman E, Bergström J, McLennon Anderson N (1967) Breakdown and resynthesis of phosphoryl creatine and adenosine triphosphate in connection with muscular work in man. Scand J Lab Invest 19:55

Jokl P, Jokl E (1977) Running and swimming world records. J Sports Med 17:213

Karger W (1972) Einführung in die Thermodynamik irreversibler Prozesse. In: Gauer OH, Kramer K, Jung R (Hrsg) Bioenergetik. Urban & Schwarzenberg, München Berlin Wien (Physiologie des Menschen, Bd I, S 103)

Karlsson J (1971) Lactate and phosphagen concentration in working muscles of man. Acta Physiol Scand [Suppl] 358

Karlsson J, Saltin B (1970) Lactate, ATP, and CP in working muscles during exhaustive exercise in man. J Appl Physiol 29:598

Karlsson J, Diamant B, Saltin B (1971) Muscle metabolites during submaximal and maximal exercise in man. Scand J Clin Lab Invest 26:385

Kindermann W, Huber G, Keul J (1973) Lactat-Azidose und Herzfrequenz während und nach verschiedenen Trainingsformen des 400-m-Läufers. Sportwissenschaft 3:342

Kindermann W, Huber G, Keul J (1975a) Anaerobe Energiebereitstellung und Herzfrequenz während und nach verschiedenen Trainingsmethoden des Mittelstrecklers. Leistungssport 1:66

Kindermann W, Försterling D, Keul J (1975b) Anoxidative Energiebereitstellung beim Laufen und Schwimmen in Abhängigkeit vom Geschlecht. Med Sport 15:353

Kindler H (1972) Der Regelkreis. Akademie, Berlin

Klausen K, Rasmussen B, Clausen LP, Trapjensen (1974) Blood leg lactate from exercising extremities before and after arm or leg training. Am J Physiol 227:67

Knuttgen H, Saltin B (1975) Muscle metabolites and oxygen uptake in short-term submaximal exercise in man. J Appl Physiol 32:690

Kramer K (1975) Energieumsatz des Menschen bei Muskelarbeit. In: Gauer OH, Kramer K, Jung R (Hrsg) Physiologie des Menschen, Urban & Schwarzenberg, München Berlin Wien, Bd 2 S 153

Krzanowski I, Matschinsky FM (1969) Regulation of phosphofructokinase by phosphocreatine and phosphorylated glycolytic intermediates. Biochem Biophys Res Commun 34:816

Linnarsson D (1974) Dynamics of pulmonary gas exchange and heart rate changes at start and end of exercise. Acta Physiol Scand [Suppl] 415:5

Mader A, Heck H, Hollmann W (1978) Evaluation of lactic acid anaerobic energy contribution by determination of postexercise lactic acid concentration of ear capillary blood in middle-distance runners and swimmers. In: Landry F, Orban WAR (eds) The international congress symposia specialists, Inc, Miami, Florida USA

Mader A, Heck H, Föhrenbach R, Hollmann W (1979) Das statische und dynamische Verhalten des Laktats und des Säure-Basen-Status im Bereich niedriger bis maximaler Azidosen bei 400- und 800-m-Läufern bei beiden Geschlechtern nach Belastungsabbruch. Sportmed 7:203

Mader A, Madsen O, Hollmann W (1980) Zur Bedeutung der laktaziden Energiebereitstellung im Sportschwimmen. Leistungssport 4:1

Margaria R, Cerretelli P, Aghemo P, Sassi G (1963) Energy cost of running. J Appl Physiol 18:367

Margaria R, Cerretelli P, DiPrampero PE, Massari C, Torrelli G (1963b) Kinetics and mechanism of oxygen debt contraction in man. J Appl Physiol 18:371

Margaria R, Cerretelli P, Mangili F (1964) Balance and kinetics of anaerobic energy release during strenuous exercise in man. J Appl Physiol 19:623

Margaria R, Mangili F, Cuttica F, Cerretelli P (1965) The kinetics of the oxygen consumption at the onset of muscular exercise in man. Ergonomics 8:49

Margaria R, Aghemo O, Sassi G (1971) Lactic acid production in supramaximal exercise. Arch Ges Physiol 326:152

McGilvery RW (1973) The use of fuels for muscular work. In: Howald H, Poortmans JR (eds) Metabolic adaptation of prolonged physical exercise. Proc. of the Second International Symposium on Biochemistry of Exercise. Magglingen 1973. Birkhäuser Verlag Basel S 12

McGilvery W, Murray W (1974) Calculated equilibria of phosphocreatine and adenosine phosphates. J Biol Chem 249:5845

Newman EV, Dill DB, Edwards HT, Webster FA (1937) The rate of lactic acid removal in exercise. Am J Physiol 118:457

Newsholme EA, Start C (1973) Regulation in metabolism. Wiley, London

Newsholme EA (1974) The regulation of phosphofructokinase in muscle. Cardiology 56:22

Osnes JB, Hermansen L (1972) Acidbase balance after maximal exercise of short duration. J Appl Physiol 32:59–63

Prigogine I (1979) Vom Sein zum Werden. Zeit und Komplexität in den Naturwissenschaften. Piper, München

Pugh LGCE (1970) Oxygen intake in track and treadmill running with observations on the effect of air resistance. J Physiol London 207:823

Sahlin K (1978) Intracellular pH and energy metabolism in skeletal muscle of man. Acta Physiol Scand [Suppl] 455

Sahlin K, Harris RC, Hultman E (1975) Creatine kinase equilibrium and lactate content compared with muscle pH in tissue samples obtained after isometric exercise. Biochem J 152:173

Saltin B (1967) Maximal oxygen uptake in athletes. J Appl Physiol 23:353

Stegemann J (1977) Leistungsphysiologie. Thieme, Stuttgart

Trivedi B, Danforth WH (1966) Effect of pH on the kinetics of frog muscle phosphofructokinase. J Biol Chem 241:4110

Ui M (1966) A role of phosphofructokinase in pH dependent regulation of glykolysis. Biochim Biophys Acta 124:310

Varju D (1977) Systemtheorie für Biologen und Mediziner. Springer, Berlin Heidelberg New York

Wasserman K, Whipp BJ, Koyal SN, Beaver WL (1973) Anaerobic threshold and respiratory gas exchange during exercise. J Appl Physiol 35:236–243

Whipp BJ, Wasserman K (1972) Oxygen uptake kinetics for various intensities of constand-load work. J Appl Physiol 33:351

Wilkie DR (1975) Muscle as a thermodynamic machine. Ciba Found Symp 31:327

Belastungstoleranz und Ermüdungsfraktur

H. Krahl, K.P. Knebel, K. Steinbrück

Streßfrakturen im Sport sind nicht ungewöhnlich. Sie werden am häufigsten an den Ossa metatarsalia und an der Fibula beobachtet, sie kommen aber auch an großkalibrigeren Knochen wie Femur oder Tibia vor. In all diesen Fällen handelt es sich um ein Mißverhältnis zwischen der Belastungstoleranz des Gewebes auf der einen Seite und einer wiederholt einwirkenden Belastungsgröße auf der anderen Seite. Trotzdem ist die Definition dieses Überlastungsphänomens nach wie vor problematisch, wenn auch hier und da Ansätze von morphologischer oder mechanischer Seite vorhanden sind. So lernen wir erst allmählich, die beim Sport auftretenden Kräfte zu messen und sie in ihrer pathologischen Bedeutung einzuordnen.

Eine Ermüdungsfraktur, über die wir erstmals 1978 berichtet haben, wollen wir im folgenden etwas ausführlicher besprechen: Es handelt sich um die Streßfrakturen des Os naviculare pedis. Inzwischen haben wir 6 Fälle beobachtet, es handelte sich ausschließlich um junge Athletinnen. Zwei von ihnen waren Flopspezialspringerinnen, drei betrieben Fünfkampf, der bekanntlich den Hochsprung beinhaltet, einmal handelte es sich um eine Mittelstreckenläuferin. Alle Patientinnen mußten einer operativen Behandlung zugeführt werden, nur in einem Fall ließen bereits eingetretene ausgeprägte Verschleißerscheinungen eine Wiederherstellung (Spongiosaplastik oder Schraubenosteosynthese) nicht mehr zu.

Diese Fälle sowie die ohnehin häufig zu beobachtenden medialen Fußrandbeschwerden bei Flopspringern waren für uns Anlaß, der Frage der Belastungstoleranz des Rückfußes beim Flopspringen durch kinematographische Untersuchungen nachzugehen. Der Hochsprung ist im Gegensatz zu vielen anderen Sportdisziplinen durch seinen stereo-

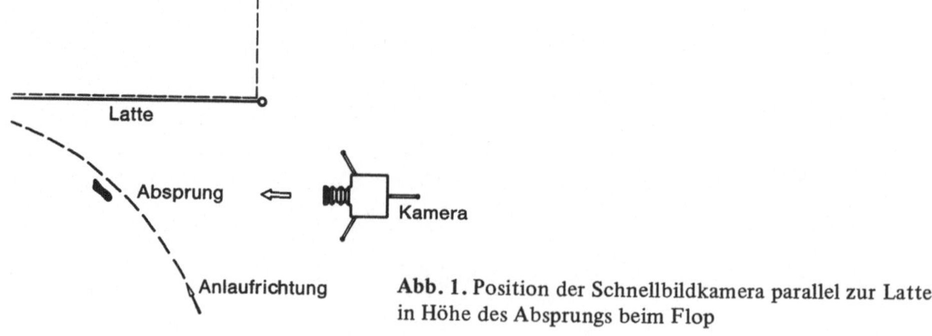

Abb. 1. Position der Schnellbildkamera parallel zur Latte in Höhe des Absprungs beim Flop

typen Bewegungsablauf gekennzeichnet, trotzdem sind mit dem menschlichen Auge die leistungs- und belastungsrelevanten Phasen nur unzureichend wahrzunehmen. Wir haben deshalb mit einer 16-mm-Hochfrequenzkamera (Typ LOCAM) mit einer Geschwindigkeit von 300 Bildern/s 108 Hochsprünge von deutschen Spitzenspringern anläßlich einer deutschen Meisterschaft sowohl in der Qualifikation als auch im Endkampf kinematographisch registriert (Abb. 1). Bei der Auswertung des Materials kamen wir zu folgenden Befunden (s. Abb. 2):

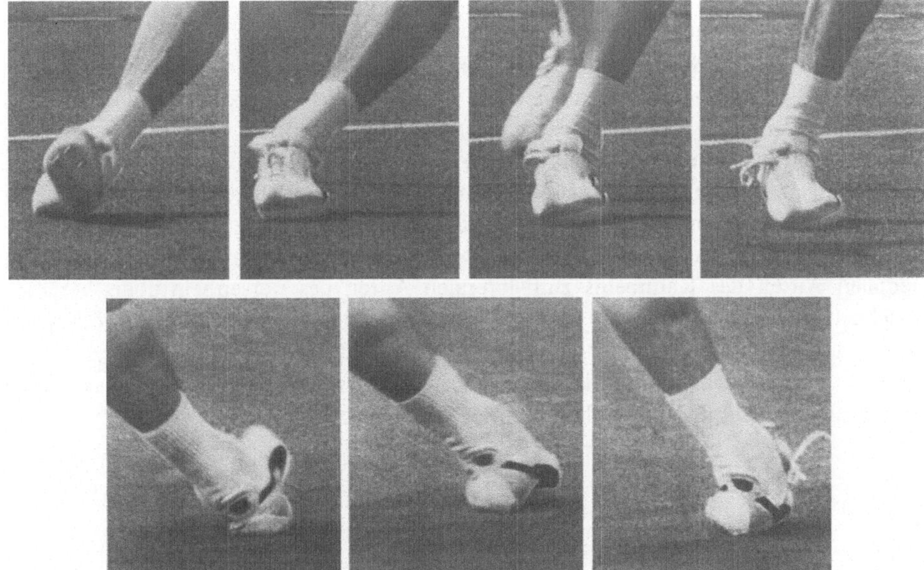

Abb. 2. Typische Absprungphase beim Flop, von vorne und von hinten aufgenommen

1. In der Einstemmphase bildet die Längsachse des Sprungfußes mit der Lattenebene einen Winkel zwischen den Extremwerten von 0–60°.
2. Im Augenblick des Aufsetzens der Ferse steht das obere Sprunggelenk in Mittelstellung bis zu eben beginnender Dorsalflektion.
3. Beim Einstemmen erfolgt der Fersenkontakt mit deutlicher Fußaußenrandbetonung.
4. Beim Aufsetzen des Fußes entsteht ein Staucheffekt mit passiver Pronation der Ferse und zunehmender Plantarflexion im oberen Sprunggelenk.
5. Bei vollständigem Sohlenkontakt befindet sich der Fuß in extremer Pronationsstellung.
6. Eine nach medial gerichtete Deformierung des Fußes, teilweise mit kurzen Abheben des lateralen Fußrandes, wird sichtbar. Dies ist um so auffälliger, je größer der Winkel zwischen Fußlängsachse und Anlaufrichtung wird und je ungeeigneter der Sprungschuh für den Flopabsprung ist.

7. Technikabhängig wurden unterschiedliche Kontaktzeiten festgestellt.
8. Beim Beschleunigungsstoß verläßt die Ferse als erstes den Boden, wobei ein allmählicher Ausgleich der Rückfußpronation erfolgt.
9. Nach dem Abheben stellt sich der Fuß bis zur Endstellung der Plantarflexion im oberen Sprunggelenk ein.
10. Bei der Rotation des Körpers um die Unterschenkellängsachse ist ein passiver Adduktionseffekt auf den Vorfuß erkennbar, bevor der Fuß den Boden verläßt.
11. Nach dem Lösen vom Boden steht die Fußlängsachse in der endgültigen Flugstellung in mehr als 90° zur ursprünglichen Fußlängsachse.

Diese Ergebnisse können wie folgt interpretiert werden:

Der Fuß wird in der Absprungphase des Flops nicht achsengerecht beansprucht. Durch den plötzlichen Bodenkontakt mit dem durch die Dornen verstärkten Reibungseffekt greifen am Sprungfuß Kräfte an, die muskulär nicht kompensiert werden und die eine Deformierung im Sinne eines Knicksenk- bzw. Knickplattfußes mit sich bringen. Dabei wird einmal der Bewegungsspielraum des unteren Sprunggelenks im Sinne der Pronation voll aufgebraucht, wobei je nach Fußstellung die Kippbewegung nicht immer exakt um die Achse des unteren Sprunggelenks erfolgt, die bekanntlich vom medialen Anteil des Kahnbeins zum lateralen Anteil des Fersenbeintubers verläuft. Gleichzeitig wird das Kahnbein als Schlußstein des deformierten Längsgewölbes mit seinen angrenzenden Gelenken einer besonderen Belastung ausgesetzt (Abb. 3). Schließlich ist in dieser Phase die achsengerechte, scharnierartige Belastung des oberen Sprunggelenks nicht mehr in vollem Umfang gewährleistet.

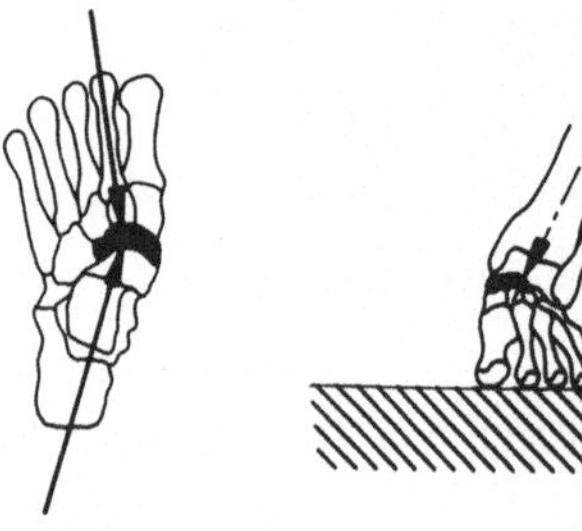

Abb. 3. Schematische Darstellung des Os naviculare im Skelettverband während der Absprungphase. Die besondere Beanspruchung des „Gewölbeschlußsteins" ist angedeutet

Die Untersuchungen lassen keine Aussage über die Größenordnung der angreifenden Kräfte zu. Sie stellen lediglich eine Sichtbarmachung von bisher nicht bekannten Verformungen von Körperteilen dar, die in Verbindung mit den aus der Klinik bekannten Beschwerden und Schädigungsformen in dieser Spezialdisziplin zweifellos aber besondere Bedeutung erlangen (Abb. 4).

Gemeinsam mit Trainern und Sportpädagogen sind aus unseren Untersuchungen folgende Konsequenzen für die Sportpraxis zu ziehen:
1. Verbesserung der Technik,
2. muskuläre Vorbereitung,
3. Spezialsprungschuh.

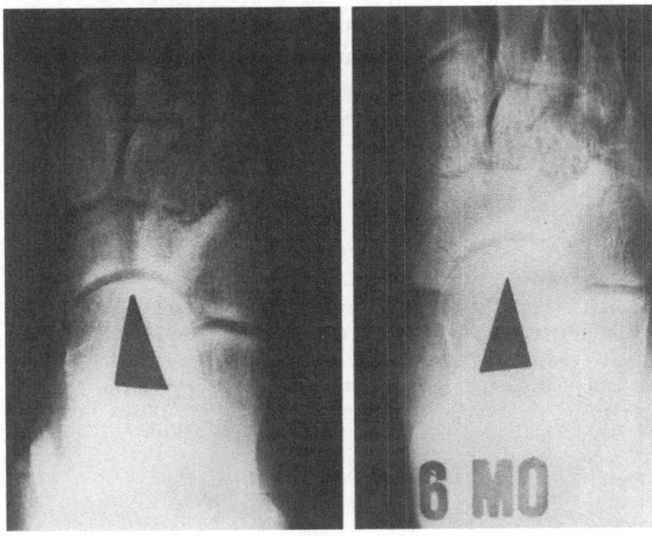

Abb. 4. Ermüdungsfraktur einer Olympiateilnehmerin im Hochsprung. 6 Monate nach operativer Behandlung Ausheilung und volle Leistungsfähigkeit

Zu 1. Die Längsachse des Fußes sollte beim Aufsetzen auf dem Boden möglichst tangential zur Impulskurve liegen. Beim Techniktraining muß der Präzisierung des Absprungvorgangs verstärkt Beachtung geschenkt werden.

Zu 2. Eine spezielle Fußgymnastik zur Kräftigung ist in das Aufwärmungsprogramm zu integrieren und in jeder Trainingseinheit durchzuführen. Dabei sollte man sich nicht nur auf die Kräftigung der Fußmuskel beschränken, die intensiven Lauf- und Sprungformen im Schnelligkeits- und reaktiven Krafttraining verlangen ebenso ausgleichende und entspannende Übungen für die Füße.

Zu 3. Es steht seit einiger Zeit ein spezieller Sprungschuh für den Flop zur Verfügung. Dieser besitzt eine spezielle Fersenkappe, die zum medialen Schuhrand hin vorgezogen ist. Die theoretisch zu fordernde Dreipunktabstützung, gemeinsam mit einer keilförmigen Innenranderhöhung, ließe sich nur in Verbindung mit einem hohen Sprungschuh und unelastischem Material realisieren. Dabei geht aber das für den Springer so notwendige „Bodengefühl" verloren. So bleibt heute schließlich nur die Hilfe individueller Fußbettung.
Zusammengefaßt läßt sich feststellen, daß die Belastungstoleranz von speziell beanspruchten Körperteilen nicht nur von der Quantität der geforderten Belastung, sondern auch von der Qualität abhängt. Dies läßt sich besonders gut am Beispiel der Ermüdungsfraktur des Kahnbeins bei Flopspringern zeigen, welches aus disziplinspezifischen Gründen einer besonderen Beanspruchung ausgesetzt ist. Die zu ziehenden Konsequenzen lassen sich in abgewandelter Form für ähnlich gelagerte Probleme im Sport anwen-

den: Technische Fehler sind mit modernen Methoden aufzudecken, die körperliche Belastbarkeit und Adaptation an Spitzenbelastungen müssen durch gezielte Trainingsübungen verbessert werden, Schädigungsmöglichkeiten durch das Material (Schuh, Boden) müssen ausgeschaltet werden, denn auch das biologische Material hat ähnlich wie Werkstoffe aus der Technik eine Versagensgrenze.

Literatur

Krahl H, Knebel KP, Steinbrück K (1978a) Kinematographische Untersuchungen zur Frage der Sprunggelenkbelastung und Schuhversorgung des Sportlers. Orthop Praxis 11:821
Krahl H, Knebel KP, Steinbrück K (1978b) Fatigue fracture of the os naviculare pedis in flop athletes – a kinematographic and clinical study. XXI. Weltkongreß für Sportmedizin, 7.–12.9. 78, Brasilia

Hochleistungssport im Wachstumsalter – Reaktionsformen am Haltungs- und Bewegungsapparat

H. Krahl, H. M. Sommer, J. Corell

Vor mehr als einem Jahrzehnt ist eine Entwicklung eingeleitet worden, durch die in verschiedenen Sportarten das Hochleistungstraining nicht nur in das Adoleszenten-, sondern sogar in das Kindesalter vorverlegt wird. Das gilt insbesondere für Disziplinen, bei denen Höchstanforderungen an die motorische Lernfähigkeit gestellt werden und zusätzlich auch günstige Kraft-Last-Verhältnisse zu fördern sind.

Im *Tennissport* werden vor allem Koordinationsfähigkeit, Geschicklichkeit, Bewegungsgeschwindigkeit und Körperbalance gefordert, eine technische Ausreifung, die bereits mit 12–14 Jahren bei Spitzenspielern erreicht sein sollte. Dementsprechend wird der Beginn des gezielten Trainings in das Kindesalter vorverlegt. Welchen Einfluß Trainingsqualität und -quantität im jugendlichen Alter auf das Skelett ausüben, ist bisher unzureichend erforscht. Wir haben uns deshalb die Frage gestellt, welche Reaktionsformen am Haltungs- und Bewegungsapparat nachweisbar sind und welche Wertigkeit mögliche Veränderungen für den jugendlichen Organismus aufweisen.

An der Orthopädischen Universitätsklinik Heidelberg wurden seit 1978 in jährlichen Abständen 49 jugendliche Tennisspieler untersucht, die den Leistungskadern des Deutschen Tennisbundes und des Badischen Tennisverbandes angehören. Hierbei handelt es sich um 34 Jungen und 15 Mädchen im Alter zwischen 8 und 18 Jahren, die zwischen 3 und 8 Jahren intensiv Tennis spielen und dabei für Training und Wettkampf 17–70 h pro Monat aufwenden.

Bei der klinischen Untersuchung wurde neben der üblichen Funktionsprüfung der Gelenke auf Bandstabilität, Palpations- und Funktionsschmerz, auf Muskeltonus und funktionelle Muskelverkürzung sowie auf Körpersymmetrie geachtet.

Die röntgenologische Untersuchung umfaßte Aufnahmen der Hand- und Ellenbogengelenke sowie der Wirbelsäule. Bei der Auswertung dieser Aufnahmen stand vor allem der Seitenvergleich im Vordergrund, die Gelenke wurden nach ihrer knöchernen Dichte, nach ihrem Durchmesser im Bereich des distalen Radius und Ulnarendes sowie im Bereich der Apophysenkerne der Ellenbogengelenke untersucht (Abb. 1 u. 2). Im Vordergrund der Wirbelsäulenbeurteilung stand vor allem die Beurteilung der Haltung bzw. Fehlform.

Als Kontrollgruppe zogen wir Röntgenaufnahmen von 27 jugendlichen Patienten der Orthopädischen Universitätsklinik Heidelberg in vergleichbarem Alter hinzu. Hierbei handelte es sich um Patienten mit ausschließlichen Weichteilverletzungen im Bereich der oberen Extremitäten.

Die klinische Untersuchung zeigte bei allen Probanden eine Körperasymmetrie, die in

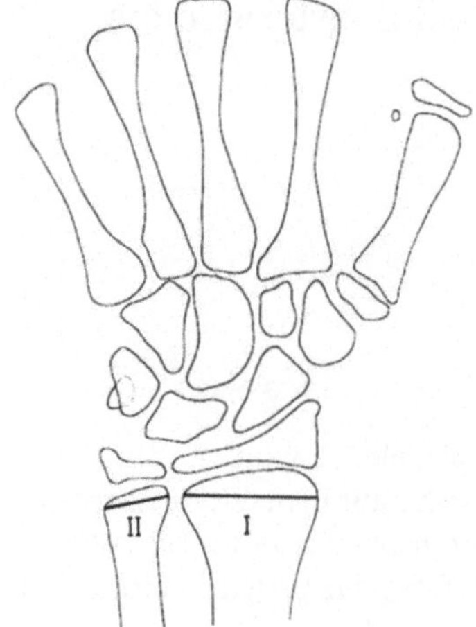

Abb. 1. Handgelenk dorsovolar, Alter 14 Jahre
(I: Radiusmetaphysenbreite, II: Ulnametaphysenbreite)
(Nach Grashey-Birkner)

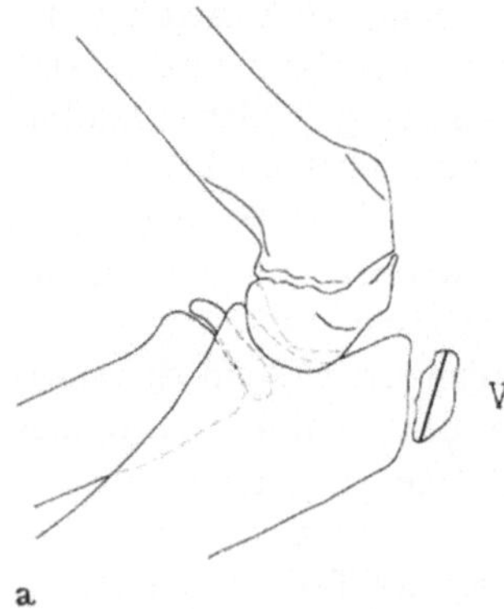

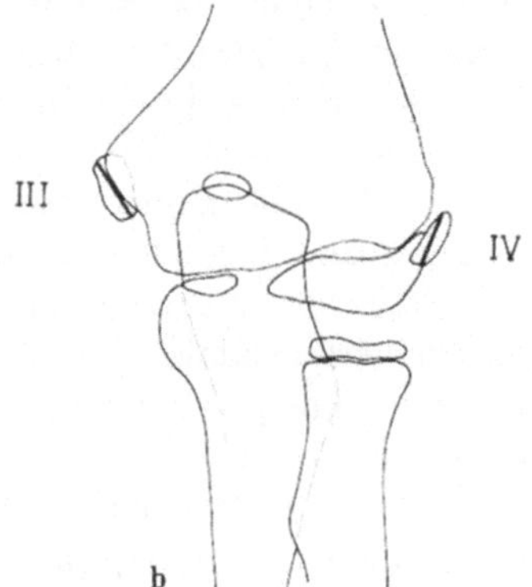

Abb. 2. a Ellenbogengelenk radioulnar, Alter 12 Jahre; **b** Ellenbogengelenk voladorsal, Alter 10 Jahre; (III: Epicondylus-medialis-Durchmesser, IV: Epicondylus-lateralis-Durchmesser, V: Olecranonkerndurchmesser) (Nach Grashey-Birkner)

erster Linie durch Hypertrophie der schlagarmseitigen Schultergürtel- und Rücken-muskulatur bedingt war, und zu einem Ausladen der entsprechenden Schulterpartie führte, in mehreren Fällen auch zu einer c-förmigen Seitausbiegung der Wirbelsäule zu der Schlagarmseite hin. Zusätzlich zeigte sich eine deutliche Umfangvermehrung im Oberarm, Unterarm und im Handgelenkbereich des Schlagarmes. Es traten hier Seiten-differenzen zwischen 1 und 2 cm auf.
Die Funktionsüberprüfung der Gelenke ergab eine endgradige Einschränkung im Ellen-bogen- und Handgelenkbereich schlagarmseitig, die in der Regel jedoch als eine relative Einschränkung im Vergleich zur Gegenseite zu erkennen war. Schlagarmseitig lagen fast regelmäßig festere Bandführungen der Gelenke vor, konstitutionell bedingte

Valgusstellungen waren häufig auf dieser Seite geringer ausgeprägt als im Bereich des Kontrollarmes.

Die funktionelle Überprüfung der unteren Extremitäten ergaben keine Seitendifferenzen, auffällig waren fast generell vorhandene funktionelle Verkürzung der ischiokruralen Muskulatur.

Die klinische Untersuchung der Wirbelsäule zeigte ein deutliches Überwiegen der Hohlkreuzformen, die oft mit einem Rundrücken kombiniert waren. C-förmige Seitenausbiegungen waren fast immer zur Schlagarmseite hin geöffnet. Es handelt sich nahezu durchweg um Fehlhaltungen ohne wesentlichen Funktionsverlust.

Die Ergebnisse der röntgenologischen Untersuchungen zeigten eindrucksvolle Befunde im Bereich der Hand- und Ellenbogengelenke. Schlagarmseitig zeigten sich eindeutig dichtere Knochenstrukturen, wobei die Frage nach der quantitativen und qualitativen Trabekelstrukturveränderung nicht beantwortet werden konnte. Seitendifferenzen zeigten sich auch bezüglich der Metaphysenbreite im Bereich der distalen Radius- und Ulnarenden als Ausdruck einer Stimulation des Breitenwachstums (Abb. 3, Tabelle 1 u. 2). Eine eindeutige Beeinflussung des Längenwachstums der oberen Extremität

Tabelle 1. Röntgenuntersuchung des Handgelenks. Allgemeiner Seitenvergleich

	n	Seitengleich	Schlagarm verändert	
Dichte	28 ♂	0	28	
	15 ♀	0	15	100%
			(dichter)	
Radiusmetaphysendurchmesser	33 ♂	4	29	88%
	15 ♀	1	14	93%
			(breiter)	
Ulnametaphysendurchmesser	27 ♂	7	20	70%
	14 ♀	3	11	79%
			(breiter)	

Tabelle 2. Röntgenuntersuchung des Handgelenks – Epiphysenfugen. Seitenvergleich

	n	Seitenvergleich	Schlagarm verändert	
Dichte	28 ♂	0	28	
	15 ♀	0	15	100%
Breite	34 ♂	27	7	21%
	13 ♀	11	2	15%
			(Kontrollarm weniger weit)	
Konturenschärfe	34 ♂	21	13	38%
	15 ♀	8	7	47%
			(Schlagarm unschärfer)	

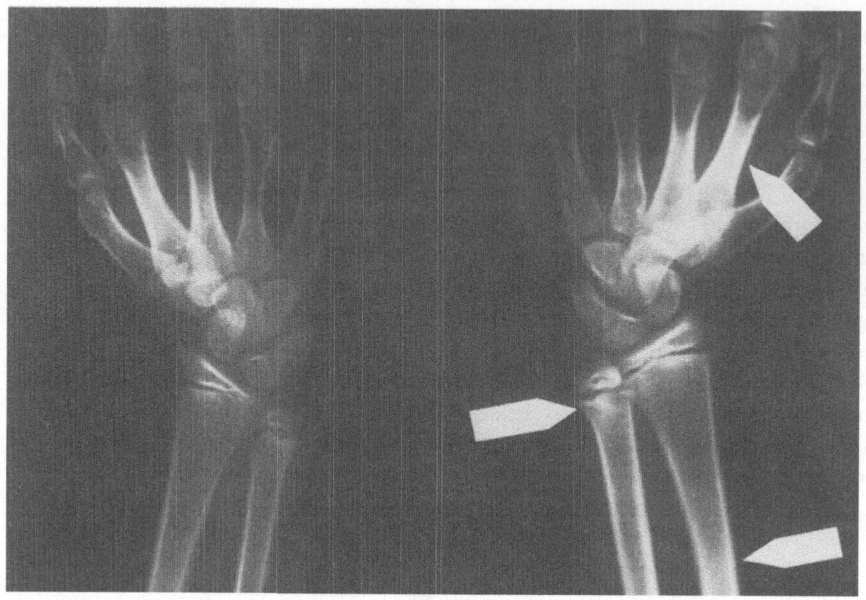

Abb. 3. Typisches Handskelett im Seitenvergleich. Man erkennt die deutlich dichteren Knochenstrukturen schlagarmseits, die Kortikalisverbreiterung von Elle und Speiche, die Metaphysenverbreiterung von Elle und Speiche sowie der Mittelhandknochen II und III als Ausdruck der biopositiven Anpassungserscheinung am Schlagarm

war demgegenüber nicht festzustellen, was den nur in wenigen Fällen seitendifferenten Wachstumsfugen entsprach.

Eine eindeutige Zuordnung der röntgenologisch festgestellten Wirbelsäulenseitausbiegung zur Händigkeit der Probanten konnte bei dem vorliegenden Kollektiv nicht getroffen werden.

Tennisspezifische Verletzungen oder Überbelastungen ließen sich im Bereich der oberen Extremitäten nicht nachweisen. Im Bereich der Wirbelsäule zeigten sich bei einigen Probanden muskuläre Verspannungen. Gehäuft ließen sich Sprunggelenkdistorsionen nach Kniegelenküberlastungen, wie z.B. Chondropathiebeschwerden bei in der Regel mangelhafter Gelenkführung feststellen. Muskelverhärtungen wurden hin und wieder im Bereich der Oberschenkelbeugemuskulatur registriert.

Klinische und röntgenologische Untersuchungen ergaben somit bereits im jugendlichen Alter eine als biopositiv zu wertende Anpassungserscheinung, die schlagarmseitig in einem verstärkten Breitenwachstum der Unterarmknochen und in einer Weichteilhypertrophie besteht. Eine Dichtezunahme sowie ein verstärktes Breitenwachstum unter sportlicher Belastung wurde bereits von Mocellin (1971) festgestellt, aber auch von Lewis (1971) sowie von Jones u. Mitarb. (1977). Buskirk stellte 1956 einen minimalen Längenzuwachs an Radius und Ulna im Bereich des Schlagarmes von Tennisspielern fest. Einen vergleichbaren Befund konnten wir allerdings anhand unserer

Untersuchungen nicht nachweisen. Bei sämtlichen Autoren handelt es sich um Untersuchungsergebnisse an ausgereiften Skeletten des Erwachsenen.

Die Weichteilhypertrophie ist in erster Linie auf die Umgangsvermehrung der Armmuskulatur zurückzuführen, besteht allerdings auch in einer Verfestigung der Kapsel-Band-Führung mit entsprechend besserer Gelenkstabilität.

Muskulatur und Bindegewebe zeigen demnach ebenfalls den hinreichend bekannten Anpassungsvorgang an höhere Belastung. Die Hypertrophie der Schultergürtel- und Rückenstreckmuskulatur birgt in sich aber auch die Tendenz einer c-förmigen thorakolumbalen Seitenausbiegung, jedoch ohne wesentlichen Funktionsverlust. Die funktionelle Verkürzung der ischiokruralen und Glutaeus-maximus-Muskulatur ist Ausdruck eines Muskelungleichgewichts, das als Folge der beim Tennisspielen auftretenden Hypertrophie des Glutaeus und der fehlenden Dehnung der Ischiocruralen entsteht. Verletzungsdispositionen konnten wir anhand unserer Probanden nahezu ausschließlich in den häufig gefundenen laxen Kapsel-Band-Verhältnissen im Bereich der unteren Extremität sowie bezüglich der funktionellen Einschränkung im Bereich des Beckengürtels registrieren. Tennisspezifische Verletzungen wie etwa Tennisarm, Tennisschulter und Tennisbein ließen sich nicht nachweisen, was offensichtlich als Folge des auch in diesem Alter bereits technisch perfekten Tennisspiels zu werten ist.

Somit ist zu fordern, daß der rein tennisspezifischen Belastung gerade auch im Wachstumsalter ein alternatives gymnastisches Übungsprogramm entgegenzusetzen ist, das die Funktionsfähigkeit der übrigen betroffenen Körperabschnitte soweit wie möglich erhält oder gar verbessert.

Literatur

Buskirk ER et al (1956) Unilateral activity and bone and muscle development in the forearm. Res Quart 27:127–131

Jones HH et al (1977) Humeral hypertrophy in response to exercise. J Bone Joint Surg 59-A:204–208

Lewis CWD (1971) Who's for tennis? New Zealand Med J 74:21–24

Mocellin R (1975) Jugend und Sport. Med Klinik 70:1443–1457

Extrembelastungen der Wirbelsäule

K. Steinbrück, G. Rompe

Die Analyse von 5504 Fällen aus unserer allgemeinen Sportambulanz zeigt, daß die Wirbelsäule mit 7,8% im Vergleich zu den Extremitäten beim Breitensportler weniger gefährdet ist (Abb. 1). Bei den Diagnosen handelte es sich im wesentlichen um Traumata. Detaillierte Tauglichkeitsuntersuchungen von Hochleistungssportlern in 45 Disziplinen hingegen ergaben eine wesentlich größere Zahl pathologischer Wirbelsäulenbefunde, wie M. Scheuermann, Osteochondrosen, Skoliosen und Spondylolysen (Abb. 2). Ein auffällig hoher prozentualer Anteil dieser Veränderungen zeigte sich bei Turnerinnen, Trampolinspringern, Gewichthebern, Dephinschwimmern und Speerwerfern. Auch wenn vielfach fast sportartspezifische Wirbelsäulenveränderungen zu erheben waren, so sind die erlangten Befunde doch kritisch zu werten und sicher nicht ausschließlich auf den Sport zurückzuführen.
Der Beginn von Training und Wettkampf in immer jüngeren Jahren, ein frühes, intensives und vielfach schlecht angelegtes Krafttraining, immer höhere Zahlen von Trainings-

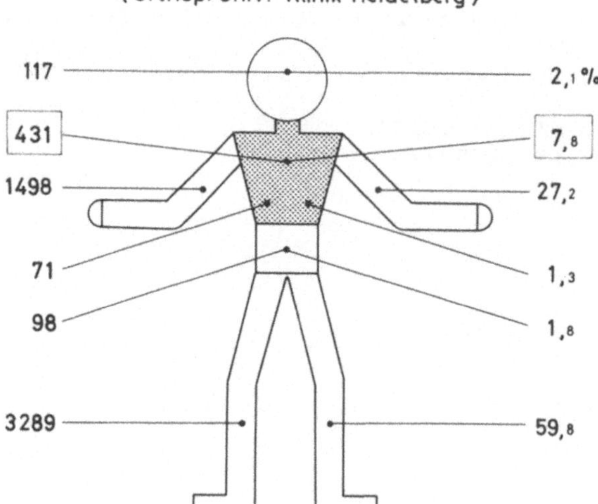

Abb. 1. Lokalisation der Befunde bei 5504 Patienten einer Sportambulanz

852 Sporttauglichkeitsuntersuchungen (1974–78)

Bundesleistungszentrum Heidelberg

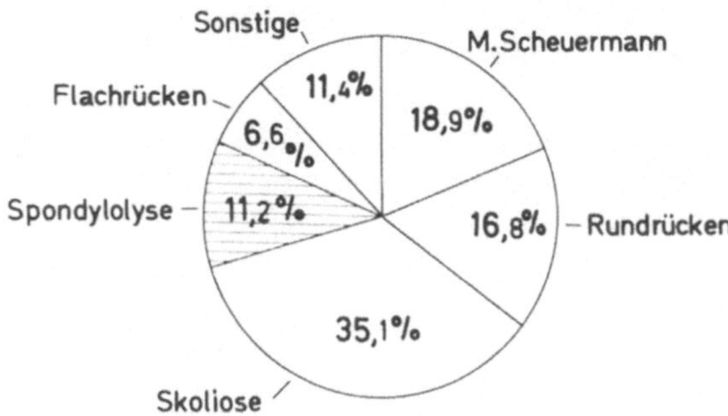

Abb. 2. Diagnosen bei Wirbelsäulenbeschwerden und -befunden von Leistungssportlern

einheiten mit stereotypen, einseitigen Belastungsmustern ohne ausreichenden Ausgleichssport und zunehmende Häufigkeit von Wettkämpfen überschreiten fast zwangsläufig die Belastungstoleranz des Bewegungsapparates.

Trampolinspringen ist ein begeisternder Sport, der das Gefühl schwerelosen Schwebens vermittelt und bisher unbekannte Bewegungsabläufe ermöglicht (Abb. 3). Die viel-

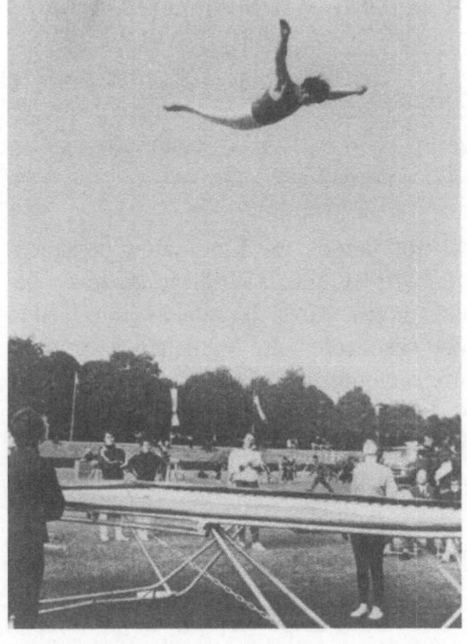

Abb. 3. Trampolinspringen

fältigen Möglichkeiten der Körperschulung und des Konditionstrainings lassen es auch zu einer idealen Trainingsform verschiedener Disziplinen, wie Kunstspringen, Skiakrobatik oder Geräteturnen werden. Der Sport birgt jedoch einerseits auch ein ganz erhebliches Verletzungsrisiko, wobei insbesondere die große Zahl von Tetraplegien zu beachten ist. 67 Fälle wurden uns inzwischen bekannt. Andererseits hat der Leistungssportler mit 20- bis 30stündigem wöchentlichem Training und 500—1000 täglichen Sprüngen insbesondere im LWS-Bereich erhebliche Belastungen. Riehle gibt in seinem biomechanischen Untersuchungen bereits bei einer Sprunghöhe von 4 m Beschleunigungswerte bis zur 10fachen Fallbeschleunigung an. Dies bedeutet im BWS-Bereich eine Belastung für die Rückenmuskulatur von 380 kp und für die Bandscheiben von 106 kp/cm^2. Bei einer größeren Untersuchungsserie von Wettkampfspringern hatten alle älteren Aktiven Rückenbeschwerden und auch röntgenologische Veränderungen (Tabelle 1).

Tabelle 1. Wirbelsäulenbefunde und -beschwerden bei Wettkampftrampolinspringern

Alter	10—12	13—15	16—19	20—24
Untersuchte				
Trainingsjahre	3	12	3	4
Leistungssport	3 1/2	3 1/2	4 1/2	7 3/4
WS Aufbaustörung Rundrücken		4	2	3
Flachrücken		2		1
Skoliose	1		1	1
Spondylolyse				1
Osteochondrose			2	2
Rückenschmerzen		4	2	3

Turnerinnen, bei denen Training und Wettkampf bereits im Kindesalter beginnen, haben eine besonders hohe Beanspruchung der Wirbelsäule. Zahlreiche Autoren beschreiben hier teilweise sehr ausgeprägte Schädigungen. Auch das zunehmend härtere Training der *Wettkampfgymnastinnen,* in einer ansonsten sehr fraulichen Sportdisziplin, kann Folgen haben (Abb. 4). Bei der Untersuchung von 16 Sportlerinnen aus der Nationalklasse im Durchschnittsalter von 14 Jahren, klagten 1/5 über gelegentliche Rückenschmerzen. Durch intensives wöchentliches Training zwischen 4 und 20 h hatten sie eine Hypermobilität erlangt, die später nach Aufgabe des Sports bekanntlicherweise zu Beschwerden führen kann.

Krafttraining wird heute nicht nur beim Bodybuilding oder Gewichtheben vorgenommen, sondern in fast allen Disziplinen des modernen Leistungssports. Das Training erfolgt auch hier immer früher und intensiver. Spitzensportler im *Gewichtheben*

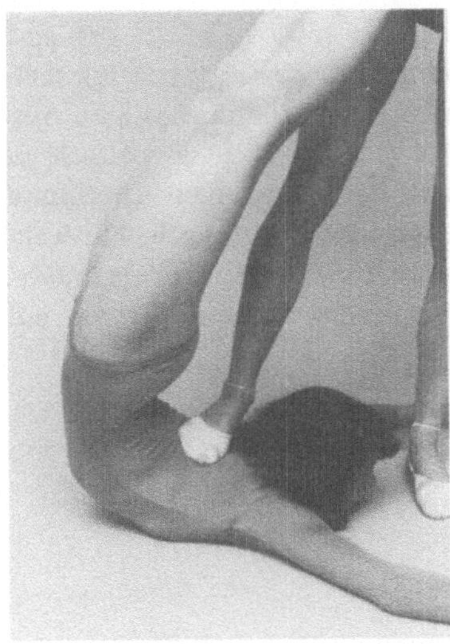

Abb. 4. Wettkampfgymnastinnen – Training und Vorbereitung

haben ein Tagespensum von 70–90 t. Genaue Werte über Belastungen von Wirbelsäulenstrukturen sind noch nicht bekannt, zumal sie bisher nur über intradiskale Druckmessungen bei unterschiedlicher Haltung und Belastung zu erlangen wären. Hinweise können aus den Untersuchungen von Matthiass entnommen werden. Auf die 5. Lendenbandscheibe kommen danach in aufrechter Stellung 50 kp, bei 90° Vorneigung 280 kp. Bei Aufnahme von 50 kp Gewicht steigern sich diese Werte ganz erheblich bis auf 720 kp, wobei ruckartige Beschleunigungen noch zusätzlich weitaus größere Absolutwerte bedeuten (Abb. 5). Nach den Arbeiten von Tütsch u. Ulrich

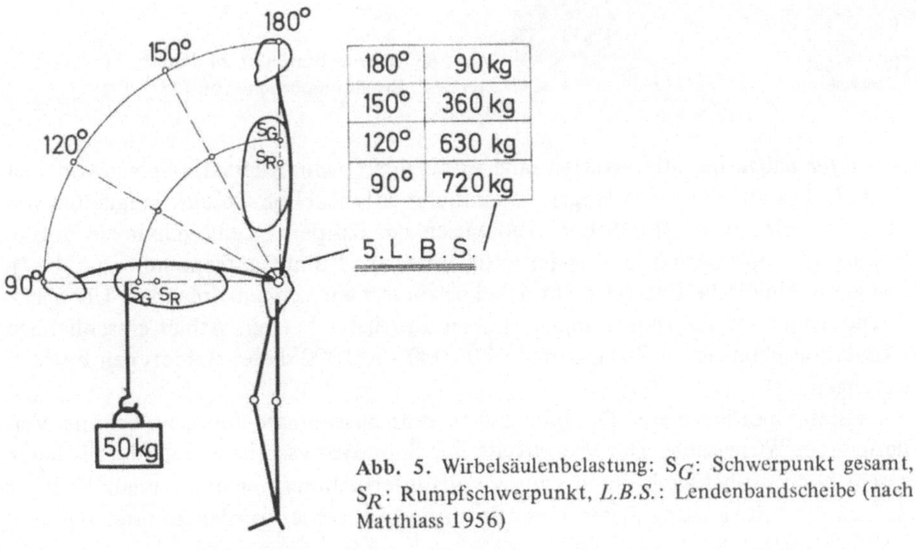

180°	90 kg
150°	360 kg
120°	630 kg
90°	720 kg

Abb. 5. Wirbelsäulenbelastung: S_G: Schwerpunkt gesamt, S_R: Rumpfschwerpunkt, *L.B.S.*: Lendenbandscheibe (nach Matthiass 1956)

(1974) toleriert die Bandscheibe eine axiale Belastung von 1500 kp relativ gut, eine Vorbeugung mit 500 kp schon wesentlich schlechter und bei Rückneigung werden bereits bei 100 kp erhebliche Schädigungen beschrieben. Die ungünstigen Auswirkungen der Schwerbelastung haben besonders bei falscher Technik vielfach zu Wirbelsäulenschäden geführt. Insbesondere die früher im olympischen Dreikampf gepflegte Disziplin des Drückens bedeutete extrem ungünstige Belastungen. Ein Weltklasseathlet, der wegen starker Beschwerden auch den Leistungssport aufgeben mußte, wies Ermüdungsbrüche in den Interartikularportionen über mehrere Etagen auf (Abb. 6).

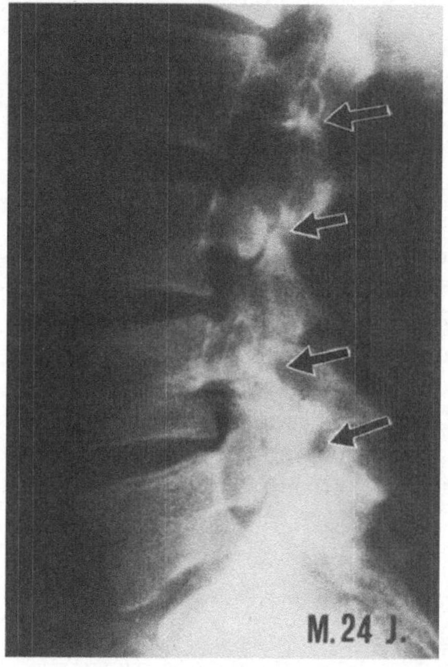

Abb. 6. Untersuchung mit 24 Jahren: Spondylolysen bzw. Ermüdungsbrüche von L 2 – L 5

Speerwerfer haben bei 90-m-Würfen eine Anfangsgeschwindigkeit des Speers von über 110 km/h. Die auf der 30 m langen Anlaufbahn entwickelten Geschwindigkeiten von 6–8 m/s werden beim plötzlichen Abbremsen des Körpers in eine maximale Bogenspannung mit lordosiertem und gleichzeitig rotiertem Rumpf aufgenommen (Abb. 7). Die gesamte kinetische Energie wirkt dabei besonders am Lenden-Kreuzbein-Übergang. Während seiner oft jahrzehntelangen aktiven Laufbahn hat ein Athlet einschließlich der Imitationsübungen an Zugapparaten 200 000–300 000 dieser stereotypen Extrembelastungen.

Die meisten Sportler dieser Disziplin haben sehr ausgeprägte röntgenologische Veränderung der Wirbelsäule. Der Prozentsatz der Spondylolysen bzw. Spondylolisthesen war sehr hoch, wobei auch durch Längsschnittuntersuchungen über nunmehr 12 Jahre mehrfach die Entwicklung dieser Veränderungen beobachtet werden konnte. Während

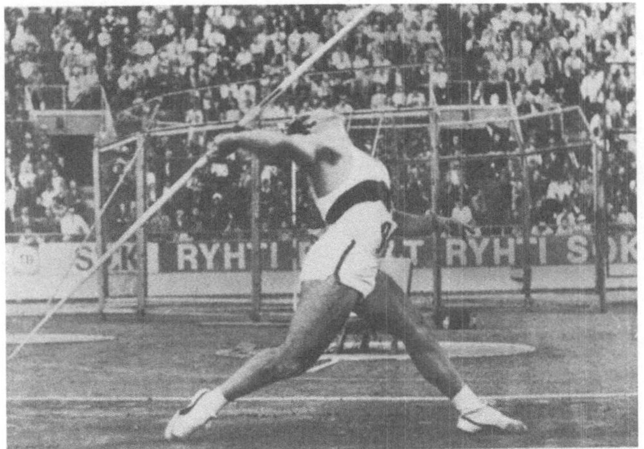

Abb. 7. Speerwerfer mit extremer Reklination der Wirbelsäule beim Abwurf

in der normalen Bevölkerung 5–7 % Spondylolysen angegeben werden, fanden wir bei Speerwerfern annähernd 50%. Vielfach konnte eine deutliche Progredienz des Gleitprozesses auch über mehrere Etagen beobachtet werden (Abb. 8).

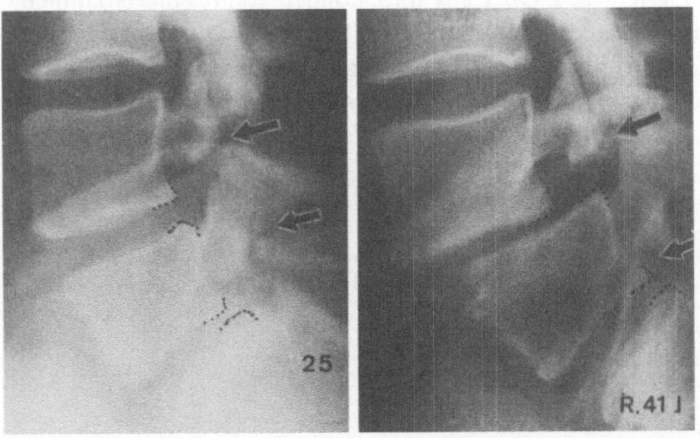

Abb. 8. Speerwerfer mit Spondylolyse bei L 4 und geringfügiger Spondylolisthese L 5/S 1 mit 25 J. Mit 41 J. Spondylolisthese L 4/5 progredient, sowie bei L 5/S 1

Kontorsionisten, die früher in Varieté und Zirkus immer wieder auftraten, sind heute selten. Die im modernen Leistungssport einiger Disziplinen gezeigten akrobatischen Einlagen unterscheiden sich jedoch vielfach nur geringfügig. So ist eine Kenntnis dieser außergewöhnlichen Beanspruchungen der Wirbelsäule und ihrer Folgen von Interesse. Man unterscheidet zwei Gruppen, bei denen die Klischniggs in die Anteflexion und die Kautschuks in die Retroflexion arbeiten. Während erstere (die

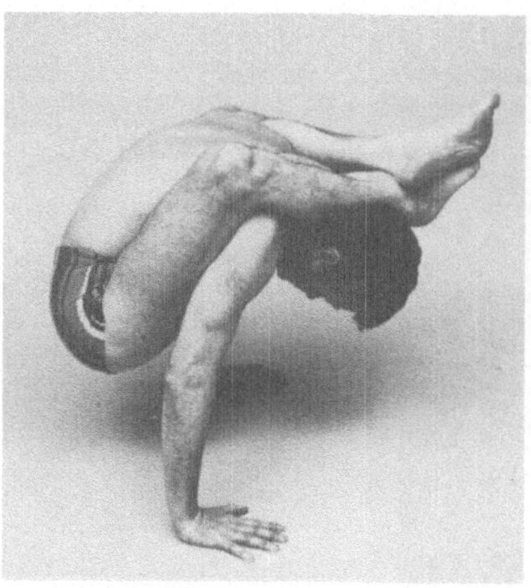

Abb. 9. Klischnigg-Akrobat mit Aufrichtung der LWS und maximaler Beugung in den Hüftgelenken im Handstand

auf den Artisten Eduard Klischnigg zurückgehen, der Anfang des 19. Jahrhunderts in Europa in einem Affenkostüm auftrat) durch die Aufrichtung der Lendenwirbelsäule hier nur relativ wenig Veränderungen zeigten (Abb. 9 u. 10), fanden wir bei den Kautschukartisten vielfach ausgeprägte Schäden. Letztere nutzen für ihre Übungen die physiologische Lordose von HWS und LWS aus und können somit ein erstaunliches Bewegungsausmaß mit entsprechendem Publikumseffekt erzielen. Die Ausbildung beginnt im allgemeinen in frühester Jugend zwischen 3 und 6 Jahren. Schwerste Wirbelsäulenschäden mit Ermüdungsbrüchen, Spondylolysen und Olisthesen sowie Bandscheibenschäden sind, in Übereinstimmung mit Brauer (1969) zu finden. Wir

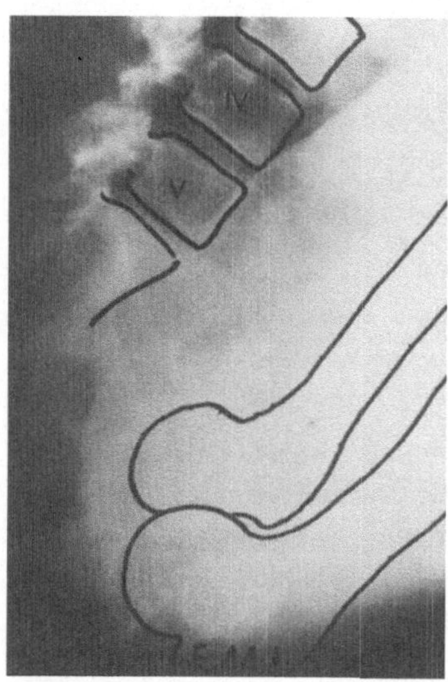

Abb. 10. Aufrichtung der LWS und extreme Flexion beider Hüftgelenke in Klischnigg-Position (A.F., 44 J.)

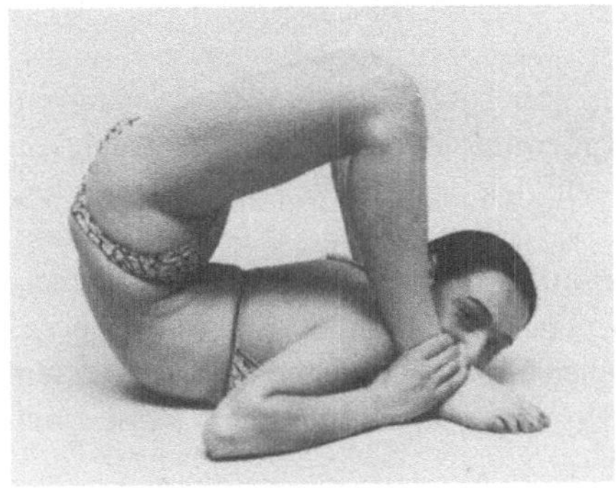

Abb. 11. Kautschukkontorsionistin in Bauchlage mit Aufdehnung der Wirbelsäule

konnten in einer Verlaufsstudie eine Kontorsionistin nach 25 Jahren nachuntersuchen. Sie hatte außergewöhnlich „harten Kautschuk" mit Partnertraining betrieben. Mit 30 Jahren mußte sie ihren Beruf wegen zunehmender Rückenschmerzen aufgeben und zeigte jetzt röntgenologisch Spondylolysen bei L 1 und L 2 sowie Spondylolisthesen bei L 3/4 um 22% und bei L 5/S 1 um 52% (Abb. 11 u. 12).

Insbesondere in wirbelsäulenbelastenden Disziplinen ist eine möglichst frühzeitige klinische und röntgenologische orthopädische Tauglichkeitsuntersuchung der Sportler erforderlich. Des weiteren ist eine ständige Betreuung und Beratung angezeigt. Extreme, stereotype Belastungsmuster sind soweit wie möglich zu reduzieren, auf vielseitigen Ausgleichssport sollte hingewirkt werden. Besonders gefährliche Übungsteile sollten durch Änderungen der Wettkampfregeln eingeschränkt werden. Auf exakte technische Ausführung der Übungen und gezieltes Aufbautraining ist zu achten.

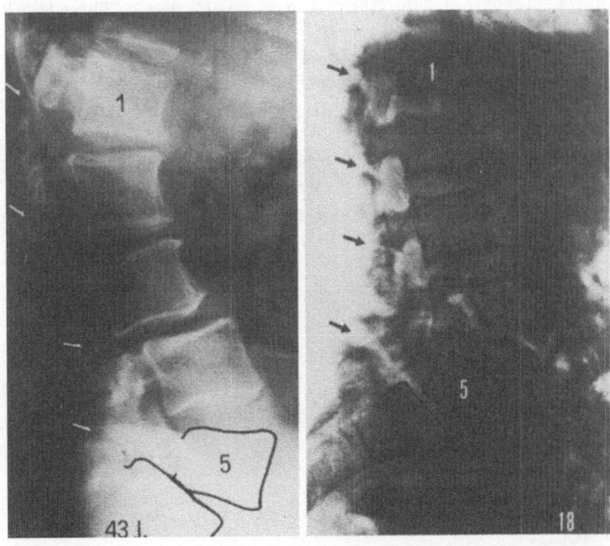

Abb. 12. a Spondylolyse L 1 und L 2, Spondylolisthese L 3/4 und L 5/S 1 mit 43 J. **b** Spondylolyse L 1, L 2 und L 3, Spondylolisthese L 5/S 1 mit 18 J. (Aus Brauer 1967)

Zusammenfassung

Die Wirbelsäule ist beim Leistungssportler bestimmter Disziplinen großen Belastungen ausgesetzt. Tauglichkeitsuntersuchungen von Kaderathleten sowie gezielte Analysen in einzelnen Sportarten ergaben im Vergleich zu den in der Ambulanz betreuten Breitensportlern eine deutliche Häufung von M. Scheuermann, Osteochondrosen, Skoliosen und insbesondere Spondylolysen. Besonders hohe Beanspruchungen scheinen bei Turnerinnen, Wettkampfgymnastinnen, Trampolinspringern, Gewichthebern, Delphinschwimmern und Speerwerfern zu bestehen. Aufschlußreiche Verlaufsstudien konnten außerdem bei Kontorsionisten mit extremen Positionen der Wirbelsäule vorgenommen werden.

Literatur

Brauer W (1967) Wirbelsäulenschäden bei Kontorsionisten. Med. Sport 7:33

Cotta H, Krahl H (1977) Degenerative Veränderungen der Wirbelsäule und sportliche Belastungen. Sportarzt 28:114

Krämer J, Brenner H (1978) Gefahren für die Wirbelsäule beim Gewichtheben. Orthop Prax 14:43

Matthiass HH (1956) Arbeitshaltung und Bandscheibenbelastungen. Arch Orthop 48:147

Refior J, Zenker H (1970) Wirbelsäule und Leistungsturnen. MM 112:463

Riehle H (1978) Die Biomechanik der Wirbelsäule beim Trampolinturnen. Richarz, Sankt Augustin (Schriften der Deutschen Sporthochschule Köln, Bd 2)

Rompe G, Steinbrück K (1980) Wirbelsäulenschäden durch Sport. In: Cotta H, Krahl H, Steinbrück K (Hrsg) Belastungstoleranz des Bewegungsapparates. Thieme, Stuttgart, S 215

Schwerdtner HP, Schoberth H (1973) Die Spondylolyse im Hochleistungssport bei Geräteturnerinnen. Z Orthop 111:934

Steinbrück K, Krahl H (1978) Sportschäden und Sportverletzungen an der Wirbelsäule. Dtsch Aerztebl 75:1139

Steinbrück K (1980) Hypermobilität und Sport. Dtsch Z Sportmed 31:10

Steinbrück K, Schädigungsmöglichkeiten am Stütz- und Bewegungsapparat mit Krafttraining. Landessportbund Baden-Württemberg, Jahrbuch 1980 S. 61 3. Sportmedizinisches Seminar

Steinbrück K (1980) Trampolinspringen. Med Sport 20:120

Steinbrück K, Krahl H, Rompe G (1980) Bedeutung mechanischer Faktoren bei der Entstehung der Spondylolyse (Untersuchungen an Leistungssportlern) Z Orthop 118:456

Tütsch C, Ulrich SD (1974) Wirbelsäule und Hochleitungsturnen. Sportarzt u Sportmed 9/10:206 u. 320

Streßfrakturen der unteren Extremität

E. Schuchardt

Gerade mit der Zunahme des Breitensports häufen sich auch als Überlastungssyndrom die sog. Überlastungs- oder Streßfrakturen.

Die noch oft verwandten Bezeichnungen „Dauer- oder Ermüdungsbrüche" sind terminologisch aus der Werkstoffkunde bei ähnlichen Phänomenen an toten Materialien entlehnt. In Hinsicht auf biologische Substanzen ist dies nicht ganz korrekt, da wir Ermüdung als physiologisches Geschehen auffassen müssen.

Im folgenden soll auf typische Lokalisationsmuster dieser Verletzungen an der unteren Extremität eingegangen sowie die Prinzipien von Diagnose, Therapie und Prophylaxe umrissen werden.

Pathophysiologie

Die Feinarchitektur der tragenden Skeletanteile wird den einwirkenden Druck-, Zug-, Dreh- und Schubkräften durch das Prinzip des trajektoriellen Platten- und Röhrenbaus funktionell gerecht (Knese 1956; Kummer 1956), wobei die Spannungstrajektorien nicht auf den Einzelknochen beschränkt bleiben, sondern über die Gelenkverbindung hinweg den gesamten Skelettabschnitt funktionell zusammenfassen.

Als dynamischer Partner des motorischen Systems schützt eine gut trainierte Muskulatur das starre Knochensystem (Abb. 1).

Durch Ermüdung der Muskulatur verliert diese ihre Schutzfunktion als Zuggurtungssystem gegen die exzentrische Knochenbelastung, und das Skelett wird an typischen Stellen zunehmend einer Überbelastung durch Biegebeanspruchung unterworfen (Abb. 2).

Küntscher (1934) konnte experimentell am belasteten Femur bereits unter physiologischer Beanspruchung konstant Bereiche nachweisen, an denen zuerst Spannungen im Knochen auftraten (sog. Spannungsspitzen). Sie liegen senkrecht zur Richtung größter Zugbelastung und damit senkrecht zum trajektoriellen Trabekelaufbau. An den Orten dieser Spannungsspitzen können dann anhaltenden dynamischen Dauerbelastungen aus Mikrofrakturen im mikroskopisch-kristallinen Bereich die makroskopisch faßbaren Streßfrakturen des gesamten Knochens resultieren, wenn die Muskelkraft als korrigierender Gegenspieler durch Ermüdung insuffizient wird. Die plötzliche Belastung eines Knochens über seine Eigenelastizität hinaus führt im Gegensatz hierzu zum Gewaltbruch (Abb. 3).

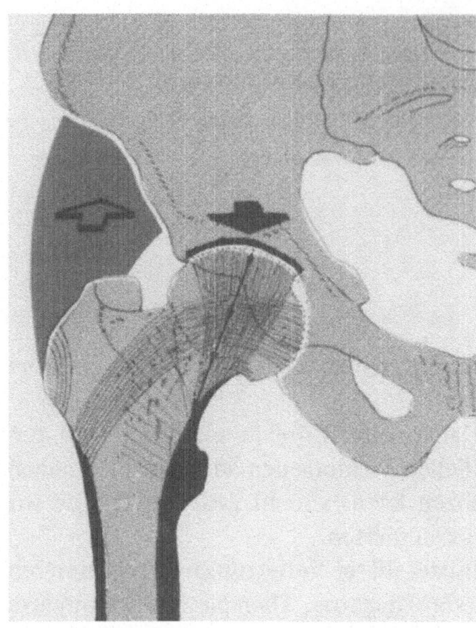

Abb. 1. Gleichgewicht zwischen funktionell adaptierter Muskulatur und Skeletbelastung

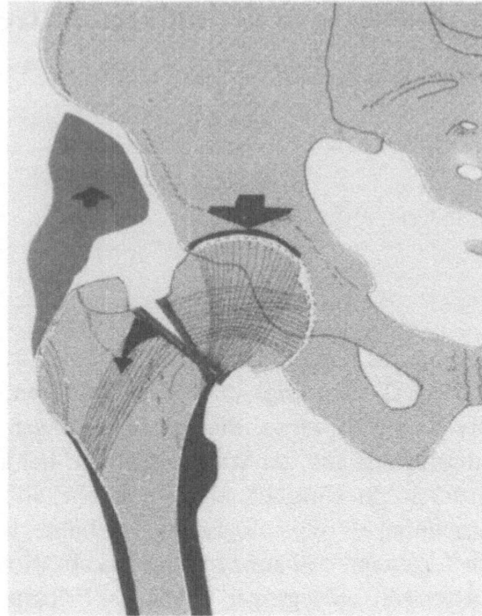

Abb. 2. Streßfraktur durch Überlastung: funktionell insuffiziente Muskulatur

Entscheidend dabei ist gar nicht so sehr das Ausmaß der übermäßigen Belastungsumfänge an sich, sondern die individuelle Überlastung des unadaptierten Muskelsystems. Darüber hinaus fällt auf, daß Streßfrakturen gehäuft gerade bei Athleten auftreten,

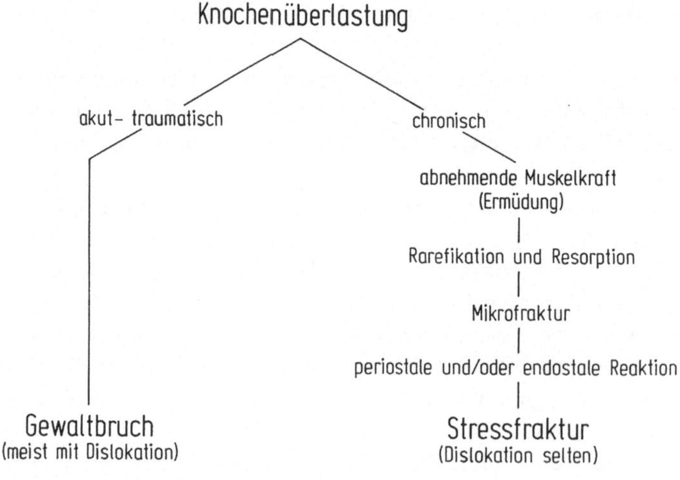

Abb. 3. Pathogenese der Knochenbrüche

die durchaus nicht immer extremen Belastungen unterworfen waren und zur Zeit der
Erkrankung auch nicht zur Leistungsspitze ihrer Disziplin zählten.
Nach Devas (1975) trat der Überlastungsschaden bei Läufern auf, die länger und auf
harter Unterlage trainiert hatten. Nach unseren Beobachtungen ereignen sich die Streß-
frakturen der Läufer besonders in den Monaten Februar bis April: Es ist dies die Zeit
eines besonders intensiven Trainingsumfangs und der ersten Bahnläufe, bevor dann
etwa im Mai die eigentliche Wettkampfsaison beginnt. Dagegen war das Auftreten von
Überlastungsbrüchen während der eigentlichen Wettkampfsaison im Sommer eher die
Ausnahme.
Walter und Wolf (1977) haben folgende Häufigkeitsverteilung angegeben: Fibula 25%,
Metatarsalia 20%, Tibia 20%, Calcaneus 15%, restliche Knochen 15%.
An unserem Krankengut können wir lediglich den relativ hohen Anteil der Calcaneus-
beteiligung nicht bestätigen.

Anamnese

In der Vorgeschichte fehlt stets ein wesentliches Trauma. Die Patienten klagen zuerst
über lokalisierte Belastungsschmerzen, die mit der Zeit zunehmen. Dabei wird der
Schmerz als dumpf, ziehend oder nagend bezeichnet. Später wird das Laufen unmöglich, und zum Belastungsschmerz gesellen sich die Ruhebeschwerden.

Typische Lokalisationen

Ganz allgemein können Überlastungsbrüche an vielen Stellen des Skelets auftreten,
in Hinsicht auf den einzelnen Knochen jedoch an typischer Stelle. Sie treten bei den
Röhrenknochen meist am gelenknahen meta-/diaphysären Übergang auf (Abb. 4).
Die sog. Umkehrzone zwischen der schwachen Kortikalis der Metaphyse und der
stärkeren Kortikalis des Schafts ist an sich temporär ein physiologischer Schwach-
punkt, bei dem sich bereits im Normzustand histologisch die Inhomogenität der
Festigkeit darstellen läßt (Otte 1968) (Abb. 5).
Besonders betroffen sind die Schambeinäste, der Schenkelhals, die proximale Tibia,
die oberen und unteren Fibulasegmente und die Ossa metatarsalia II und III. Eine
gewisse Ausnahme stellen die Überlastungsbrüche des mittleren Tibiadrittels dar,
die gehäuft bei Ballettänzern auftreten. Seltener sind die Streßfrakturen der Patella
und des Os naviculare pedis. Die in der Literatur öfter beschriebene Beteiligung des
Calcaneus konnten wir in unserem Krankengut noch nicht beobachten.
Als Sonderfälle wurden Überlastungsbrüche im Gefolge deform verheilter Frakturen,
bei anlagebedingten Abnormitäten (Coxa vara), an röntgengeschädigtem Knochen
sowie an der Entnahmestelle kortikospongiöser Späne beobachtet (Schuchardt 1976).

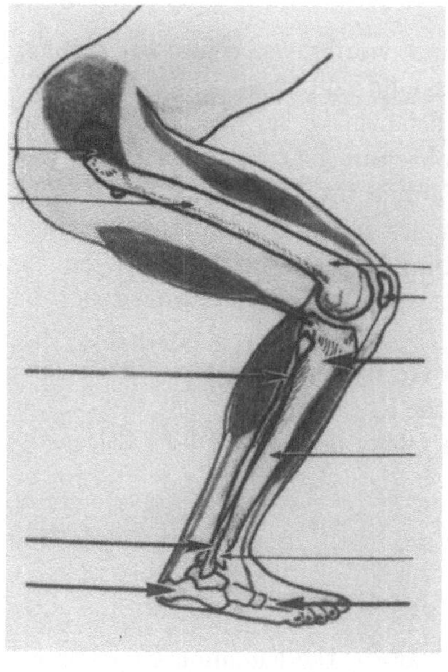

Abb. 4. Häufigste Lokalisationen
der Überlastungsbrüche an der unteren Extremität

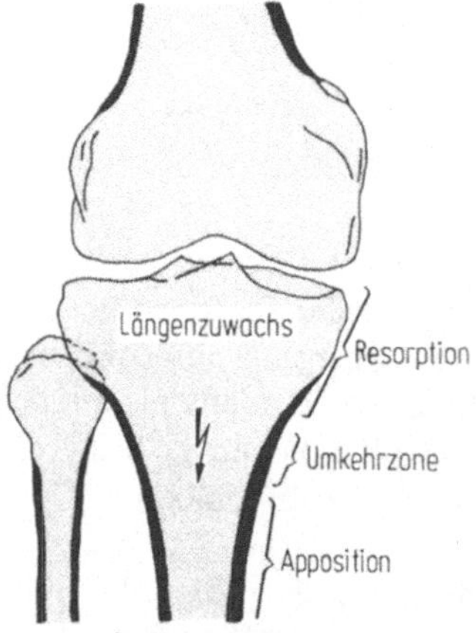

Abb. 5. Schema der Wachstumsdynamik (Nach Otte 1968)

Klinischer Befund

Die Untersuchung läßt umschriebene Weichteilschwellungen, Druckdolenzen,
Stauchungs-, Bewegungs- und Biegeschmerzen feststellen. Fast immer zeigen sich auch
Tonusveränderungen der abhängigen Muskulatur in Form von Muskelhärten. Später
sind bei subkutan liegenden Skeletanteilen zuweilen spindelförmige Knochenauftrei-
bungen tastbar. Es fehlt — mit häufiger Ausnahme der Streßfrakturen des Schenkelhalses — eine Dislokation der Fragmente.

Röntgenbild

Das Röntgenbild wird erst im Verlauf von 4–6 Wochen typisch: Es zeigt schmale, glatt begrenzte, quer zur Längsachse verlaufende Sklerosierung. Diese Fissuren zeigen keine Dislokation der Fragmente. In der Umgebung der Frakturlinie ist die Spongiosastruktur verwaschen zuweilen mit periostalen Appositionen. Unter fortschreitender Belastung verdickt sich der periostale Kallus, und es kann gelegentlich zum Restbruch mit Dislokation kommen.
Besonders wichtig ist daher bei röntgennegativem Ausgangsbefund und anhaltenden Beschwerden, daß an eine Streßfraktur gedacht und eine Röntgenkontrolle nach 3 Wochen veranlaßt wird.
Szintigraphische Untersuchungen haben gezeigt, daß mit Radionukliden das Geschehen röntgenologisch früher und treffsicherer diagnostiziert werden kann (Prather u. Mitarb. 1977), nur wird man natürlich nicht auf jeden Verdacht hin gleich szintigraphieren.

Kasuistik

Fall 1. Ein 20jähriger Läufer mit einem Trainingsumfang von 100 km pro Woche klagte nach einer Trainingspause von 6 Wochen plötzlich über Hüftgelenkschmerzen, die nach einiger Zeit zur sofortigen Belastungsunfähigkeit führten (Abb. 6).

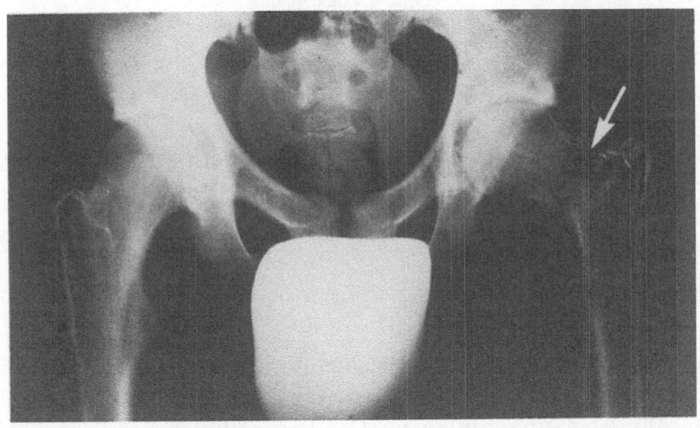

Abb. 6. Streßfraktur des Schenkelhalses

Röntgenologisch bot sich das Bild einer Streßfraktur des *Schenkelhalses,* die nach Reposition und übungsstabiler Osteosynthese in anatomischer Stellung abheilte (Abb. 7).
In der angeforderten früheren Hüftübersichtsaufnahme zeichnete sich bereits durch eine Sklerosierungszone der Beginn der Überlastungsfraktur ab (Abb. 8).

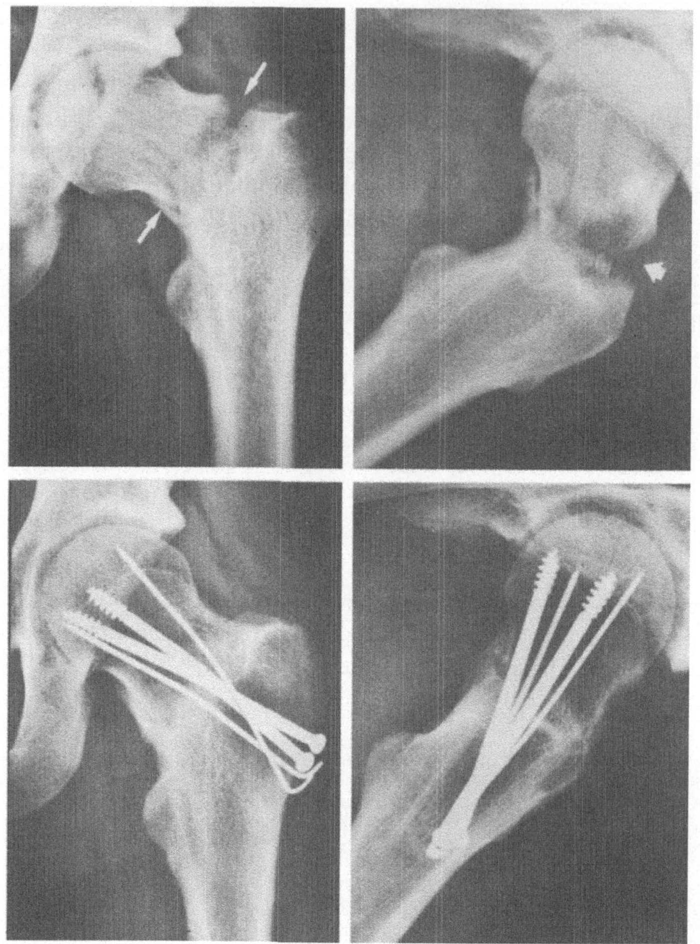

Abb. 7a, b. Osteosynthese des Überlastungsbruchs

Fall 2. Diese in biomechanischer Hinsicht ungünstige Varusstellung des koxalen Femurendes führte in Kombination mit einer Altersosteoporose bei einer 63jährigen Patientin bereits durch Alltagsbelastung zu einem Überlastungsbruch des *Schenkelhalses*, der nach einer valgisierenden intertrochantären Osteotomie folgenlos ausheilte (Abb. 9).

Fall 3. Den instruktiven Fall einer Streßfraktur des *distalen Femur* entnahmen wir Provost und Morrows (1969): Ein 21 Jahre alter Mann klagte 6 Wochen nach Trainingsbeginn über Schmerzen im Bereich des Oberschenkels. Ein kurzfristiger immobilisierender Verband brachte keine Beschwerdebesserung. Die Röntgenaufnahme des distalen Femurs im a.-p.-Strahlengang zeigte an der Innenseite eine geringe

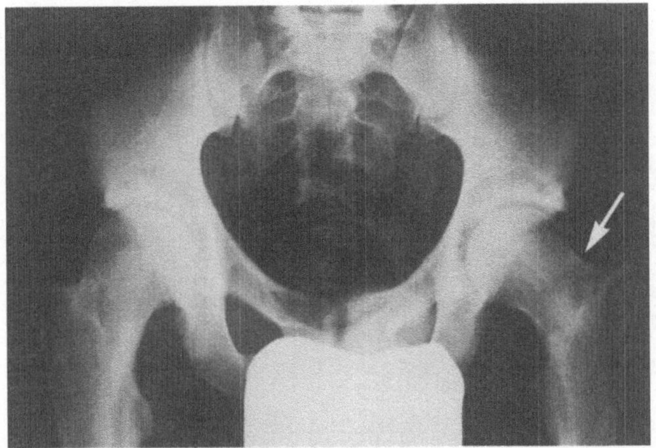

Abb. 8. Sklerosierungszone des Schenkelhalses als Ausdruck der drohenden Streßfraktur

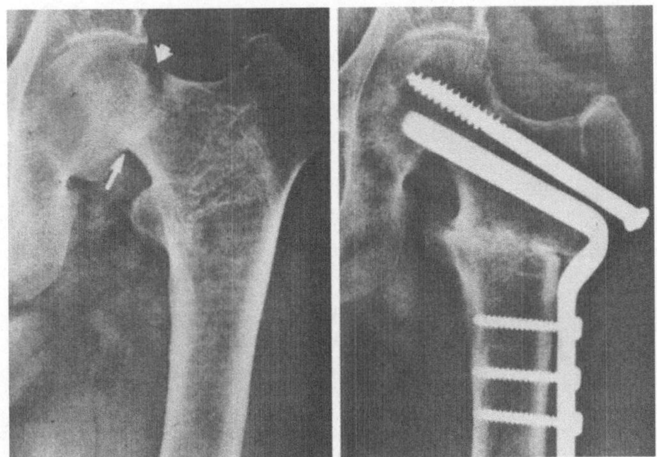

Abb. 9. Streßfraktur des Schenkelhalses bei Coxa vara und Altersosteoporose

periostale Auflagerung mit einer von dort in den Schaft ziehenden Linie geminderten Kalksalzgehalts. Noch in der Klinik fühlte er beim Gang auf ebenem Boden ein Schnappen im Oberschenkel und fiel zu Boden, mit sofortiger Belastungsunmöglichkeit des Beins. Eine neuerliche Röntgenaufnahme wies eine Querfraktur des Oberschenkelschafts mit Dislokation der Fragmente auf (Abb. 10).

Fall 4. Wiederum ohne besonderes Unfallereignis klagte ein 16jähriger Junge über diffuse Schmerzen im Bereich der *Kniescheibe.* Das seitliche Röntgenbild zeigt einen Überlastungsbruch im distalen Kniescheibendrittel ohne wesentliche Dislokation. Nach Ruhigstellung im Tutor in Neutral-O-Stellung heilte der Bruch folgenlos aus (Abb. 11).

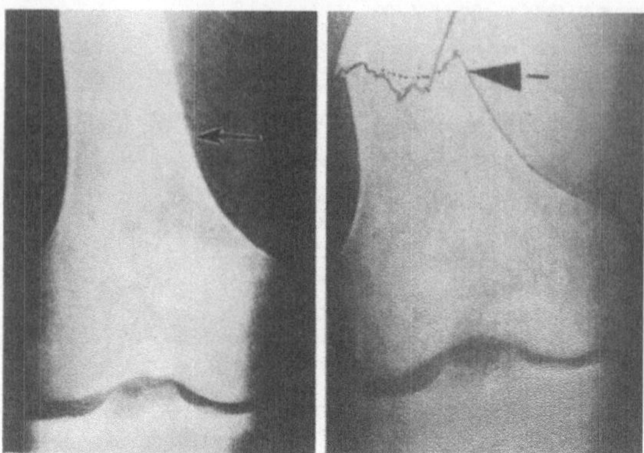

Abb. 10a, b. Streßfraktur des distalen Femurs (Nach Provost u. Morrows, 1969)

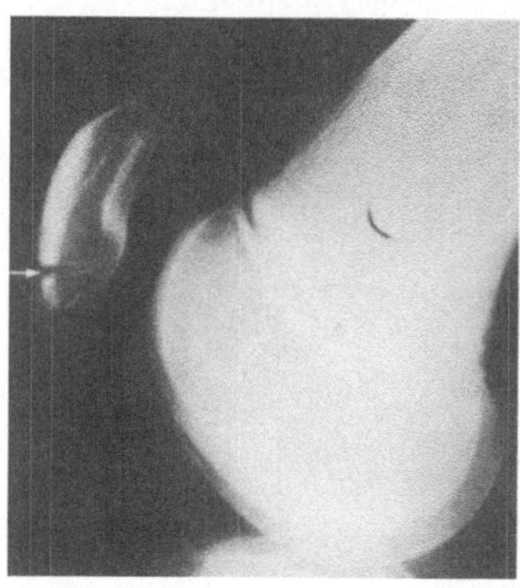

Abb. 11. Streßfraktur des distalen Patellapols

Fall 5. Dieser Freizeitsportler (Langstreckentraining) klagte über Belastungsschmerzen im Bereich des proximalen Unterschenkeldrittels. Andernorts erfolgte eine lokale Injektionsbehandlung. Unter dem Verdacht einer Osteomyelitis wurde der Patient stationär aufgenommen. Röntgenologisch fand sich lediglich eine Streßfraktur der *proximalen Tibia* an typischer Stelle (Abb. 12). Die angeforderten Röntgenaufnahmen zeigten retrospektiv bereits den Beginn des Überlastungsschadens.

Fall 6. Für die Vielzahl der häufigen Überlastungsbrüche des *Wadenbeins* in den verschiedenen Etagen soll als typisches Röntgenbild Abb. 13 stehen.

Fall 7. Der nächste Fall zeigt die zweizeitige Streßfraktur einer Fibula in verschiedener Höhe:
Bei dem 28jährigen Mittelstreckler trat im Januar 1976 ein typischer Überlastungsbruch der proximalen Fibula auf.

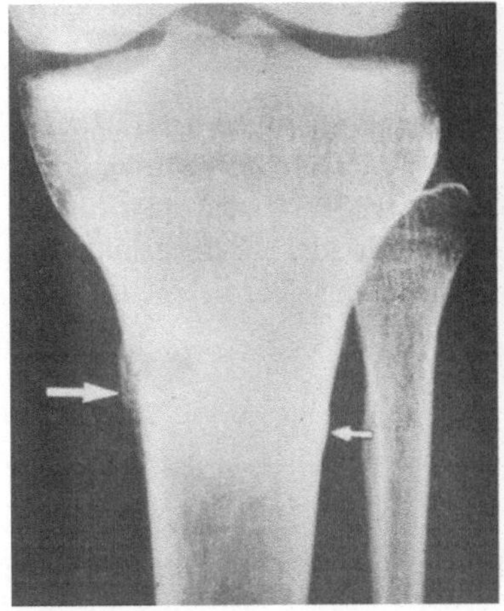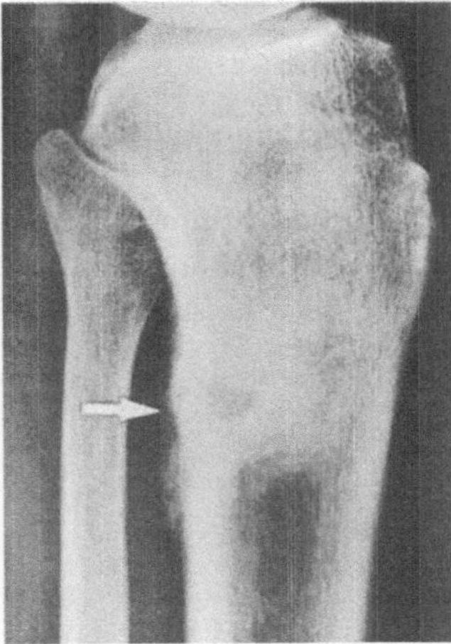

Abb. 12a, b. Streßfraktur der proximalen Tibia

In den folgenden Röntgenkontrollen ließ sich die spontane Abheilung durch eine breite Kallusbildung nachweisen (Abb. 14).
Nach Beschwerdefreiheit trainierte er wiederum 3mal täglich, klagt jedoch nach 2 Jahren anläßlich einer Nachuntersuchung plötzlich wieder über Belastungsschmerzen am gleichen Bein im Sprunggelenkbereich, ohne daß röntgenologisch nachweisbare Veränderungen (auch im nachhinein) erkennbar waren.

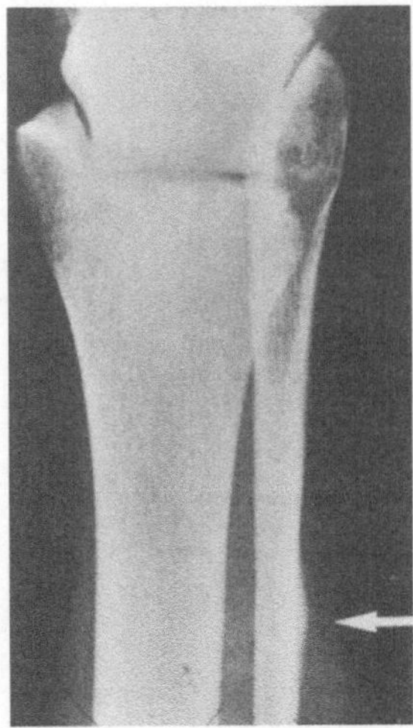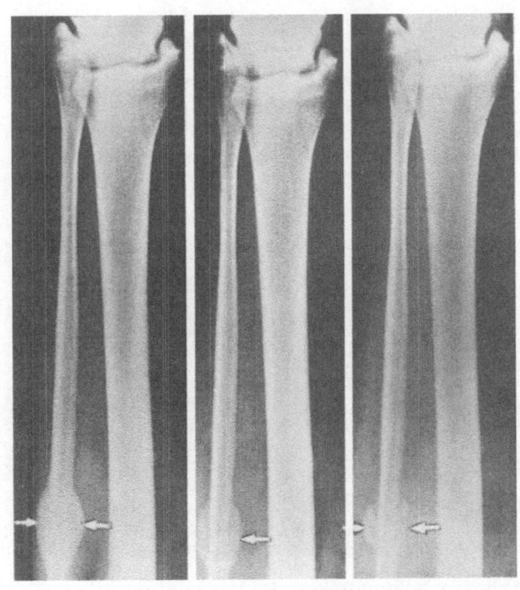

Abb. 13. Streßfraktur der Fibula im mittleren Bereich
Abb. 14. Streßfraktur der proximalen Fibula

Erst in einer Nachuntersuchung 6 Wochen nach Beschwerdebeginn stellte sich röntgenologisch eine neuerliche Streßfraktur im *Außenknöchelbereich* dar (Abb. 15).

Fall 8. Dieser Leistungssportler (Hürdensprinter) war als Kleinkind wegen eines Klumpfußes operiert worden (s. Dysplasie der Talusrolle!). Ohne Unfallereignis wurde plötzlich über Schmerzen im Bereich des Sprunggelenks geklagt. Die Streßfraktur des *Innenknöchels* wurde operiert (Verschraubung), da der Patient in der Vorbereitung zur Olympiaqualifikation stand. Sein Leistungsoptimum konnte er jedoch nicht mehr erreichen (Abb. 16).

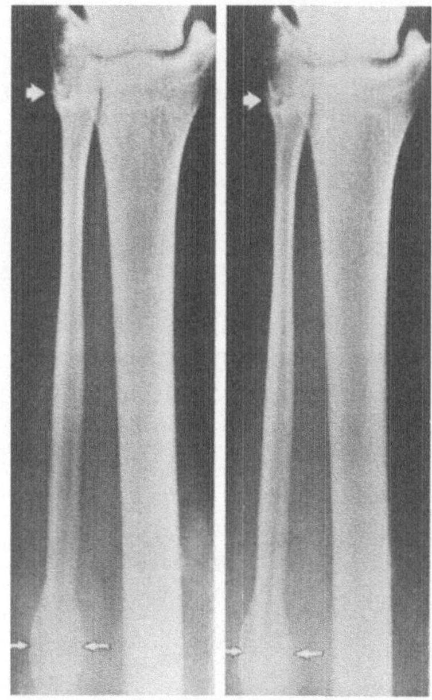

Abb. 15a, b. Zusätzlich zweizeitige Streßfraktur der distalen Fibula

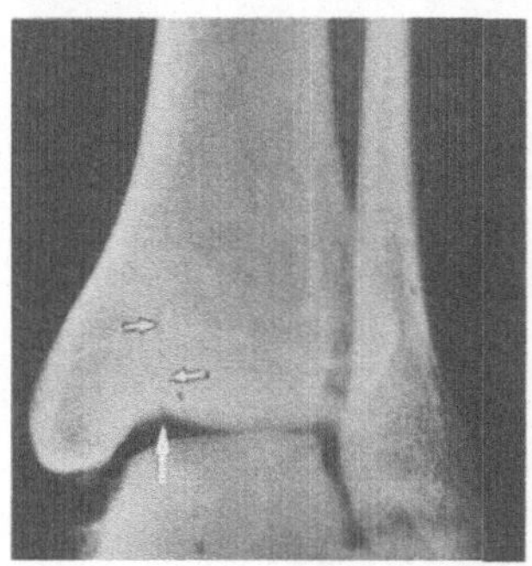
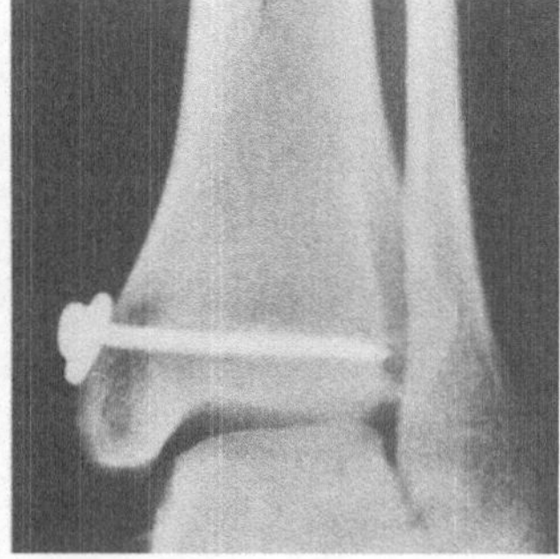

Abb. 16a, b. Streßfraktur des Malleolus medialis

Fall 9. Dieser Fall stellt die Beteiligung des *Os naviculare pedis* dar (über die spezielle Problematik dieser Lokalisation s. Krahl i. diesem Buch) (Abb. 17).

Fall 10. Eine 45jährige Patientin betrieb im Rahmen der Trimm-Dich-Bewegung ein Lauftraining. Seit Wochen klagte sie über Belastungsschmerzen im Vorfußbereich.

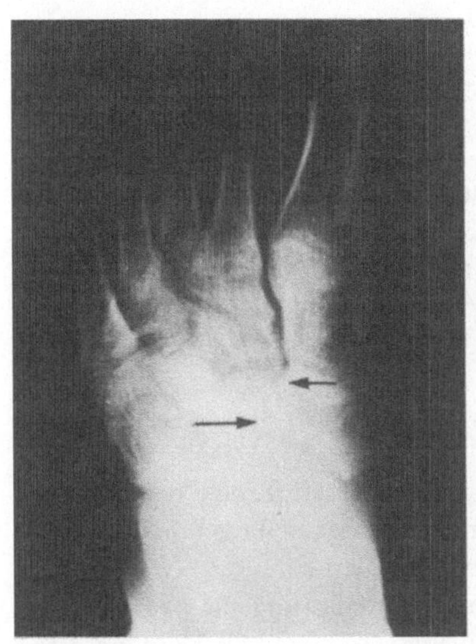
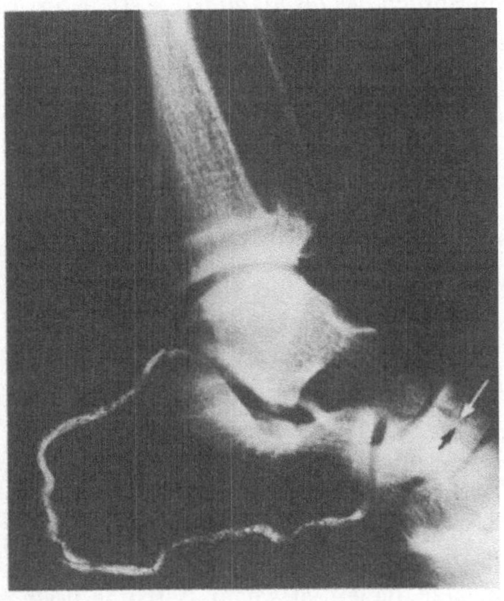

a　　　　　　　　　　　　　　　　b

Abb. 17a, b. Streßfraktur des Os naviculare pedis

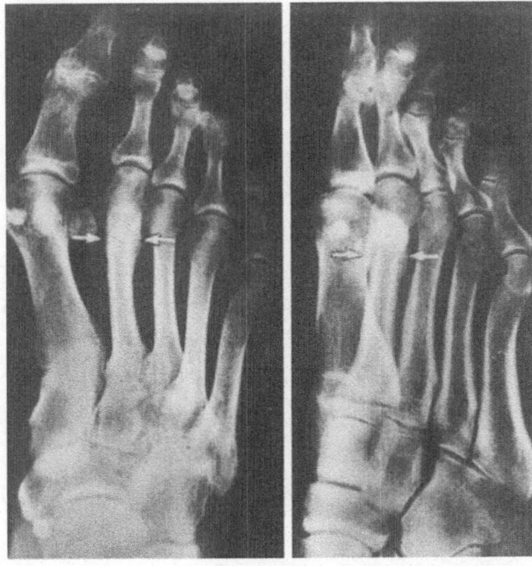
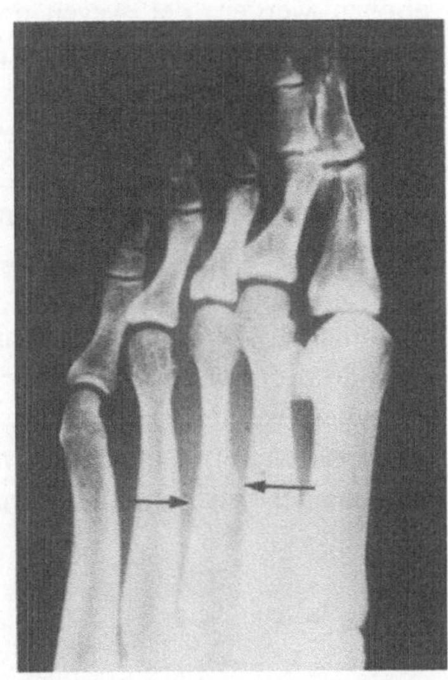

a　　　　　　　　　　b

Abb. 18a, b. Streßfraktur des Os metatarsale II

Abb. 19. Streßfraktur des Os metatarsale III

Neben einer lokalen Weichteilschwellung zeigte sich eine Streßfraktur des *Os metatarsale II* mit deutlicher Kallusbildung (Abb. 18).

Fall 11. Ein ähnliches Bild bot eine 27jährige Mittelstrecklerin, die ebenfalls Belastungsschmerzen im linken Vorfuß angab. Objektiviert wurden die Beschwerden durch einen umschriebenen lokalen Druckschmerz. Röntgenologisch zeigte sich ein Überlastungsbruch des *Os metatarsale III* (Abb. 19).

Differentialdiagnose

Bei der Differentialdiagnose muß ein Gewaltbruch ausgeschlossen werden, der fast stets ein Trauma in der Anamnese und die klassischen Frakturzeichen aufweist. Ferner ist an Periostosen, tumoröse Veränderungen (wie ein periostales und Ewing-Sarkom), Osteomyelitiden sowie röntgentechnisch bedingte Artefakte zu denken.

Therapie

Die Therapie der Streßfraktur ist relativ einfach, da der Bruch infolge der Fähigkeit ossärer Spontanheilung ohne zusätzliche medikamentöse Maßnahmen in der Regel so abheilt, daß wieder eine volle Belastbarkeit erwartet werden kann:
Es genügt die Unterbrechung der spezifischen Trainingsbelastung für 4–6 Wochen. In den meisten Fällen ist weder Bettruhe noch ein immobilisierender Verband erforderlich.
Als Ausnahme muß ausdrücklich der Überlastungsbruch des Schenkelhalses hervorgehoben werden, der wegen drohender oder bereits erfolgter Dislokation mit einer übungsstabilen Osteosynthese zu versorgen ist und bis zur Ausheilung einer Entlastung bedarf.
Ist der distale Unterschenkel betroffen, legen wir häufig einen gelenkstützenden Verband (Zinkleim, Acrylastic-Tape) an.
Am Fußskelet kann zuweilen ein das Quer- und Längsgewölbe modellierender fixierender Verband für 4 Wochen und nachfolgend ein funktionell stützender Acrylastic-Tape-Verband hilfreich sein.
Wesentlich in der sportärztlichen Beratung ist die Unterweisung des Sportlers in der Rehabilitationsphase und – nach Absprache mit dem Trainer – die Festlegung eines geeigneten Trainingsprogramms. So kann während der Zeit sportspezifischer Trainingsunterbrechung etwa durch Schwimmen, Radfahren und geeignete Arbeit an der Kraftmaschine der Leistungsabfall gering gehalten werden.

Prophylaxe

Die beste Vorbeugung ist ein individuell und langfristig geplanter Trainingsaufbau, da nur durch wiederholte Bewegungsabläufe, durch Steigerung der Belastung und Gewöhnen an die individuelle maximale Belastbarkeit eine ständige Leistungsverbesserung bis zur sportlichen Meisterschaft zu erwarten ist. Bei Nichteinhalten dieser Grundforderung, besonders beim undisziplinierten und planlosen Elementartraining, muß es notwendig nicht nur zu Leistungsschwankungen kommen, sondern es sind dabei auch die Voraussetzungen für Überlastungsschäden geschaffen (Landrgot u. Kavan 1963). Die Ermüdungsfraktur im Sport ist kein Zeichen übermäßiger leistungssportlicher Belastung, sondern ein Hinweis auf einen ungeeigneten Trainingsaufbau durch Diskrepanz von Belastung und individueller Belastbarkeit.

Literatur

Böhm HW, Thiel A (1979) Diagnostik und Therapie der Ermüdungsbrüche des Unterschenkels. Vortrag auf der Fortbildungsveranstaltung für Sportärzte 1979 Lüdenscheid-Hellersen (unveröffentlicht)

Burdzik G (1952) Die Ermüdungsfraktur als Ausdruck medizinischer und biologischer Kräfte. Arch Orthop Unfallchir 45:334

Devas MB (1975) Stress fractures. Longmann, New York

Jackson Burrows H (1956) Fatigue infractures of the middle of the tibia in ballet dancers. J Bone St Surg [Br] 38:83

Knese KH (1956) Belastungsuntersuchungen des Oberschenkels unter der Annahme des Knickens. Morphol Jahrb 97:405

Krahl H, Rompe G (1973) Ermüdungsbruch der pars pubica des Schambeines. Z Orthop 111:216

Küntscher G (1934) Die Darstellung des Kraftflusses im Knochen. Zentralbl Chir 37:2130

Kummer B (1956) Eine vereinfachte Methode zur Darstellung von Spannungstrajektorien, gleichzeitig ein Modellversuch für die Ausrichtung und Dickeverteilung der Spongiosa in den Gelenkenden der Röhrenknochen. Z Anat 119:223

Landrgot B, Kavan Z (1963) Überlastungsschäden am Skelet der unteren Extremität bei Leichtathleten. Med Sport 3:136

Maatz R (1979) Knochenbruch und Knochenbruchbehandlung. In: Schinz HR, Baensch WE, Frommhold W, Glauner R, Uehlinger E, Wellauer J (Hrsg) Skelet, 6. Aufl. Thieme, Stuttgart (Lehrbuch der Röntgendiagnostik, Bd II/1, S 314)

Otte P (1968) Überlastungsschäden der unteren Extremität. In: Witt AK (Hrsg) Verhandlungen der Deutschen Gesellschaft für Orthopädie und Traumatologie, 55. Kongreß. Enke, Stuttgart

Prather JL, Nusynowitz ML, Snowdy HA, Hughes AD, McCartney WH, Bagg RJ (1977) Scintigraphic findings in stress fracture. J Bone Jt Surg [Am] 59:869

Provost R, Morrows JM (1969) Fatigue fracture of the femoral shaft. J Bone Jt Surg [Am] 51:487

Savoca CJ (1971) Stress fractures. Diagn Radiol 100:519

Schuchardt E (1976) Zur Ermüdungsfraktur an der Schienbeinkopfschaftgrenze nach Entnahme eines kleinen kortikospongiösen Spanes. Z Orthop 114:125

Stanitzki CL, McMaster JH, Scranton PE (1978) On the nature of stress fractures. Am J Sports Med 6:391

Tittel K (1976) Beschreibende und funktionelle Anatomie des Menschen, 7. Aufl. Fischer, Jena

Towne LC, Blazina ME, Cozen LN (1970) Fatigue fracture of the tarsal navicular. J Bone Jt Surg [Am] 52:376

Walter NE, Wolf MD (1977) Stress fractures in young athletes. Am J Sports Med 5:165

Kontaktlinsen im Leistungssport

D. Schnell[1]

Während in Amerika nur 10–15% der korrektionsbedürftigen Fehlsichtigen ohne Korrektur Sport treiben, sind dies in der Bundesrepublik im Breitensport noch immer 30%, beim Leistungssport sogar 37%. Dies aber ist für den praktisch tätigen Sportarzt ein Anachronismus in einer Zeit, da auf nationaler und internationaler Ebene mit immer verfeinerteren Trainingsmethoden und Techniken um hundertstel Sekunden und um Millimeter gekämpft wird und man sogar vor Pharmaka zur Leistungssteigerung nicht zurückschreckt.

In vielen Fällen ist eben nicht die Sauerstoffaufnahme oder ein anderer sportmedizinischer Parameter der leistungslimitierende Faktor, sondern die Sehschärfe. Der Grund hierfür ist, daß viele zur Sportausübung keine Brille tragen können und bisher keine Möglichkeit hatten, Kontaktlinsen zu erhalten.

Unsere ersten Anpaßversuche harter Kontaktlinsen bei Hochleistungssportlern zeigten deutlich, daß diese ganz andere Anforderungen an die Kontaktlinsen stellen, als dies sonst der Fall ist. Viele dieser Sportler klagten über Unverträglichkeiten der Linsen nur beim Sport.

Die Einführung der ersten weichen Kontaktlinsen in Europa durch die Firma Titmus-Eurocon machte es dann möglich, einer großen Anzahl von Sportlern verträgliche Kontaktlinsen anzupassen.

Im Rahmen der Olympiavorbereitungen für Montreal begannen wir mit der genannten Firma zusammen, fehlsichtigen Hochleistungssportlern, die von der Deutschen Sporthilfe gefördert wurden, Kontaktlinsen anzupassen. Wir entwickelten Testbögen und ließen sie von den jeweiligen Kontaktlinsenanpassern ausfüllen, die wir in der Nähe der Sportler für das Programm gewinnen konnten.

Den Sportlern wurde von augenärztlicher Seite auferlegt, sich in bestimmten Abständen untersuchen zu lassen, damit nicht unbemerkt Schäden an den Augen entstehen konnten.

Außerdem sollte so der Erfolg oder Mißerfolg der Anpassung kontrolliert werden. Darüber hinaus unternahmen wir Versuche, welche die Eignung bestimmter Kontaktlinsenarten für einige Sportdisziplinen untersuchen sollten.

In einer ersten Studie berichteten wir über die Erfahrungen bei 34 Kontaktlinsen tragenden Hochleistungssportlern, die wir 1 1/2 Jahre nachkontrollierten (Schnell 1978).

---

1 Für die Mithilfe bei den Fotografien danke ich Frl. Peters, Universitäts-Augenklinik Köln

In einer weiteren Arbeit (Schnell 1980) teilten wir die Testergebnisse von 124 mit Kontaktlinsen versorgten Sportlern mit, die wir bis zu 24 Monate lang nachkontrollierten. Heute verfügen wir über Erfahrungen bei 234 Kontaktlinsen tragenden Hochleistungssportlern, die wir zum Teil 4 Jahre lang untersuchten.

Vor Beginn des Kontaktlinsentestprogramms betrieben über 37% (genau 37,5%) der Probanden ihren Sport ohne jegliche Korrektur der Fehlsichtigkeit (Tabelle 1). Es handelte sich hierbei durchaus nicht nur um gering Fehlsichtige, sondern zum Teil um Hochleistungssportler, deren Korrektur bei —4 bis —5, oder +5 bis +6 dpt lagen, oft mit einer stärkeren Stabfehlsichtigkeit.

Tabelle 1. Korrektur der Fehlsichtigkeiten vor Testbeginn

Ohne Korrektur	37,5%
Mit Brille	43,5%
Mit harter Kontaktlinse	4,7%
Mit weicher Kontaktlinse	14,2%

Der Grad der Fehlsichtigkeit aller Testpersonen entspricht, wie zu erwarten, einer in den Minusbereich verschobenen Gauss-Verteilungskurve.

Fast 89% (88,7) waren kurzsichtig, 11% weitsichtig, oft mit einer Stabsichtigkeit kombiniert. Insgesamt lagen 50% zwischen —1 und —3 dpt, 29% zwischen —3 und —6 dpt, nur 1,5% unter —6 dpt, keiner unter —8 dpt. 7% waren zwischen 0 und +3,0 dpt weitsichtig, die restlichen 4% (genau 4,3%) zwischen +3 und +7 dpt, kein Proband hatte über +8 dpt (Abb. 1).

Die Sportler betrieben 35 Sportarten (Tabelle 2). 53 Probanden waren Tennisspieler, 32 Leichtathleten, 23 Schwimmer, 18 Kanuten und Ruderer, sowie 14 Segler, um nur die wichtigsten zu nennen.

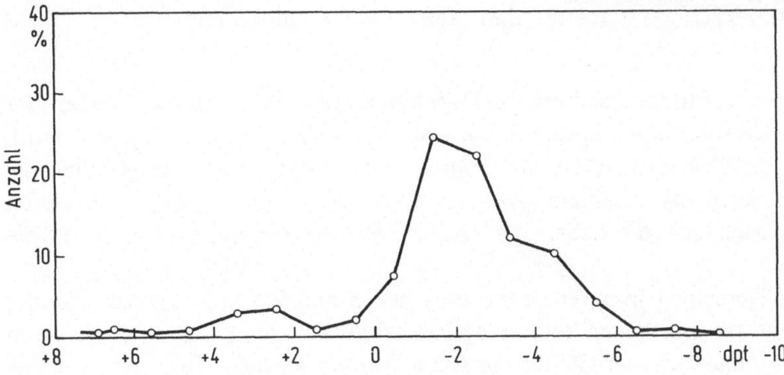

Abb. 1. Optische Stärke der Kontaktlinsen

Tabelle 2. Von den Testpersonen ausgeübte Sportarten

21,5%	(53)	Tennisspieler	1,2%	(3)	Wasserballer, Eisschnelläufer,
13,4%	(33)	Leichtathleten			Moto-Cross-Fahrer
9,3%	(23)	Schwimmer	0,8%	(2)	Eiskunstläufer, Volleyball-
7,3%	(18)	Ruderer und Kanuten			spieler, Wildwasserfahrer,
6,1%	(15)	Fechter			Ringer, Radballer
5,7%	(14)	Segler	0,4%	(1)	Basketballer, Bobfahrer,
4,9%	(12)	Tänzer			Kunstradfahrer, Rollschuh-
4,5%	(11)	Hockeyspieler			schnelläufer, Schützen,
4,1%	(7)	Trampolinturner			Skispringer, Wettkampf-
2,0%	(5)	Hallenhandballer			gymnastikturnerin,
1,5%	(4)	Badmintonspieler			Windsurfer, Biathlonsportler,
		Radrennfahrer			Rennrodler, Rollschuh-
		Skiläufer alpin			kunstläufer, Judoka

In den Versuch wurden 5 Kontaktlinsenarten einbezogen:

1. Harte Polymethylmetacrylat-(PMMA-)Kontaktlinsen (nicht sauerstoffdurchlässig)
2. Harte Celluloseacetobutyrat-(CAB-)Kontaktlinsen (sauerstoffdurchlässig)
3. Weiche Hydroxyethylmetacrylat-(Hema-)Kontaktlinsen (sauerstoffdurchlässig)
4. Weiche Silikonkautschuklinsen (sehr sauerstoffdurchlässig)
5. Weiche Hema-Kopolymerkontaktlinsen (sehr sauerstoffdurchlässig)

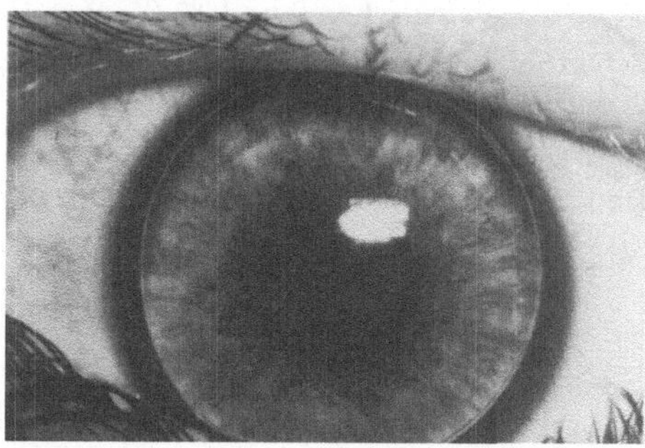

Abb. 2. PMMA-Kontaktlinse

Die harten sauerstoffundurchlässigen PMMA-Kontaktlinsen (Abb. 2) stellen im
allgemeinen bei Kontaktlinsenanpassern die erste Linsenart dar, die angepaßt wird,
da diese Linsen bei Verträglichkeit am unproblematischsten sind. Sie gleichen die
Fehlsichtigkeit — auch bis zu einem gewissen Grad die Stabsichtigkeit — am besten
von allen Linsenarten aus. Sie haben die längste Lebensdauer und sind in der Pflege
völlig problemlos.
Sie werden im allgemeinen in einer Größe zwischen 8 und 9,5 mm angepaßt. Leider
sind sie bei intensiver sportlicher Betätigung häufig unverträglich — auch wenn sie in
der übrigen Zeit ohne Schwierigkeiten getragen werden können. Dies hat folgende
Gründe:

Die Deckschicht (das Epithel) der Hornhaut bezieht den Sauerstoff, den sie zum Abbau des Zuckers und damit zur Energiegewinnung braucht, normalerweise aus der Luft. Bedeckt nun die sauerstoffundurchlässige PMMA-Kontaktlinse den größten Teil der Hornhaut, so muß sich der Stoffwechsel umstellen auf eine wesentlich geringere Energieausbeute durch sauerstofflosen, sog. anaeroben Zuckerabbau, weil die in der Tränenflüssigkeit gelöste Sauerstoffmenge nicht ausreicht (Smelser 1952, 1955). Dadurch kommt es zu einer vermehrten Säuerung durch Anschoppung von Milchsäure und Brenztraubensäure. Außerdem bedingt das Tragen von harten Kontaktlinsen einen erhöhten Stoffwechsel der äußersten Hornhautschichten, weil vermehrt Energie für die Regeneration mechanischer Schäden im Epithel durch die Linsen benötigt wird (Kilp 1974).

In vielen Fällen gewöhnt sich die Hornhaut an diese Umstellung im Verlauf der ersten Wochen. Entsteht dann — sportmedizinisch ausgedrückt — ein Steady state, ein Gleichgewicht also zwischen Energiebedarf und Energiebereitstellung in der Hornhaut, so wird die Kontaktlinse „vertragen".

Dies gilt jedoch meist nur in Ruhe oder bei Alltagsbelastungen. Erhöht sich, vor allem bei intensiven körperlichen Belastungen wie Rudern, Radsprint oder Mittelstreckenlauf, der Säuregehalt des Bluts, des Kammerwassers in der vorderen Augenkammer, der Tränenflüssigkeit, sowie damit auch der Hornhaut selbst, wird außerdem der Transport dieser sauren Schlacken verringert, so kommt es oft zu einer Übersäuerung des Milieus und damit zu Störungen des Stoffwechsels. Hierdurch wird der Wassergehalt der Hornhaut beeinträchtigt und damit die Hornhautklarheit verringert, ja es können Hornhautschwellungen (Ödeme) hervorgerufen werden (Farris u. Mitarb. 1971). Mitunter sehen wir froschlaichartige Gasansammlungen unter der Kontaktlinse bei Hochleistungssportlern.

Außer diesen biochemischen Veränderungen bei Extrembelastungen kommt es in Sportarten mit höheren Geschwindigkeiten, z. B. beim Fallschirmspringen, Radrennen, Reiten, oder beim Eisschnellauf durch den Luftzug zu stärkeren Tränenfluß, was die Haftung der Kontaktlinsen vermindert und oft ihren Verlust bewirkt. Auch Schweißabsonderungen verändern das Tränenmilieu und verringern die Verträglichkeit der Linsen ebenso wie Fremdkörper aus der oft staubigen Luft der Wettkampfplätze.

Auch Wärmestaus der Hornhaut werden bei extremen Belastungen, die ja die Körpertemperatur erheblich erhöhen können, als Unverträglichkeitsursachen diskutiert. Oft gehen die Kontaktlinsen, obwohl bei Sportlern die harten meist etwas fester angepaßt werden als bei Nichtsportlern, spontan bei intensiven statischen Belastungen verloren. Hierbei glauben wir an eine kurzdauernde Radienveränderung der Hornhaut durch Druckerhöhung im Auge, sowie eine Erhöhung des Liddrucks.

Für Wassersportarten kommen die harten PMMA-Kontaktlinsen wegen der Verlustgefahr von vornherein nicht in Frage. Trotzdem werden diese Linsen von einer Reihe von Sportlern, vor allem bei technischen Disziplinen und Läufen gut vertragen.

Eigenartigerweise haben die sauerstoffdurchlässigen CAB-Kontaktlinsen (Abb. 3) keine wesentlich bessere Verträglichkeit als die PMMA-Kontaktlinsen für Hochleistungssportler. Dies liegt sicher daran, daß sie, obwohl etwas verformbarer, immer noch eine

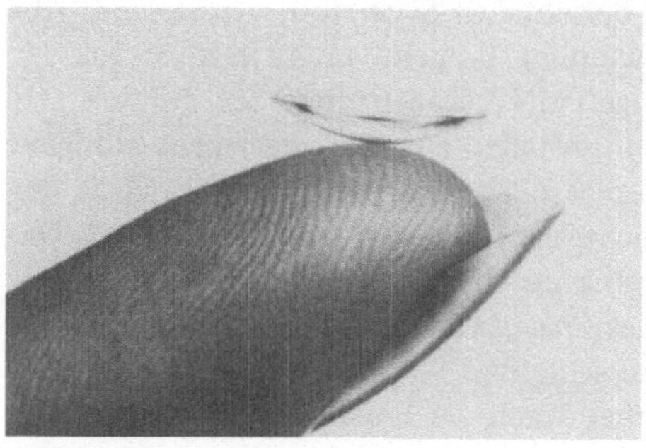

Abb. 3. CAB-Kontaktlinse

starke mechanische Belastung für die Hornhaut darstellen und die Stauerstoffdurch-
lässigkeit offensichtlich die Negativa der Linse, die denen der PMMA-Linse ähnlich
sind, nicht wettmachen. Aber auch hier besteht für einige Sportler eine ausgezeichnete
Verträglichkeit.
Bei der CAB-Linse sollen wegen der höheren Wärmeleitfähigkeit Hitzestaus weniger
vorkommen. Die gängigsten Größen sind 9 und 9,5 mm.
Seit ihrer Einführung ist die Hema-Linse (Abb. 4) die wichtigste Kontaktlinse für den
Sportler.

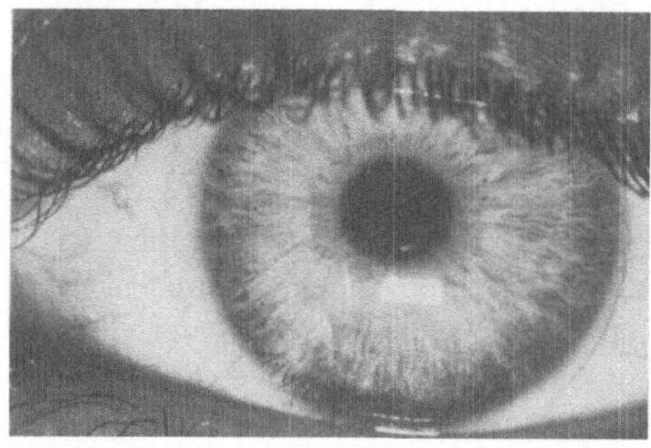

Abb. 4. Hema-Kontaktlinse
(Foto der Fa. Titmus-Eurocon)

Sie ist flexibel, enthält 38% Wasser und wird in Größen zwischen 12,5 und 16 mm benutzt. Sie hat eine hohe Sauerstoffdurchlässigkeit und stellt wegen ihrer Geschmeidig-
keit und ihrer großen Auflagefläche eine weitaus geringere mechanische Belastung für
die Hornhaut dar als die harten Arten. Unter bestimmten Voraussetzungen kann man
mit dieser Linse auch schwimmen, ohne allzu große Verlustgefahr.
Die rasche Verträglichkeit und der problemlose Tragekomfort verführen jedoch dazu,
sowohl in der Pflege als auch bei den Kontrolluntersuchungen nachlässig zu werden.
So können ohne Beschwerden Schäden am Auge entstehen, z.B. in Form von unbemerkt über die Hornhaut wachsenden Gefäßen, einer nicht seltenen schwerwiegenden
Komplikation, oder von Hornhautdeckschichtveränderungen, die oft nur zu mäßigen
Beschwerden führen und meist abends nach dem Aussetzen der Linse erst zu spüren
sind. Auch können durch Verunreinigungen in der Linse gedeihende Mikroorganismen
Infektionen am Auge hervorrufen.

Werden die Hema-Linsen gut gepflegt und gereinigt und finden die Nachkontrollen beim Anpasser regelmäßig, bei Beschwerden sofort, statt, dann ist die Gefahr einer Schädigung sehr gering.

Die Silikonkautschuklinse (Abb. 5) ist ebenfalls weich, wenn auch nicht so geschmeidig wie die aus Hema-Material. Die Sauerstoffdurchlässigkeit ist auch hier sehr gut. Dennoch wird diese Linse oft nicht so gut vertragen wie die Hema-Linse, vor allem wenn sie nicht lege artis angepaßt wird, nämlich so, daß sie sich nicht festsaugt, was sie bei zu steiler Anpassung oft nach Stunden tut. Durch den mangelnden Flüssigkeitsaustausch wird dann der Stoffwechsel der Hornhaut behindert.

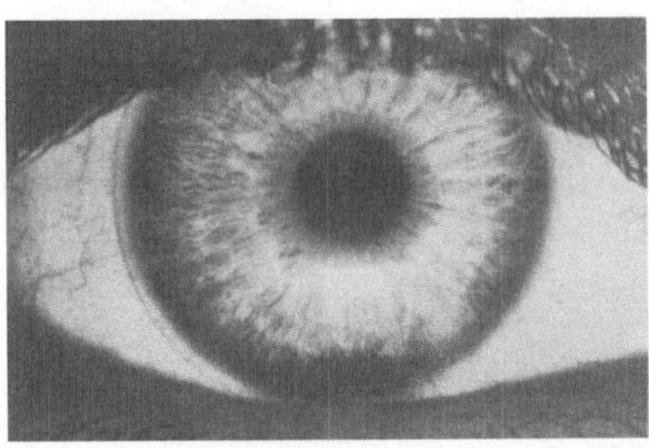

Abb. 5. Silikonkautschuklinse

Eine Schwierigkeit besteht bei dieser Linsenart darin, das Material benetzbar zu halten. Oft müssen gerade bei Sportlern die Linsen nachpoliert werden, weil durch die starke Abnutzung die Oberfläche unbenetzbar wird. Diese Linsenart benutzten wir in Größen zwischen 12,7 und 13,5 mm.

Sehr vielversprechend sind die Linsen aus einem neuen Hema-Kopolymer. Mit 60% ist das Material äußerst wasserreich und flexibel. Die sehr dünnen Linsen haben eine sehr hohe Sauerstoffdurchlässigkeit (Abb. 6).

Die von uns verwandte Linse ist eine einkurvige, die es bisher nur im Minusbereich bis −7 dpt gibt. Die Verträglichkeit ist recht gut, dennoch war die Zeit, die uns zur Erprobung der Linse zur Verfügung stand, zu kurz, um schon Entscheidendes zu sagen. Die meist angepaßte Linse war mit 37% die 15-mm-Hema-Linse, dann folgten die

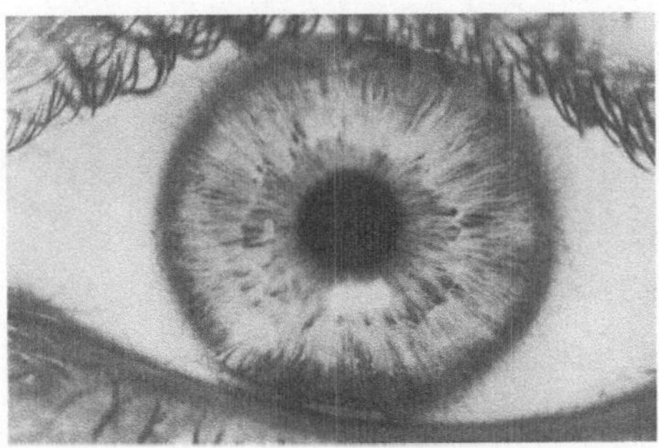

Abb. 6. Hema-Kopolymerlinse

Tabelle 3. Verwandte Kontaktlinsenarten und Größen

Hema 15 mm (Weicon)	37,3%	Hema-Kopolymer 13 mm (Weicon 60)	1,5%
Hema 13 mm (Weicon)	19,2%	Hema 15,5 mm (Weicon)	1,3%
Hema 13,5 mm (Weicon)	16,2%	CAB 9,0 mm (Persecon)	0,9%
Hema 14 mm (Weicon)	6,2%	Harte PMMA 9 mm (Selecon)	0,9%
Silikon 12,7 mm (Tesicon)	6,0%	Hema 14,5 mm (Weicon)	0,9%
Torische Hema 15 mm (Weicon)	3,0%	Silikon 13,5 mm (Tesicon)	0,4%
Harte PMMA 9,5 mm	2,1%	Hema 16 mm (Weicon)	0,4%
CAB 9,5 mm (Persecon)	1,7%	Harte PMMA 8,5 mm (Selecon Mini-Vent)	0,2%
Hema 12,5 mm (Weicon)	1,7%		

Hema-Linsen mit 13, 13,5 und 14 mm. In 6% der Fälle, also immerhin 28mal, wurde die Silikonlinse angepaßt und vertragen (Tabelle 3).

Über den Tragekomfort von Kontaktlinsen sind kaum objektive Aussagen möglich, hier müssen die Kontaktlinsenanpasser weitgehend auf die Angaben der Kontaktlinsenträger zurückgreifen.

Als Summe aller subjektiven Aussagen haben wir nach der Zufriedenheit der Sportler mit den Kontaktlinsen gefragt (Abb. 7).

Der Vergleich der Nachkontrollen der ersten 2 Jahre ergibt, daß die Zufriedenheit zunächst am größten ist, dann allmählich abnimmt bis zum 12. Monat. Hier werden oft

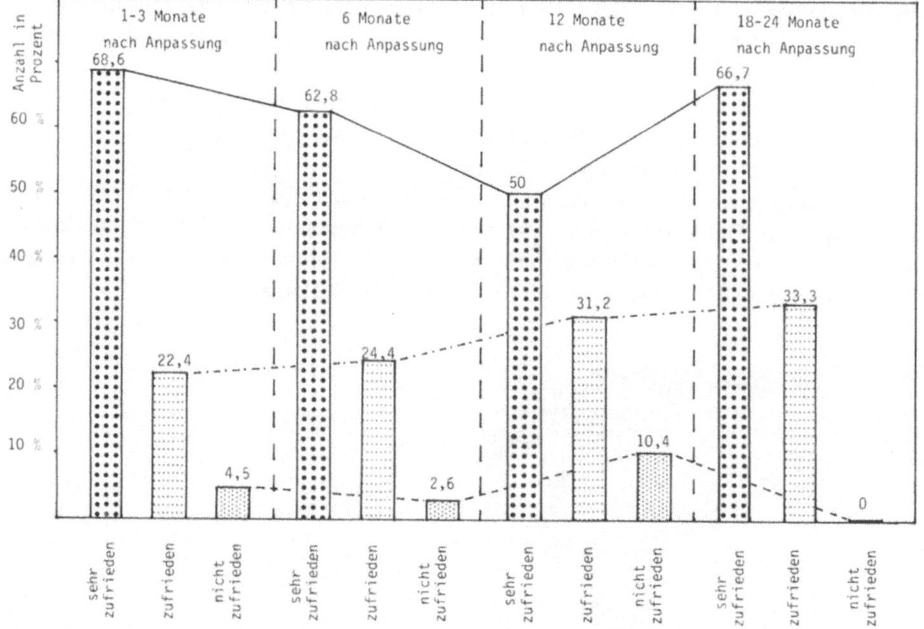

Abb. 7. Zufriedenheit der Kontaktlinsenträger bei der Sportausübung

Linsenaustausch und Neuanpassung notwendig. Eindrucksvoll ist der Zufriedenheits-
anstieg nach 18–24 Monaten, die Unzufriedenen konnten zufriedengestellt werden.
Nur einige wenige brachen in dieser Zeit das Kontaktlinsentragen ab. Sicherlich spielt
in diesem Zusammenhang die bereits erwähnte sich einschleichende Nachlässigkeit in
der Pflege eine gewisse Rolle bei der Unverträglichkeit.
Oft ist allerdings der Verschleiß der Linsen durch die Sportausübung derart groß, daß
die Linsen ausgetauscht werden müssen.
Vergleichen wir die Verträglichkeit der drei meist angepaßten Kontaktlinsen (Abb. 8),
so stellen wir fest, daß erstaunlicherweise die Träger von Silikonkautschuklinsen
die zufriedensten sind. Die höchste Rate an Unzufriedenen weist die 13-mm-Hema-
Linse auf.

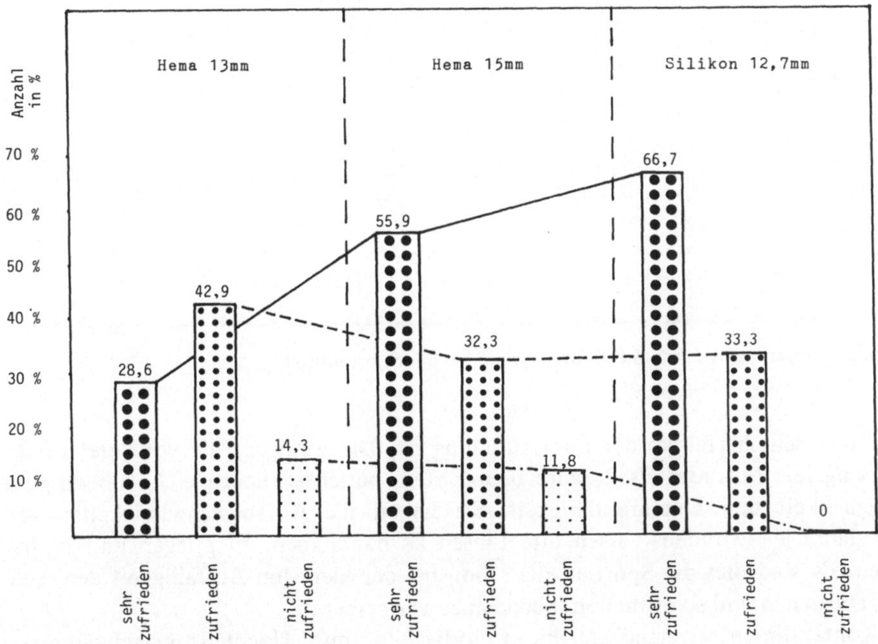

Abb. 8. Zufriedenheit bei der Sportausübung bezogen auf die 3 meistangepaßten Kontaktlinsen
12–24 Monate nach der Anpassung

Wir fragten die Hochleistungssportler auch nach Verbesserungen des Sehens, des subjektiven Wohlbefindens und nach Leistungsverbesserungen durch das Tragen der
Kontaktlinsen (Abb. 9). Während das Sehen sich nach zunächst leichtem Abfall über
den Beobachtungszeitraum kontinuierlich verbessert, nimmt das subjektive Wohlbefinden etwas ab, dies mag, wie eben ausgeführt, an einer gewissen Nachlässigkeit bei
der Linsenpflege liegen. Äußerst bemerkenswert aber erscheint mir die Tatsache, daß
zwei Drittel aller Sportler eine Leistungsverbesserung im Sport durch das Tragen von
Kontaktlinsen angeben. Dies beweist einmal mehr, wie wichtig eine optimale Kor-

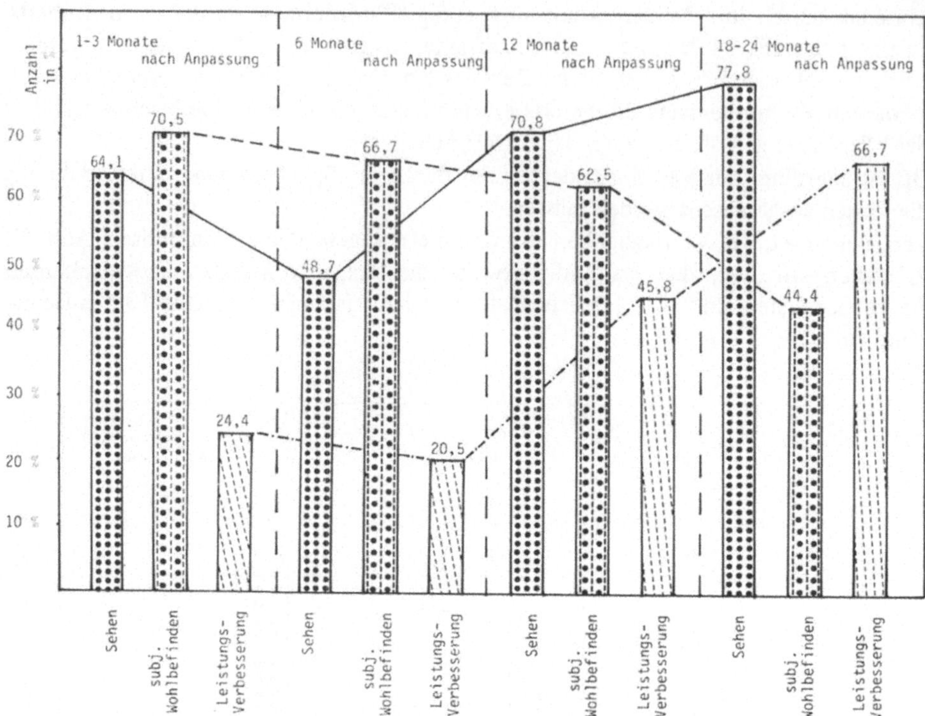

Abb. 9. Verbesserungen durch die Kontaktlinsen bei der Sportausübung

rektur der Sehschärfe bei der Sportausübung ist. Die wenigen, die wir bereits über einen längeren Zeitraum als 2 Jahre beobachten, berichten über gleichbleibend gute Verträglichkeit und Leistungsfähigkeit. Sie haben die Anfangsschwierigkeiten der ersten Jahre überwunden, wissen ihre Linsen zu handhaben, zu pflegen und zu beurteilen. Es sind dies die Sportler, die schon bei der kleinsten Auffälligkeit den Aufpasser aufsuchen und so mithelfen, Schäden zu vermeiden.

Bei Kontaktlinsentestversuchen im Chlorbecken mit Hochleistungsschwimmern stellten wir fest, daß die Hema-Linse von 13,5 mm nach vorherigem Einträufeln von Aqua destillata oder Chlorwasser aus dem Schwimmbecken, sich derart festsetzt, daß sie zumeist auch bei Hochleistungsschwimmern, die ja die Augen unter der Wasseroberfläche offen haben, nicht verlorengeht. Sie sitzt dann so fest, daß sie erst 1/2 h nach Verlassen des Wassers ohne Schwierigkeiten entfernt werden kann, vorher nur durch Einträufeln von Kochsalzlösung.

Festgesaugte ultradünne Hema-Kopolymer- und Silikonkautschuklinsen gehen ebenfalls nicht verloren, sie schützen sogar die Hornhaut etwas besser als die Hema-Linsen vor dem Chlorwasser; lege artis angepaßte Linsen, die sich normal bewegen, gehen häufig verloren, nämlich in etwa 50% der Fälle. Nicht ganz so hoch ist die Verlustrate bei den 15-mm-Hema-Linsen.

Die übrigen Linsenarten werden in nächster Zeit getestet werden.

Zusammenfassend kann man sagen, daß die harten Kontaktlinsenarten, seien sie sauerstoffdurchlässig oder nicht, im Bereich des Hochleistungssports nur in wenigen Fällen eine gute Verträglichkeit garantieren. Die Hema-Linsen sind im Hochleistunssport auch heute noch die Linsen der Wahl, obwohl die Silikonlinsen unter bestimmten Bedingungen ebenfalls gute Ergebnisse liefern.

Vielversprechend sind die neuen aus einem Hema-Kopolymer entstandenen superdünnen wasserreichen Linsen, die jedoch nach so kurzer Zeit noch nicht beurteilt werden können.

Abschließend möchte ich ein Problem aufwerfen, das als Abfallprodukt meiner Arbeit betrachtet werden kann, aber dennoch des Nachdenkens wert erscheint.

Keiner der fehlsichtigen Hochleistungssportler der Bundesrepublik hatte eine Korrektionsstärke über + bzw. -8 dpt. Somit könnte man annehmen, daß eine höhere Kurz- oder Weitsichtigkeit einen leistungslimitierenden Faktor darstellt. Es wird aber keiner behaupten wollen, daß ein hoch Kurz- oder Weitsichtiger von der Anlage her körperlich weniger leistungsfähig ist als etwa ein Normalsichtiger.

Der erfahrene Augenarzt weiß, daß eine hohe Stab-, Kurz- oder Weitsichtigkeit meist angeboren ist. Ohne Korrektur dieser Fehlsichtigkeit ist das Kind aber bereits in seiner ersten motorischen Entwicklung beeinträchtigt. Durch diesen Entwicklungsrückstand in der Motorik, den das Kind später, nach erfolgter Korrektur, nur in extrem seltenen Fällen aufholen kann, wird es kaum in der Lage sein, besondere Leistungen auf sportlichem Gebiet zu vollbringen.

Wollen wir nun diesen extrem Fehlsichtigen die Möglichkeit schaffen, daß sie sich wie Normalsichtige motorisch entwickeln können, so müssen wir unser Augenmerk darauf richten, diese Kinder so früh wie möglich mit einer Korrektur zu versehen, die es ihnen erlaubt, sich ebenso unbeschwert zu bewegen wie andere Kinder auch.

Dann werden wir es vielleicht eines Tages schaffen, daß die hoch Stab- Weit- und Kurzsichtigen nicht mehr die Stubenhocker der Nation sind.

Literatur

Farris RL, Kubota Z, Mishima S (1971) Epithelial decompensation with corneal contact lens wear. Arch Ophthalmol 85:651

Kilp H (1974) Einfluß von Kontaktlinsen auf Metabolite und Hydratation der Kaninchenhornhaut. Albrecht von Graefes Arch Klin Exp Ophthalmol 190:275

Schnell D (1978) Kontaktlinsen bei Hochleistungssportlern. Dtsch Z Sportmed 29, 3:82

Schnell D (1980) Verwendbarkeit verschiedener Kontaktlinsenmaterialien und -Größen bei einigen Disziplinen des Hochleistungssportes. Dtsch Z Sportmed 31, 2:40

Smelser GK (1952) Relation of factors involved in maintenance of optical properties of cornea to contact lens wear. Arch Ophthalmol 47:328

Smelser GK (1955) Structural changes in cornea induced by contact lenses. Arch Ophthalmol 53:656

Doping – eine Verschiebung der Leistungsgrenzen

M. Steinbach

Befindlichkeit und Leistung stehen zueinander in enger Beziehung, wenngleich die Abhängigkeiten nicht immer geradlinig sind und oft in beinahe reziprokem Verhältnis erscheinen. Dabei soll unter Befindlichkeit jenes vorwiegend subjektive Ergehen verstanden werden, das sich als jeweils aktuelle Summe aus den körperlichen, psychischen und damit auch psychosomatischen oder psychovegetativen Prozessen ergibt. Wohlbefinden ist hierbei die allgemein angestrebte Form aus den unterschiedlich gegebenen Möglichkeiten.

Nun ist es seit jeher üblich und wohl auch im Grundatz nie als abwegig bewertet worden, daß die Menschen bemüht sind, Befindlichkeit und Leistung auf unterschiedliche Weise positiv zu beeinflussen. Oft geht es dabei um Befindlichkeitsverbesserung quasi als Selbstzweck, ohne damit auf Leistung aus zu sein, – ja diese sogar riskierend, mal geht es auch ausschließlich um Leistung, ohne auf Befindlichkeit Rücksicht zu nehmen. Meist aber geht man, zumal auch die Methoden der Beeinflussung eine gewisse Identität aufweisen, zweigleisig vor – will Leistung verbessern und tut dies auch über Befindlichkeitsveränderung.

Sehr rasch wird bei derartigen Maßnahmen der Aufbesserung der Begriff „Manipulation" verwandt, dem immer eine negativ getönte Wertung zu eigen ist – mit dem zum Ausdruck gebracht wird, daß Tolerabilität zumindest fraglich ist, nicht mehr von ungetrübter Akzeptanz gesprochen werden kann.

Die gesellschaftliche Bewertung von Methoden und Maßnahmen – hier zur Verbesserung von Befindlichkeit und Leistung –, also ihre Tolerierbarkeit ergibt sich u.a. aus 2 Maßstäben.

Zum einen wird auf der Grundlage von Wissenschaft und Erfahrung mehr oder weniger formal eine Nutzen-Risiko-Abwägung vorgenommen, nach streng naturwissenschaftlichen Maßstäben hier, nach Augenschein, Vorurteil oder sogar Plausibilität dort. So manche Maßnahme der Manipulation im Sport hält dieser Güterabwägung nicht stand, viele Aspekte des Dopings verdanken ihr das Verbot.

Zum anderen spielt der Zeitgeist eine große Rolle, wenn es um derartige Wertungen geht. So wäre die Luft im Darm der Schwimmer in einer früheren Zeit, als das regelmäßige Klistier noch zum guten Ton gehörte, nie so unversöhnlich und kurz als Schweinerei abgelehnt worden.

Es sei mir vor diesem Hintergrund gestattet, nun einige Bereiche der Manipulation von Befindlichkeit oder Leistung anzusprechen, um auch zu zeigen, daß wir bei jedem dieser Bereiche irgendwo auch an Tolerabilitätsgrenzen stoßen und daß die Wertung bei Befindlichkeit im allgemeinen und sportlicher Leistung im speziellen nicht immer deckungsgleich ist.

Essen und Trinken als Mittel der Verbesserung von Befindlichkeit oder Leistung sind unbestritten, Twiggy oder Falstaff, Idole fürs Wohlbefinden, werden gesellschaftlich toleriert, z.T. liebevoll bespöttelt, sportbezogene Mast im Superschwergewicht ruft entsetzte Ablehnung hervor.

Alkohol und Nikotin zur besseren Befindlichkeit sind wohl gelitten, auch wenn die Nutzen-Risiko-Abwägung meist nicht günstig ausfällt, der Abusus – wo er nicht als schick gilt – muß schon beträchtlich sein, ehe die Verdammung eintritt. Für die Leistungsseite spielen Alkohol und Nikotin in der Regel keine förderliche Rolle, hier steht Training zur Debatte, dessen Bezug zur Befindlichkeit im übrigen fundiert ist und sicher eine der Kraftquellen des Freizeitbreitensports darstellt. Beinahe jede Ausweitung des jeweils üblichen Trainings muß stets und immer erst auch Toleranzgrenzen überwinden; 2mal wöchentlich Training, zuletzt 2- bis 3mal täglich Training, das moderne Krafttraining, die Wiederholung technischer Abläufe, Periodisierung usw., immer wieder steht da eine Wand von Ablehnung, daß nun spätestens die Grenze zum sog. Unnatürlichen überschritten und damit Manipulation in Gestalt des Trainings eingetreten sei.

Die Neigung, Befindlichkeit durch Medikamente zu verbessern, ist allgemein recht groß, sie wird nicht zuletzt durch Ärzte auch dann gefördert, wenn von krankhaften Störungen keine Rede sein kann. Schlechterdings wird dieses Verhalten auch als nicht anstößig empfunden, während auf der Seite sportlicher Leistung das Medikament jedweder Wirkungsweise strikt abgelehnt wird. So ist das Medikament zur Leistungsverbesserung für den Sport verpönt und unter dem enger gefaßten Begriff Doping unter solchen Wertmaßstäben auch dann verboten, wenn wie bei so manchen Nasentropfen wohl nicht gleich eine Nutzen-Risiko-Rechnung entscheidende Bedeutung erlangt. Die Volksseele kocht bei der bekanntgewordenen Kolbe-Spritze von Montreal, auch wenn nichts von den Präparaten der Dopingliste darin war. Hier gehört sie nicht hin, auch wenn sie sonst jedermann zur allgemeinen Stärkung gegönnt wäre.

Vergleichsweise Reaktionen der spontanen Ablehnung wie beim Doping im Sport gibt es auf der Befindlichkeitsseite unter z. T. hedonistischen Zielsetzungen erst beim Rauschmittel, zumindest in den mittleren Lagen des Meinungsspektrums.

Die auf dieser gedanklichen Basis nun fällige Frage nach der Leistungsgrenze soll hier nicht disziplin- oder spartenspezifisch und in der Kürze der gebotenen Zeit auch nicht anhand der Ihnen im übrigen auch geläufigen Einzelbefunde erörtert werden.

Lassen Sie mich vielmehr im Hinblick auf das berüchtigte Aufputschen meine Überzeugung wiederholen, daß damit nichts zu gewinnen ist, was nicht auch so zu gewinnen wäre. Letztlich aus Gründen der Erhaltung der Energie, vordergründig aus Gründen der jeweils limitierten Transportkapazitäten ist nichts leistbar, was darüber läge. Die Leistungsgrenze gemäß antrainierten Kapazitäten wird nicht überschritten, wohl aber die durch vielerlei Gründe verstellte jeweilige Grenzleistung erreicht. Die ertappten Dopingsünder sind kaum je mit unvorstellbarer Rekordleistung ungewohnt vorweg gelaufen oder gefahren, sie waren meist mitten drin und mit mehr oder weniger Glück mit Doping gegen ihre Hemmnisse zu Felde gezogen, die der ungedopte Sieger auf „natürlichere" Weise überwunden hatte. Man kann wohl mittlerweile die Hand dafür ins Feuer legen, daß bei amateurhaftem Laufen und Schwimmen die Rekorde und die sich hier verschiebenden Leistungsgrenzen nicht als Ereignis wirksamen medikamentösen Aufputschens zu verstehen sind.

Auch Abputschen mit den dafür geeigneten Wirkstoffen trägt m. E. dazu bei, sonst in Erscheinung tretende Hemmnisse abzubauen und jenes Leistungsniveau zu entwickeln, daß der Nachbar auch so entfaltet.

Leistungsgrenzen medikamentös und aktuell zu überschreiten, wird auch mit Ansatz im peripheren Stoffwechsel versucht, dessen biochemische und biophysikalische Bedingungen im sportlichen Geschehen in den letzten Jahren zunehmend ins Blickfeld traten und für die auch methodische Zugänge erschlossen wurden.

Durch Einwirkung mit Vitaminen, Elementen, Stoffwechselzwischenprodukten, pH-Veränderern meint man, aerobe und anaerobe Prozesse der Energiefreisetzung fördern zu können. Auch eingedenk so mancher noch unüberwindlicher Membranbarriere glaube ich, daß es auf diesem Sektor noch Kapazitätsreserven gibt, wobei wir zur Zeit wohl noch zu grob und möglicherweise falsch getimt und deplaziert in die vielfältigen und zarten Gleichgewichte mit einer i.v.-Ladung eingreifen. Gleichwohl, ich stelle mir die Möglichkeit, die erarbeitete Leistungsgrenze durch medikamentöse Akuteingriffe zu durchbrechen, hier erreichbarer vor als beim Auf- oder Abputschen.

Bleibt der Sektor der Anabolika. Läßt man einmal außer acht, daß vereinzelt auch heute noch eine Wirksamkeit im erwarteten sportlichen Sinne bestritten wird, so haben wir hier m. E. den Fall der zu sprengenden Leistungsgrenze vor uns. Meine Wertung der Literatur zusammen mit den Erfahrungen draußen, die oft natürlich nicht über Verdacht und Mutmaßung hinausgehen, kommt zu dem Ergebnis, daß der massive Einsatz der Anabolika eine Dimension der Kräftigung erschließt, die durch Konstitution und Training allein nicht zu erreichen ist. Einschränkend muß hier jedoch hervorgehoben werden, daß jene so erworbene Kraft schließlich nur eine Komponente ist neben anderen konditionellen Eigenschaften und bei notwendiger Dominanz dynamischer Trainingselemente.

Es dürfte heute jedoch kaum jemand dazu imstande sein, etwa in den schweren athletischen Disziplinen die Rekordliste nach Anabolikabeteiligung zuverlässig zu etikettieren. Wir kommen damit mit wenigen Ausnahmen nur zu Verdächtigungen.

Meine Damen und Herren, für das Einleitungsreferat habe ich es mir versagt, hier mit ganz spezifischen Befunden aufzuwarten.

Vielmehr habe ich eine etwas offenere Form der Behandlung des Themas bevorzugt, die zugleich auch etwas auf die labilen Wertmaßstäbe, ihre Ungerechtigkeiten und Ungereimtheiten eingeht. Sie werden in den Folgereferaten entschädigt, wenn Sie eine strenge naturwissenschaftliche Aussage erwarten.

Leistungsgrenzen des Jugendlichen[1]

W. Kindermann

Das vorgegebene Thema soll Belastbarkeit und Trainierbarkeit des Heranwachsenden im Vergleich zum Erwachsenen behandeln. Es wird ausschließlich der internistisch-leistungsphysiologische Bereich angesprochen, wobei kardiozirkulatorisches System und Metabolismus einschließlich hormoneller Regulation im Mittelpunkt stehen.

Die maximale aerobe Kapazität, gemessen am Kriterium der maximalen Sauerstoffaufnahme, zeigt im Kindesalter eine lineare, wachstumsbedingte Zunahme mit nur geringen geschlechtsspezifischen Unterschieden (Åstrand 1952; Mocellin 1975). Zum Zeitpunkt des puberalen Wachstumsschubs erfährt die maximale aerobe Kapazität beim männlichen Geschlecht eine überproportional starke Zunahme, während beim weiblichen Geschlecht nur noch ein geringfügiger Anstieg erfolgt (Åstrand 1952; Kobayashi u. Mitarb. 1978). Wird die maximale Sauerstoffaufnahme auf das Körpergewicht bezogen, so entspricht die maximale aerobe Kapazität des Heranwachsenden der des Erwachsenen (Knuttgen 1967; Kobayashi u. Mitarb. 1978; Mocellin 1975; Schmücker u. Hollmann 1973). Deshalb ist das Kind seitens der aeroben Energiebereitstellung keineswegs benachteiligt, wenn es sich um körperliche Belastungsformen handelt, bei denen das eigene Körpergewicht getragen werden muß, wie beispielsweise beim Laufen. Der höhere basale Metabolismus und der geringere mechanische Wirkungsgrad beim Laufen verursachen allerdings einen höheren Sauerstoffverbrauch auf vergleichbaren Belastungsstufen, so daß bei gleicher maximaler Sauerstoffaufnahme die Laufleistung, insbesondere des Kindes, geringer sein muß (Åstrand 1952; Kindermann u. Mitarb. 1979).

Die Trainierbarkeit des kardiozirkulatorischen Systems des Heranwachsenden erscheint aufgrund von Längsschnitt- und Querschnittuntersuchungen gesichert zu sein (Döbeln u. Eriksson 1972; Ekblom 1969; Kindermann u. Mitarb. 1979). Die maximale Leistungsfähigkeit von Kindern, die ein Ausdauertraining betreiben, ist deutlich größer als die maximale Leistungsfähigkeit von gleichaltrigen sporttreibenden Kindern, die kein Ausdauertraining durchführen (Abb. 1). Auch auf den submaximalen Belastungsstufen liegen Herzfrequenz und arterieller Laktatspiegel bei den ausdauertrainierten Kindern deutlich niedriger. Ähnliche Leistungsunterschiede bzw. -verbesserungen konnten bisher bei Kindern, die altersmäßig das erste Lebensjahrzehnt noch nicht überschritten hatten, nicht nachgewiesen werden (Bar-Or u. Zwiren 1972; Schmücker u. Hollmann 1973; Wasmund u. Mocellin 1972). Bei den angewandten Belastungen ist

1 Mit Unterstützung des Bundesinstituts für Sportwissenschaft, Köln-Lövenich

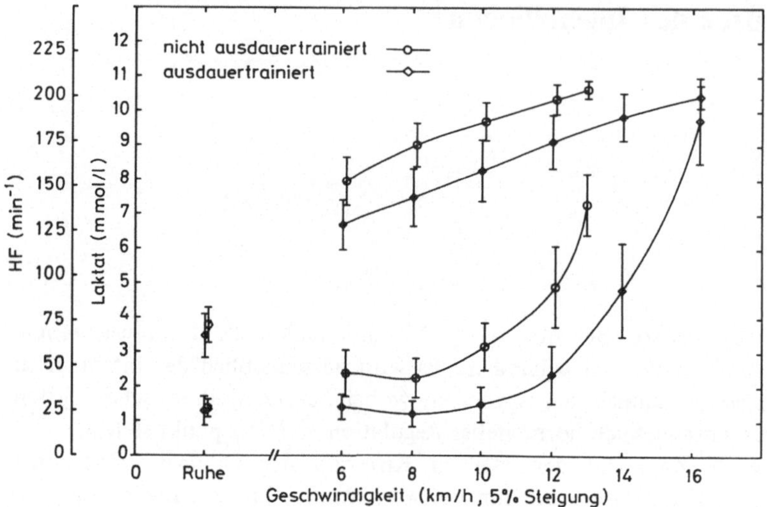

Abb. 1. Herzfrequenz und arterielle Laktatkonzentration in Abhängigkeit von der Laufbandge-schwindigkeit bei ausdauertrainierten und nichtausdauertrainierten Kindern

zu vermuten, daß die Belastungsintensität zu niedrig gelegen hat, um entsprechende Trainingseffekte hervorzurufen. Aufgrund von neueren Untersuchungen besteht Anlaß zu der Annahme, daß ebenfalls bereits in diesem frühen Lebensalter bei adäquater Trainingsbelastung kardiozirkulatorische Anpassungserscheinungen möglich sind (s. Beitrag Rost, S. 27).

Wie beim Erwachsenen kann es auch beim Heranwachsenden durch ein regelmäßig durchgeführtes Ausdauertraining zu einem harmonisch vergrößerten Herzen in Form eines Sportherzens kommen (Kindermann u. Mitarb. 1978; s. Rost S. 27). Ausdauertrainierte Kinder weisen signifikant größere Herzvolumina auf als gleichaltrige sporttreibende Kinder, die kein Ausdauertraining durchführen (Abb. 2). Das größte re-

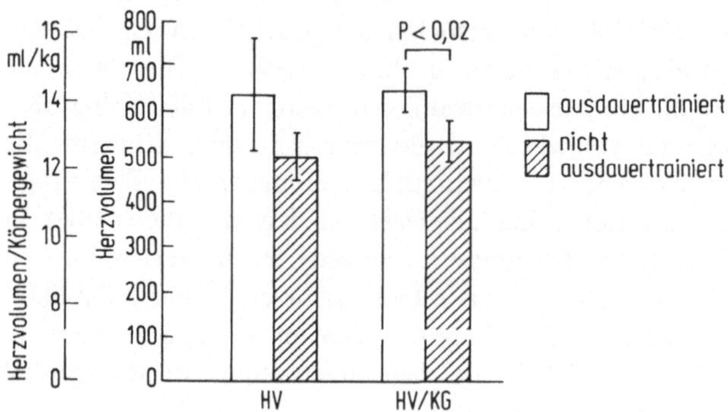

Abb. 2. Herzgröße (*HV*) bei ausdauertrainierten und nichtausdauertrainierten Kindern

lative Herzvolumen im eigenen Untersuchungsgut betrug bei einem 13jährigen Schüler, der bereits Marathonläufe bestritten hatte, 17,1 ml/kg Körpergewicht (absolutes Herzvolumen: 600 ml). Jugendliche Leistungssportler in Ausdauersportarten wie Mittel- und Langstreckenläufer, Radrennfahrer und Skilangläufer können ähnlich große Herzvolumina wie erwachsene Leistungssportler in den gleichen Sportarten aufweisen (Abb. 3). Die Zunahme der Herzgröße im Sinne eines Sportherzens führt beim Heranwachsenden wie beim Erwachsenen zu einer Zunahme des Schlagvolumens in Ruhe und unter Belastung (Eriksson u. Koch 1973). Obwohl die Herzfrequenz auf vergleichbaren Belastungsstufen ebenfalls reduziert wird, liegt diese infolge ihrer Altersabhängigkeit bei ausdauertrainierten Heranwachsenden immer höher als bei ausdauertrainierten Erwachsenen. Deshalb können die Herzfrequenzen bei Kindern und Jugendlichen auch bei längerdauernden Belastungen teilweise relativ hoch liegen (bis 200/min), ohne daß daraus eine Überbelastung oder Gefährdung abzuleiten ist (Kindermann u. Mitarb. 1978, 1979). Andererseits kann aus der Fähigkeit, über längere Zeit hohe Herzfrequenzen aufrechtzuerhalten, die Schlußfolgerung gezogen werden, daß der Heranwachsende ebenso wie der Erwachsene in der Lage ist, ein hohes Herzzeitvolumen für den gesteigerten Energieumsatz über längere Zeit aufrechtzuerhalten.

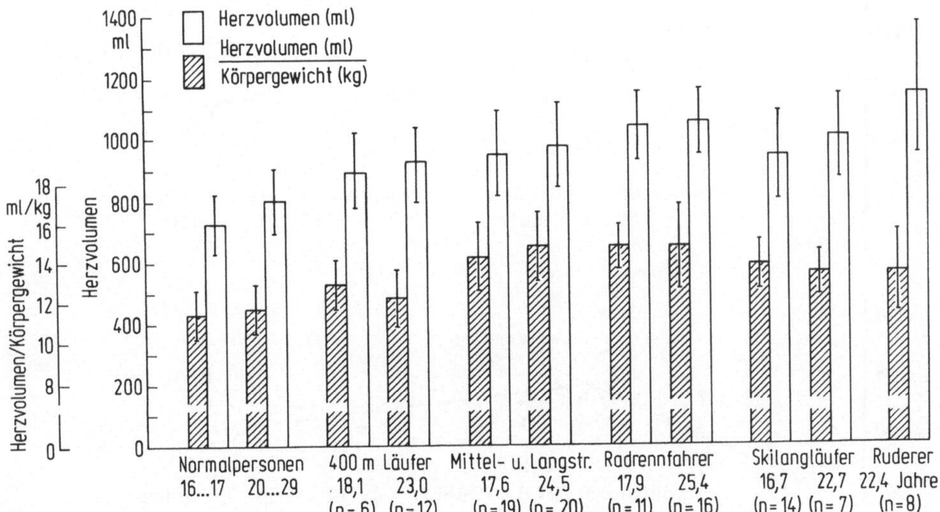

Abb. 3. Herzgröße bei jugendlichen und erwaschsenen Normalpersonen sowie Ausdauersportlern verschiedener Sportarten

Hinsichtlich des Metabolismus als zweiter wesentlicher Säule der körperlichen Leistungsfähigkeit interessiert insbesondere das Verhalten der Parameter des Kohlenhydrat- und Fettstoffwechsels sowie einzelner regulierender Hormone, die sowohl Rückschlüsse auf die Utilisation der einzelnen Substrate als auch auf die metabolischen Adaptationen zulassen.

Was den Kohlenhydratstoffwechsel betrifft, so besteht ein entscheidender Unterschied zwischen Heranwachsendem und Erwachsenem in der laktaziden anaeroben Energiebereitstellung. Die maximale arterielle Laktatkonzentration liegt sowohl nach kurzdauernden hochintensiven Belastungen wie 300- bzw. 400-m-Läufen als auch nach maximalen Fahrradergometerbelastungen im Kindes- und Jugendalter deutlich niedriger als bei Erwachsenen im 3. Lebensjahrzehnt (Abb. 4). Spiegelbildlich dazu verhalten sich die pH-Werte (Kindermann u. Keul 1977). Die niedrigeren Blutlaktatspiegel im Wachstumsalter gehen mit einer verminderten Laktatproduktion der Arbeitsmuskulatur einher (Eriksson u. Mitarb. 1971, 1973). Die Aktivität der die Glykolysegeschwindigkeit limitierenden Phosphofruktokinase ist in diesem Lebensalter vermindert (Eriksson u. Mitarb. 1973). Trotz dieses Befundes ist zu diskutieren, inwieweit das geringere Ausmaß der Laktatazidose im Wachstumsalter auf eine verminderte Fähigkeit zur glykolytischen Energiebereitstellung oder eine reduzierte Azidosetoleranz zurückzuführen ist. Unabhängig davon ist die begrenzte anaerobe laktazide Energiebereitstellung des Heranwachsenden als natürlicher Schutzmechanismus vor Überlastung des Organismus zu betrachten.

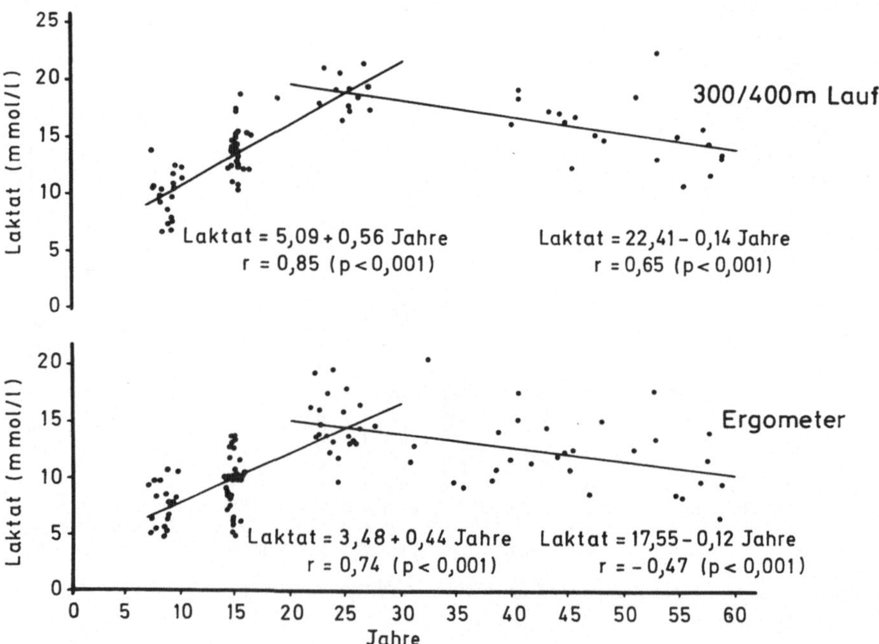

Abb. 4. Beziehung zwischen Lebensalter und arterieller Laktatkonzentration bei kurzdauernden hochintensiven Lauf- und maximalen Ergometerbelastungen

Körperarbeit von längerer Dauer führt als Ausdruck einer gesteigerten Lipolyse und einer erhöhten Fettoxidation zu deutlichen Anstiegen von Glyzerin und freien Fett-

säuren im Blut, wobei das Glyzerin, dessen Umsatz unabhängig von der Muskelaktivität ist, als Maß für die Triglyceridspaltungsrate gewertet werden kann. Bei einer
Belastungsdauer zwischen 35 und 60 min finden sich keine wesentlichen Unterschiede
im Anstieg der freien Fettsäuren und des Glyzerins bei Kindern, Jugendlichen und
Erwachsenen (Abb. 5). Ähnliche Befunde wurden auch von anderen Autoren mitgeteilt (Eriksson u. Mitarb. 1973; Oseid u. Hermansen 1971). Das in Abb. 5 dargestellte
etwas stärkere Ansteigen der Fettfraktionen beim Erwachsenen ist allein auf die
längere Belastungsdauer zurückzuführen. Analog zum Erwachsenen zeigen Cholesterin
und Triglyceride auch beim Heranwachsenden nur unwesentliche Veränderungen in
Abhängigkeit von Körperarbeit bis zu 1 h Dauer (Abb. 5). Aus dem Verhalten des

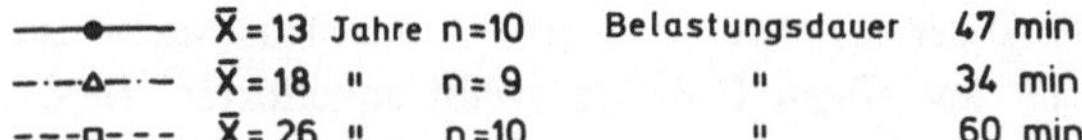

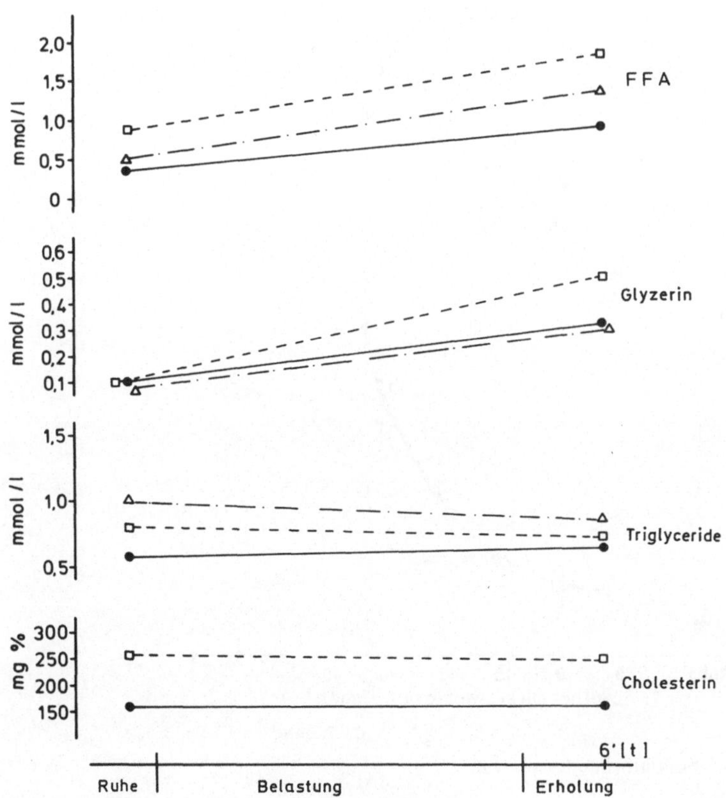

Abb. 5. Verhalten des Fettstoffwechsels bei Kindern, Jugendlichen und Erwachsenen vor und
nach Laufbelastungen bis zu 1 h Dauer

Fettstoffwechsels kann gefolgert werden, daß Alterseinflüsse für die lipolytische
Spaltung, den Transport und somit das Angebot von freien Fettsäuren an die Muskelzelle keine wesentliche Rolle spielen. Da Kinder in der Lage sind, auch mehrstündige
körperliche Belastungen wie beispielsweise Marathonläufe zu absolvieren (Kindermann
u. Mitarb. 1978) ist anzunehmen, daß es wie beim Erwachsenen bei Stunden währen-
der Körperarbeit zu den stärksten Anstiegen von Glyzerin und freien Fettsäuren
kommt.

Der Metabolismus wird in entscheidenem Maß von der hormonellen Regulation be-
einflußt. Ein Vergleich der Konzentrationen verschiedener Hormone im Blut zwi-
schen Heranwachsenden und Erwachsenen bei Körperarbeit kann Aufschlüsse über
eventuelle Altersabhängigkeiten hinsichtlich der hormonellen Regulation ergeben.
Zu diesem Vergleich wurden zwei Gruppen von Fußballspielern unterschiedlichen
Alters ausgewählt, wobei sowohl die Jugendgruppe (x = 14,7 Jahre) als auch die
Erwachsenengruppe (x = 23 Jahre) der jeweiligen Landesauswahl angehörten. Beide
Gruppen zeigen keine Unterschiede in der körperlichen Leistungsfähigkeit (Abb. 6).

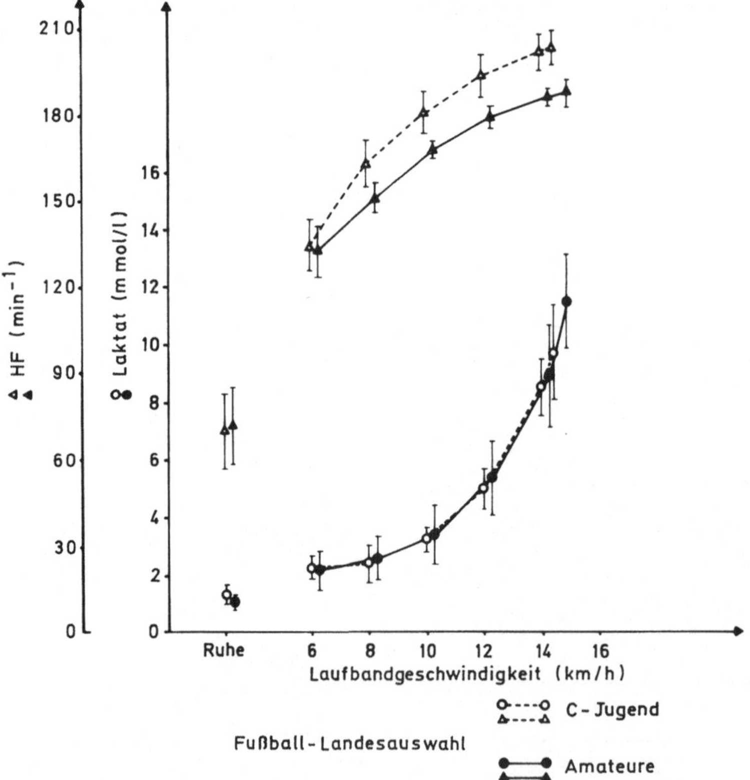

Abb. 6. Herzfrequenz und arterielle Laktatkonzentration in Abhängigkeit von der Laufbandgeschwindigkeit (bei konstanter Steigung von 5%) bei jugendlichen und erwachsenen Fußballspielern

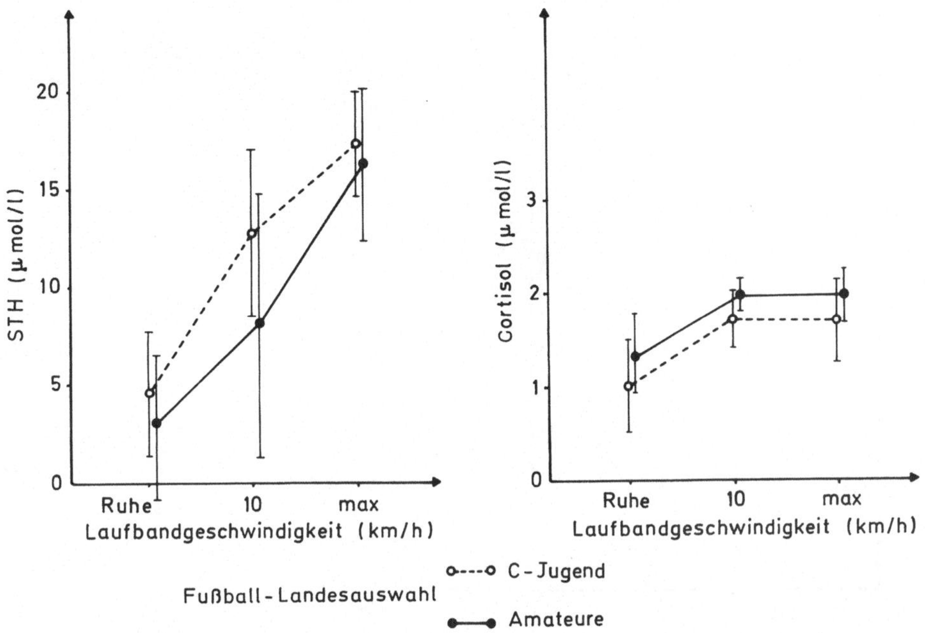

Abb. 7. Verhalten von STH und Cortisol im Blutserum bei stufenweise ansteigender Laufbandbelastung bei jugendlichen und erwachsenen Fußballspielern

Beide Laktatkurven sind identisch. Die trotzdem höhere Herzfrequenz der Jugendgruppe ist allein altersbedingt.

STH und Cortisol zeigen bei stufenweise ansteigender Laufbandbelastung das bekannte Verhalten (Abb. 7) (Bloom u. Mitarb. 1976). Beide Hormone steigen in beiden Altersgruppen unter Belastung ähnlich an. Unter Berücksichtigung der Bedeutung des STH u.a. für die Lipolyse (Keul 1975; Lipman u. Mitarb. 1972) und des Cortisols für die Glukoneogenese sind damit von dieser Seite her bereits im Wachstumsalter wesentliche Voraussetzungen für eine adäquate Energiebereitstellung bei Körperarbeit gegeben. Insulin verhält sich in beiden Altersgruppen, wie bereits früher für stufenweise Belastungen beschrieben (Galbo u. Mitarb. 1975). Bei der submaximalen Belastungsstufe von 10 km/h, entsprechend etwa 70% der maximalen Leistungsfähigkeit, kommt es in beiden Altersgruppen zu einem mäßigen Abfall, auf der maximalen Belastungsstufe steigt Insulin in beiden Altersgruppen oberhalb des Ausgangswertes an (Abb. 8). Für das Verständnis des Insulinverhaltens sind die Blutglukosespiegel von Bedeutung, die auf der submaximalen Belastungsstufe in beiden Altersgruppen keine wesentliche Veränderung gegenüber den Ausgangswerten zeigen, auf der maximalen Belastungsstufe aber oberhalb der Ausgangswerte liegen. Die Sexualhormone Testosteron und Östradiol steigen in beiden Altersgruppen unter Belastung an (Abb. 9). Der deutlich niedrigere Testosteronspiegel in der Jugendgruppe weist auf die noch nicht abgeschlossene Sexualentwicklung dieser Sportler hin. Der Anstieg der Sexualhormone bei kör-

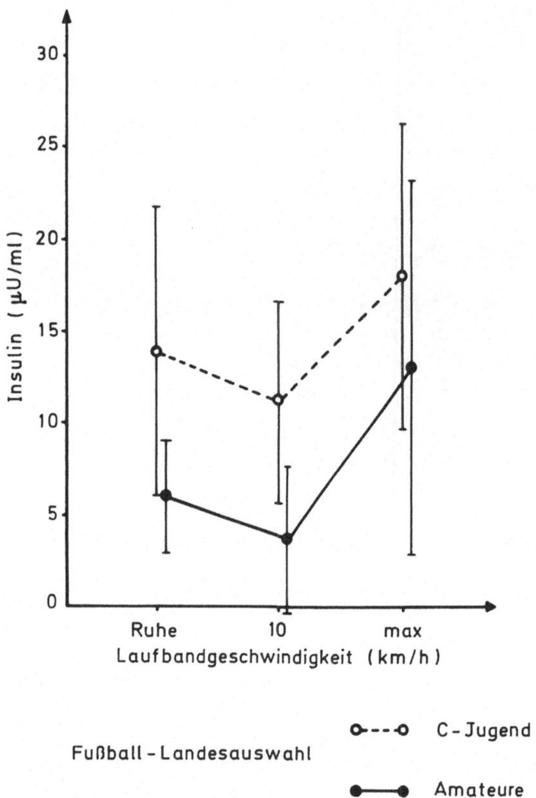

Abb. 8. Verhalten von Insulin im Blutserum bei stufenweise ansteigender Laufbandbelastung bei jugendlichen und erwachsenen Fußballspielern

perlicher Belastung (Galbo u. Mitarb. 1977; Kuoppasalmi u. Mitarb. 1976) wird in erster Linie auf eine reduzierte Metabolisierung, insbesondere aufgrund einer verminderten Leberdurchblutung, zurückgeführt (Kaizer u. Mitarb. 1980; Sutton u. Mitarb. 1978). Das würde bedeuten, daß die belastungsbedingte Drosselung der Leberdurchblutung im Wachstumsalter ähnlich groß ist wie im Erwachsenenalter. Die radioenzymatisch bestimmten Katecholamine Adrenalin und Noradrenalin im Blutplasma zeigen in beiden Altersgruppen das bekannte Verhalten bei stufenweise durchgeführter Belastung (Galbo u. Mitarb. 1975, 1977; Lehmann u. Mitarb. 1980) (Abb. 10). Obwohl die Herzfrequenz in der Jugendgruppe deutlich höher liegt (Abb. 6), finden sich keine altersbedingten Unterschiede im Verhalten der Katecholamine auf submaximalen Belastungsstufen, so daß die altersbedingten Unterschiede im Herzfrequenzverhalten auf andere Faktoren zurückgeführt werden müssen. Die Maximalwerte für Adrenalin und Noradrenalin liegen in der Erwachsenengruppe höher als in der Jugendgruppe. Die bestehende korrelative Beziehung zwischen arterieller Laktatkonzentration und Plasmakatecholaminkonzentration (Lehmann u. Mitarb. 1980) wird durch die gleichfalls höheren maximalen Laktatspiegel in der Erwachsenengruppe bestätigt.

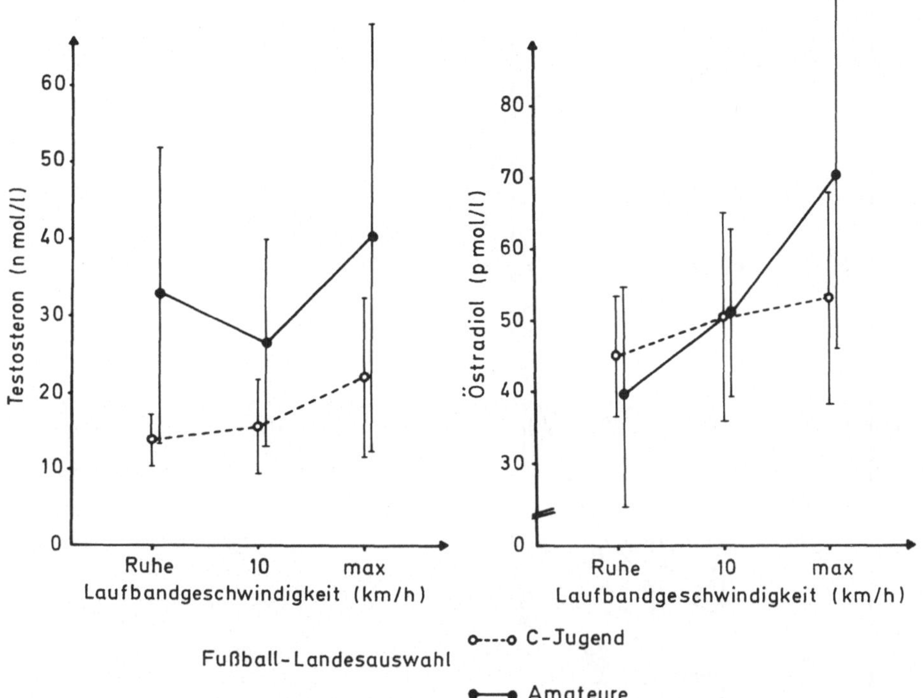

Abb. 9. Verhalten von Testosteron und Östradiol im Blutserum bei stufenweise ansteigender Laufbandbelastung bei jugendlichen und erwachsenen Fußballspielern

Die im Blut gemessenen Hormonspiegel von STH, Cortisol, Insulin, Testosteron, Östradiol, Adrenalin und Noradrenalin weisen somit auf keine wesentlichen altersbedingten Unterschiede in der hormonellen Regulation bei Körperarbeit hin. Dabei ist aber kritisch anzumerken, daß zirkulierender Hormonspiegel und biologischer Effekt nicht zwangsläufig parallel laufen müssen, da eine unterschiedliche Rezeptorempfindlichkeit bestehen kann. Das klassische pathophysiologische Beispiel hierfür ist der Hyperinsulinismus beim adipösen Diabetiker.

Abschließend einige Feststellungen zum Hochleistungssport im Wachstumsalter — speziell im Kindesalter — im Hinblick auf die verschiedenen Sportartengruppen.

1. Ausdauersportarten. Aus biologischer und medizinischer Sicht besteht kein Anhalt für eine Limitierung der Belastbarkeit des Kindes im Ausdauerbereich. Aus gesundheitlicher Sicht ist es sogar wünschenswert, daß bereits in diesem frühen Lebensalter Ausdauerbelastungen durchgeführt werden. Andererseits zeigen die bisherigen praktischen Erfahrungen, daß keine zwingende Notwendigkeit besteht, bereits im Kindesalter ein umfangreiches Ausdauertraining zu betreiben, um später Spitzenleistungen in den Ausdauersportarten zu erreichen. Wenn Kinder Marathonläufe bestreiten wollen, dann ist das nach entsprechender trainingsmäßiger Vorbereitung zwar möglich, für Spitzenleistungen im Erwachsenenalter aber nicht notwendig. Da man davon ausgehen kann,

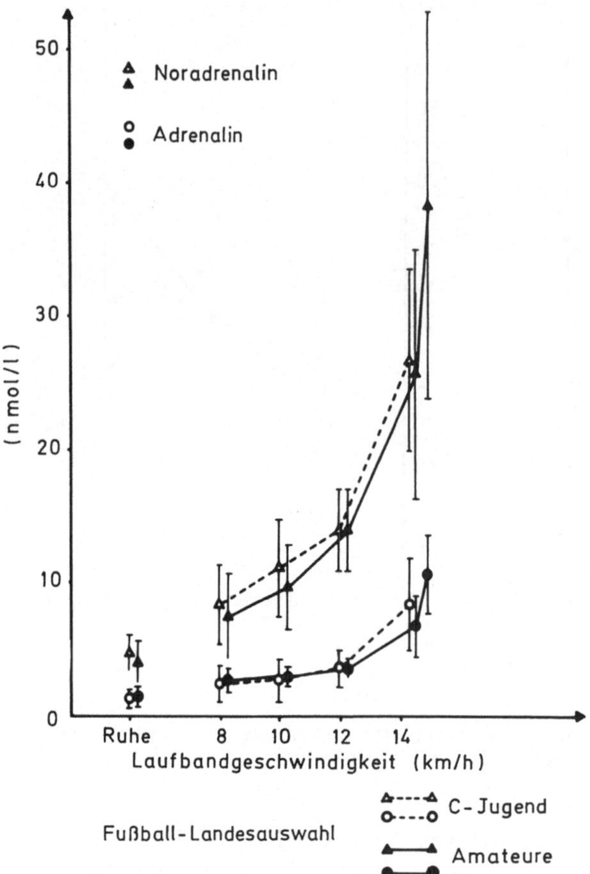

Abb. 10. Verhalten von Adrenalin und Noradrenalin im Blutplasma bei stufenweise ansteigender Laufbandbelastung bei jugendlichen und erwachsenen Fußballspielern

daß ein tägliches, einstündig durchgeführtes leistungssportliches Training Kindern durchaus zumutbar ist, besteht für die Gruppe der Ausdauersportarten keine besondere Problematik für den Hochleistungssport im Kindesalter.

2. Spielsportarten. Im Gegensatz zu den Ausdauersportarten sind die Spielsportarten multifaktorieller angelegt. Es ist sicher notwendig, bereits in einem frühen Lebensalter die entsprechenden Techniken bzw. Bewegungsabläufe zu erlenen, um später ein Spitzenathlet zu werden. Das bedeutet aber nicht, daß beispielsweise ein auf das Fußballspiel ausgerichtetes Kind mehrere Stunden täglich trainieren muß, um im Erwachsenenalter ein Spitzenfußballspieler zu werden.

3. Kampfsportarten. Diese Sportartengruppe ist ähnlich zu betrachten wie jene der Spielsportarten, so daß sich auch für diese Gruppe keine besondere Problematik für den Hochleistungssport im Kindesalter ergibt.

4. Kraft- und Schnellkraftsportarten. Zweifellos besteht im Kindesalter eine verminderte Trainierbarkeit und Belastbarkeit bezüglich der Muskelkraft, ohne daß daraus ein allgemeines Verbot für Kraftübungen abzuleiten ist. Versuche mit untauglichen Mitteln am untauglichen Objekt mit untauglichen, weil nicht entsprechend ausgebildeten Trainern und Übungsleitern haben in der Vergangenheit das Krafttraining im Kindesalter vielfach zu Unrecht in Verruf gebracht. Unter Anwendung kindgerechter Kraftübungen und unter Anleitung von erfahrenen und entsprechend ausgebildeten Trainern sind Kraftübungen im Kindesalter durchaus nicht als besonders gesundheitsgefährdend anzusehen.

5. Kompositorische Sportarten. Bei Sportarten wie Turnen und Eiskunstlaufen ist es notwendig, daß bereits im frühen Kindesalter mit einem täglichen mehrstündigen leistungssportlich betriebenen Training begonnen wird, um später Spitzenleistungen zu erreichen. Aus medizinischer Sicht dürfte eine eventuelle Gefährdung weniger im physischen als im psychischen Bereich zu suchen sein. Dazu muß aber einschränkend bemerkt werden, daß sichere Untersuchungen mit entsprechenden Ergebnissen zu dieser Problematik noch nicht vorliegen.

Bei aller Kritik am Hochleistungssport im Kindesalter sollte man sich vergegenwärtigen, daß den vielleicht 150 bis maximal 200 Hochleistungssport treibenden Kindern in der Bundesrepublik mit einem mehrstündigen täglichen Training Zigtausende von körperlich inaktiven Kindern gegenüberstehen, denen die bekannten Folgen des Bewegungsmangels drohen. Es ist zu wünschen, daß auch der Öffentlichkeit in Zukunft diese Zahlen transparenter dargestellt werden, denn die bevorzugte Beschäftigung der Medien mit dem publicityträchtigen Hochleistungssport verzerrt die Realitäten, indem indirekt und sicher ungewollt die Problematik des bewegungsarmen Kindes in den Hintergrund gedrängt bzw. bagatellisiert wird.

Literatur

Åstrand P-O (1952) Experimental studies of physical working capacity in relation to sex and age. Munksgaard, Copenhagen

Bar-Or O, Zwiren LD (1972) Physiological effects of increased frequency of physical education classes and of endurance conditioning on 9 to 10 year old girls and boys. Proc. 4th Intern. Symp. Pediat. Work Physiol. Wingate Institute, Israel 1972

Bloom SR, Johnson RH, Park DM, Rennie MJ, Sulaiman WR (1976) Differences in the metabolic and hormonal response to exercise between racing cyclists and untrained individuals. J Physiol 258:1

Döbeln W von, Eriksson BO (1972) Physical training, maximal oxygen uptake and dimensions of the oxygen transporting and metabolizing organs in boys 11–13 years of age. Acta Paediat Scand 61:653

Ekblom B (1969) Effects of physical training in adolescent boys. J Appl Physiol 27:350

Eriksson BO, Koch G (1973) Effect of physical training on hemodynamic response during submaximal and maximal exercise in 11–13 year old boys. Acta Physiol Scand 87:27

Eriksson BO, Karlsson J, Saltin B (1971) Muscle metabolites during exercise in pubertal boys. Acta Paediat Scand 217:154

Eriksson BO, Gollnick PD, Saltin B (1973) Muscle metabolism and enzyme activities after training in boys 11–13 years old. Acta Physiol Scand 87:485

Galbo H, Holst JJ, Christensen NJ (1975) Glucagon and plasma catecholamine response to graded and prolonged exercise in man. J Appl Physiol 38:70

Galbo H, Hummer L, Petersen JB, Christensen NJ, Bie N (1977) Thyroid and testicular hormone responses to graded and prolonged exercise in man. Eur J Appl Physiol 36:101

Kaizer HA, Poortman J, Bunnik GSJ (1980) Influence of physical exercise on sex-hormone metabolism. J Appl Physiol 48:765

Keul J (1975) Kohlenhydrate zur Leistungsbeeinflussung in der Sportmedizin. Nutr Metabol 18:157

Kindermann W, Keul J (1977) Anaerobe Energiebereitstellung im Hochleistungssport. Hofmann, Schorndorf

Kindermann W, Keul J, Simon G, Reindell H (1978) Anpassungserscheinungen durch Schul- und Leistungssport im Kindesalter. Sportwissenschaft 8:222

Kindermann W, Keul J, Lehmann M (1979) Metabolische und cardiocirculatorische Veränderungen bei einem 10 km-Wettkampflauf von 11- bis 14jährigen Jungen. Fortschr Med 97:659

Knuttgen H (1967) Aerobic capacity of adolescents. J Appl Physiol 22:655

Kobayashi K, Kitamura K, Miura M, Sodeyama H, Murase Y, Miyashita M, Matsui H (1978) Aerobic power as related to body growth and training in Japanese boys: A longitudinal studie. J Appl Physiol 44:666

Kuoppasalmi K, Näveri H, Rehunen S, Härkönen M, Adlercreutz H (1976) Effect of strenuous anaerobic running exercise on plasma growth hormone, cortisol, luteinizing hormone, testosterone, androstendione, estrone und estradiol. J Steroid Biochem 7:823

Lehmannn M, Wybitul K, Keul J (1980) Plasmacatecholaminverhalten unter Bunitrolol und Methypranolol. Z Kardiol 69:256

Lehmann M, Keul J, Schmid P, Kindermann W, Huber G (1980) Plasmacatecholamine, Glucose, Lactat sowie aerobe und anaerobe Kapazität bei Jugendlichen. Dtsch Zschr Sportmed 31:287–295

Lipman RG, Taylor AL, Schenck FA, Mintz DH (1972) Inhibition of sleep related GH-release by elevated FFA. J Clin Endocrinol Metab 35:592

Mocellin R (1975) Jugend und Sport. Med Klin 70:1443

Oseid S, Hermansen L (1971) Hormonal and metabolic changes during and after prolonged muscular work in pre-pubertal boys. Acta Paediat Scand 217:147

Schmücker B, Hollmann W (1973) Zur Frage der Trainierbarkeit von Herz und Kreislauf bei Kindern bis zum 10. Lebensjahr. Sportarzt Sportmed 24:231, 263

Sutton JR, Coleman MJ, Casey JH (1978) Testosterone production rate during exercise. In: Landry F, Orban WAR (eds) Regulatory mechanisms in metabolism during exercise. Symposia Specialists Miami/Florida 33 161 USA, p 227

Wasmund U, Mocellin R (1972) Laufen im zweiten und dritten Schuljahr. Untersuchungen über die Trainierbarkeit. Sportwissenschaft 2:258

Die Belastbarkeit von Herzschrittmacherpatienten

P. Schmid, W.W. Klein

Mitteilungen über die körperliche Belastbarkeit von Herzschrittmacherpatienten liegen in der Literatur nur vereinzelt vor (Benchimol u. Mitarb. 1964; Nager u. Kappenberger 1977; Segel u. Mitarb. 1964). Ziel dieses Referats ist es daher, aufgrund eigener Untersuchungen Aussagen über den Grad der körperlichen Leistungsfähigkeit von Schrittmacherträgern im Vergleich zu einem entsprechenden Kontrollkollektiv zu treffen und etwaige Leistungsunterschiede näher zu erläutern.

Untersuchungsgut und Methodik

12 Männer und 8 Frauen (anthropometrische Daten s. Tabelle 1), die alle mit ventrikelgesteuerten Geräten versorgt waren, wurden untersucht. Der Zeitraum zwischen Implantation und Untersuchung betrug bei den Männern durchschnittlich 2, bei den Frauen 5 Jahre. Die zur Implantation eines Pacemakers führenden EKG-Veränderungen waren in 45% ein totaler AV-Block, in je 25% eine Sinusbradykardie sowie eine bradykarde Flimmerarrhythmie und in 5% eine sinu-aurikuläre Blockierung. Die diesen Rhythmusstörungen zugrundeliegenden Erkrankungen (Abb. 1) und deren Schweregrad wurden aufgrund der Anamnese sowie nichtinvasiver klinischer und röntgenologischer (= kardiothorakaler Quotient) Untersuchungsmethoden festgestellt. Als Vergleichskollektiv dienten 20 gleich alte gleichgeschlechtliche Patienten mit denselben annähernd gleich schweren Grundkrankheiten und nahezu identischen kardiothorakalen Quotienten. Vor und während der Arbeitsversuche blieb in beiden Gruppen die den einzelnen Patienten entsprechende Medikation (z.B. Digitalis, Antiarrhythmika, Betarezeptorenblocker, Antihypertensiva, Langzeitnitrite) unverändert. Als Belastungs-

Tabelle 1. Anthropometrische Daten von 20 Patienten mit Herzschrittmacher

		Männer n = 12	Frauen n = 8
Alter	(Jahre)	56 ± 14	53 ± 9
Größe	(cm)	173 ± 8	160 ± 4
Gewicht	(kg)	79 ± 10	64 ± 13

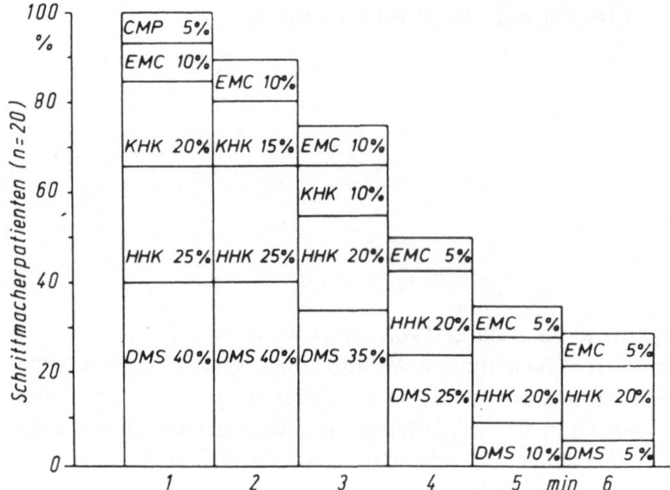

Abb. 1. Prozentuale Abnahme der Patientenbeteiligung mit Fortdauer des Belastungsversuches in Abhängigkeit von der Grundkrankheit (*CMP* = Kardiomyopathie, *EMC* = Endomyokarditis, *KHK* = koronare Herzkrankheit, *HHK* = hypertensive Herzkrankheit, *DMS* = degenerativer Myokardschaden)

form wählten wir die Fahrradergometrie nach dem Kaltenbach-Schema (Kaltenbach 1974). Herzfrequenzen und etwaige Rhythmusstörungen wurden vor und während der 6minütigen Belastung sowie in der 5minütigen Erholungsphase mittels EKG kontinuierlich aufgezeichnet. Blutdruckmessungen nach der Manschettenmethode wurden in Ruhe, bei Belastungsende und nach Erholung durchgeführt. Die Blutgasanalyse mittels Mikromethode vom hyperämisierten Ohrläppchen erfolgte vor und nach Belastung mit dem AVL-Gas-Check.

Ergebnisse

Während der Ergometrie zeigten sich teilweise Änderungen des Grundrhythmus (Tabelle 2). Am Belastungsende wurden maximale Eigenfrequenzen für den Sinusrhythmus um 138/min, für die Flimmerarrhythmie um 190/min gemessen. Diese beiden Patienten hielten jeweils die 6minütige Belastungsdauer durch. Ventrikuläre Extrasystolen traten in Ruhe unter der Führung des Schrittmachers dreimal auf, unter Belastung und/oder Erholung waren bei 40% teilweise gehäuft, jedoch fast ausschließlich monotop-monomorphe Extrasystolen nachweisbar (Tabelle 2). Ein Zusammenhang mit der Belastungs- bzw. Erholungsminute und mit der zugrundeliegenden Implantationsindikation bzw. Grundkrankheit war nicht festzustellen.
14 (70%) der 20 Herzschrittmacherträger beendeten vorzeitig die auferlegte 6minütige Belastung, nur 6 (30%) hielten durch (Abb. 1). Die Belastungsdauer für das gesamte Schrittmacherkollektiv betrug dabei 2 min 41 s ± 1 min 10 s. In der Vergleichsgruppe

Tabelle 2. Grundrhythmus und Belastungsverhalten von 20 Patienten mit Herzschrittmacher

	Ruhe	Belastung
1. Sinusbradykardie und SA-Block		
a) Sinusrhythmus über Frequenz des Schrittmachers	2	4
b) Schrittmacher rhythmusbestimmend	4	2
c) Ventrikuläre Extrasystolie unter Belastung und/oder Erholung	1	
2. Bradykarde Flimmerarrhythmie (FA)		
a) FA über Frequenz des Schrittmachers	2	3
b) Schrittmacher rhythmusbestimmend	3	2
c) Ventrikuläre Extrasystolie unter Belastung und/oder Erholung	1	
3. Totaler AV-Block		
a) Schrittmacher rhythmusbestimmend	9	9
b) Ventrikuläre Extrasystolie unter Belastung und/oder Erholung	1	4

lag die Abbruchquote bei 50% (10 Patienten), die durchschnittliche Belastungsdauer betrug 3 min 15 s ± 1 min 26 s. Dabei mußten von 13 Herzschrittmacherpatienten 12 bei einem kardiothorakalen Quotienten über 60% die auferlegte Belastung vorzeitig abbrechen, von 12 Probanden des Kontrollkollektivs 9. Bei einem kardiothorakalen Quotienten unter 60% war in der Pacemakergruppe zweimal, in der Vergleichsgruppe einmal ein vorzeitiges Belastungsende zu beobachten (Tabelle 3).

Tabelle 3. Abhängigkeit des Belastungsverhaltens von der Myokardfunktion bei Schrittmacherträgern (n = 20) und Kontrollkollektiv (n = 20)

Kardiothora-kaler Quotient	Schrittmacherpatienten				Kontrollkollektiv			
	Abbruch		Ausbelastung		Abbruch		Ausbelastung	
	n	%	n	%	n	%	n	%
Über 60 %	12	60	1	5	9	45	3	15
Unter 60 %	2	10	5	25	1	5	7	35

Die Blutdruckwerte lassen in beiden Probandengruppen rechnerisch keine signifikanten Zusammenhänge bezüglich Herzrhythmus oder Belastungsdauer erkennen (Tabelle 4). Vor Belastungsbeginn betrug der Baseexcess des Schrittmacherkollektivs −2,0 mval/l gegenüber −2,1 mval/l des Kontrollkollektivs, nach Belastung lauteten die Werte −6,9 mval/l bzw. −7,4 mval/l. Daraus kann geschlossen werden, daß in beiden Untersuchungsgruppen ein identischer und für submaximale Belastungen ausreichender somatischer Anstrengungsgrad erreicht wurde.

Tabelle 4. Arterielles Blutdruckverhalten (mmHg) von Herzschrittmacherträgern (n = 20) und einem Kontrollkollektiv (n = 20)

Schrittmacherpatienten	Ruhe	Belastung	Erholung
Gesamtkollektiv	142/87	164/90	140/87
Schrittmacher führend	145/85	167/89	147/88
Eigenrhythmus	139/88	163/89	131/86
Ausbelastung	142/86	162/87	134/82
Abbruch	142/89	166/89	142/88
Kontrollkollektiv			
Gesamtkollektiv	136/88	168/92	132/84
Ausbelastung	134/87	169/92	130/85
Abbruch	138/89	167/91	134/83

Diskussion

Bei annähernd gleichem Schweregrad der Grundkrankheit und bei gleichem, durch den Baseexcess objektiviertem Anstrengungsgrad ist die um etwa 21% kürzere Belastungsdauer des Pacemakerkollektivs gegenüber der Kontrollgruppe auf folgende Ursachen zurückzuführen:

1. Auf die bei einem Großteil der Herzschrittmacherträger unter Belastung durch Führung des Pacemakers beobachtete Limitierung der Herzfrequenz nach oben (Tabelle 2). Dadurch kann eine Zunahme des Herzminutenvolumens nur durch eine Erhöhung des Schlagvolumens erreicht werden.

2. Auf das gestörte Zusammenspiel zwischen Vorhöfen und Kammern (= AV-Dissoziation), wodurch es zum Wegfall des atriosystolischen Beitrags zur Kammerfüllung kommt (Niehues u. Mitarb. 1975).

3. Auf die bei rund 30% aller Schrittmacherpatienten beobachtete retrograde Vorhoferregung, die zu einem permanenten Ausfall des atriosystolischen Beitrags zur Kammerfüllung führt (Gattenlohner u. Schneider 1973; Rost u. Mitarb. 1974).

4. Die im rechten Ventrikel liegende Schrittmachersonde führt zur asynchronen Kontraktion (Gilmore u. Mitarb. 1963), was ebenfalls eine Limitierung des Herzauswurfs unter Belastung verursacht.

Ein zusätzlicher humoraler Faktor ist nach Klein (1971) die Epinephrinverarmung des schrittmachergereizten Herzens, die eine Abnahme der Inotropie und somit eine Herabsetzung des Herzminutenvolumens nach sich zieht.

Dennoch weisen immerhin rund ein Drittel aller Herzschrittmacherträger eine dem Kaltenbach-Schema entsprechend normale, altersgemäße Belastbarkeit auf, unabhängig davon, ob unter der Ergometrie ein Eigenrhythmus vorlag, oder ob der Pacemakerrhythmus bestimmend war (Tabelle 2). Daraus kann geschlossen werden, daß die Limitierung in der Belastbarkeit der Schrittmacherpatienten nicht ausschließlich frequenzbedingt ist. Bei manchen Patienten besteht offensichtlich auch bei einer Frequenz von 72/min eine ausreichende Schlagvolumenreserve, um die auferlegte 6minütige Belastung beenden zu können.

Eine annähernd normale Belastbarkeit der Schrittmacherpatienten war bei einem kardiothorakalen Quotienten unter 60% als Ausdruck eines gering oder nicht geschädigten Myokards gegeben (nur elektrische Indikation zur Pacemakerimplantation). Bei einem kardiothorakalen Quotienten über 60% mit schwer geschädigtem Myokard (Kardiomyopathie, Koronarerkrankung) hingegen war die Belastbarkeit der Patienten deutlich vermindert (Abb. 1), gleichgültig, ob während der Ergometrie ein Sinusrhythmus bzw. eine Flimmerarrhythmie vorlag oder ob der Schrittmacherrhythmus bestimmend war. Ebenso wie in der Schrittmachergruppe war auch in der Kontrollgruppe mit Zunahme des kardiothorakalen Quotienten eine verminderte körperliche Leistungsfähigkeit feststellbar (Tabelle 3).

Damit stimmen unsere Ergebnisse prinzipiell mit den Beobachtungen von Nager und Kappenberger (1977) überein, bei denen wie in unserem Schrittmacherkollektiv in erster Linie der myokardiale Funktionszustand bzw. die Kardiopathie den entscheidenden leistungslimitierenden Parameter darstellt.

Zusammenfassung

20 Herzschrittmacherträger wurden mit einem entsprechenden Kontrollkollektiv bezüglich ihrer körperlichen Leistungsfähigkeit verglichen. In der Schrittmachergruppe brachen 70% die auferlegte Belastung vorzeitig ab, im Kontrollkollektiv nur 50%. Die durchschnittliche Belastungsdauer der Schrittmacherpatienten lag dabei um 21% niedriger als im Vergleichskollektiv. Verantwortlich für die geringere körperliche Belastbarkeit der Herzschrittmacherträger ist in erster Linie neben der besonderen hämodynamischen Situation die der Schrittmacherimplantation zugrunde liegende Kardiopathie.

Literatur

Benchimol A, Yeou-Bing L, Dimond EG (1964) Cardiovascular dynamics in complete heart block at various heart rates. Effect of exercise at a fixed heart rate. Circulation 30:542

Gattenlohner W, Schneider KW (1973) Schrittmachertherapie und Hämodynamik. M Med W 115:2137

Gilmore JP, Sarnoff SJ, Mitchell JH, Linden RJ (1963) Synchrony of ventricular contraction. Observations comparing hemodynamic effects of atrial and ventricular pacing. Br Heart J 25:299

Kaltenbach M (1974) Die Belastungsuntersuchung von Herzkranken. Kardiologische Diagnostik in der Studienreihe Boehringer Mannheim. Mannheimer Morgen, Mannheim

Klein WW (1971) Der Einfluß elektrischer Stimulation auf Dynamik, Funktion, Stoffwechsel und Noradrenalin-Freisetzung des Herzens. Kreislaufforsch 64:129

Nager F (1972) Zur Schrittmachertherapie. Schweiz Med Wochenschr 102:396

Nager F, Kappenberger L (1977) Hämodynamik nach Schrittmacherimplantation. Internist (Berlin) 18:19
Niehues B, Schulten HK, Pasch H, Behrenbeck DW, Tauchert M, Smekal von H, Hilger HH (1975) Einfluß der Stimulationsfrequenz auf die Leistungsbreite und die Hämodynamik von Patienten mit implantiertem Schrittmacher nach Frequenzadaption. Verh Dtsch Ges Inn Med 81:160
Rost R, Schneider KW, Gattenlohner W, Stegmann N (1974) Die Bedeutung der zeitgerechten Vorhofaktion für die Schrittmachertherapie. Untersuchungen zum hämodynamischen Effekt der bifokalen Stimulation. Basic Res Cardiol 69:74
Segel N, Hudson WA, Harris P, Bishop JM (1964) The circulatory effects of electrically induced changes in ventricular rate at rest and during exercise in complete heart block. J Clin Invest 43:1541

Untersuchungen zur Beurteilung des Altershochdrucks bei körperlicher Leistung

I.-W. Franz

Die Bewertung grenzwertig bis leicht erhöhter Blutdruckwerte im Alter unter Ruhebedingungen ist schwierig, und häufig bestehen Zweifel an der pathologischen Bedeutung (Holzgreve u. Middecke 1979; Undeutsch u. Lang 1976). Bedenkt man jedoch, daß auch Patienten mit leichter bis mittlerer arterieller Hypertonie in Ruhe schon bei kleineren körperlichen Belastungen exzessive Blutdruckanstiege aufweisen können (Franz 1979a; Franz u. Lohmann 1978, 1979; Krönig u. Mitarb. 1976; Taylor 1975), so ist eine richtige Einschätzung des Blutdrucks bei älteren Patienten besonders wichtig. Bei ihnen ist mit bereits vorhandenen oder okkulten Folgekrankheiten der Hypertonie zu rechnen (Prachar u. Mitarb. 1976; Strauer 1979) und es dürfte somit durch die übermäßigen Blutdruckanstiege während alltäglicher körperlicher Arbeit ein erhöhtes Risiko einer myokardialen Hypoxie (Prachar u. Mitarb. 1976; Strauer 1979) bzw. zerebraler Gefäßkomplikation (Kennedy u. Hoffbrand 1978) bestehen. Dieser Umstand ist deshalb von besonderer Bedeutung, da heute das körperliche Training in der präventiven und rehabilitativen Kardiologie einen hohen Stellenwert einnimmt und außerdem der erfreuliche Zulauf zur Breitensportbewegung diese Altersklasse ebenfalls mit einschließt.

Methodik

Deshalb wurde bei 50 normotensiven Männern mit einem mittleren Alter von 64,4 Jahren (55–80 Jahre) und einem Ruheblutdruck im Liegen von 141,4 ± 15/82,7 ± 8 mmHg und bei 50 hypertensiven Männern (Stadium I–III, WHO) mit einem mittleren Alter von 61,7 Jahren (55–77 Jahre) und einem Ruheblutdruck von 167,2 ± 14/103 ± 6 mmHg das Blutdruckverhalten während einer standardisierten Fahrradergometrie und in der Erholungsphase danach untersucht. Dabei sollte die Frage geklärt werden, ob die Messung des Leistungsblutdrucks die Grenze zwischen willkürlich festgelegtem normalem und pathologischem Ruheblutdruck verdeutlichen und somit die Abschätzung des vaskulären Risikos bei körperlicher Arbeit und die Indikationsstellung zur antihypertensiven Therapie erleichtern kann.
Darüber hinaus wurde vergleichend das Doppelprodukt aus Herzfrequenz mal systolischem Blutdruck, welches als zuverlässiges Maß für die Größe des myokardialen O_2-Verbrauchs gilt (Baller u. Mitarb. 1979; Sarnoff u. Mitarb. 1958), während der Ergometrie ermittelt.

Die ergometrischen Untersuchungen wurden in der Form durchgeführt, daß die Untersuchungspersonen Fußkurbelarbeit, beginnend mit 50 W und in Stufen von 10 W/min bis auf 100 W steigernd, zu leisten hatten. Die Drehzahl wurde konstant bei 50 Umdrehungen/min gehalten. Der Blutdruck wurde auskultatorisch, die Herzfrequenz aus dem EKG, und zwar minütlich während und bis 5 min nach der Ergometrie, ermittelt. Die verwendeten Leistungs- und Steigerungsstufen wurden aus folgenden Gründen gewählt:

1. Dieser ergometrische Leistungsbereich entspricht alltäglichen körperlichen Belastungen (Zerzawy u. Bachmann 1979).
2. Es besteht eine geringere Differenz zwischen direkt und indirekt gemessenem diastolischem Blutdruck im Vergleich zu höheren Leistungsstufen (Matthes u. Mitarb. 1978).
3. Diese Leistungs- und Steigerungsstufen sind auch für ältere Patienten und Risikopatienten, wie z.B. mit manifester Koronarinsuffizienz (Franz 1979b) anwendbar.
4. Exzessive Blutdruckanstiege können frühzeitig erkannt oder gar vermieden werden (Franz u. Lohmann 1978).
5. Steigerungsstufen von 10 W/min gewährleisten exakte und reproduzierbare Ergebnisse (Franz u. Mellerowicz 1977).

Die Leistungsumsatzbedingungen bei ergometrischer Untersuchung nach der Vereinbarung des „Standardisierungskomitees für Ergometrie im ICSPE" (1967) wurden eingehalten.

Ergebnisse und Interpretation

Abbildung 1 zeigt das Blutdruckverhalten vor, während und nach Ergometrie für die älteren Normalpersonen und die Hochdruckkranken. Die Normotoniker erreichen bei 50 W 166 ± 17 mmHg, bei 70 W 178 ± 20 mmHg und bei 100 W 196 ± 20 mmHg. Diese Werte liegen signifikant (p < 0,05) über denen von 40- bis 50jährigen Männern mit z.B. 189 ± 16 mmHg bei 100 W (Franz u. Mitarb., unveröffentlicht). Die diastolischen Blutdrücke steigen im Vergleich zum Ruhewert signifikant (p < 0,05) während Ergometrie auf z.B. 96,1 ± 8 mmHg bei 100 W an, aber unterscheiden sich mit 96,8 ± 7 mmHg nicht von den 40- bis 50jährigen, allerdings signifikant von denen 20- bis 30- und 30- bis 40jähriger (Franz u. Mitarb., unveröffentlicht).

Die Hochdruckkranken weisen gegenüber den älteren Normalpersonen hochsignifikant (p < 0,001) überhöhte Leistungsblutdrücke mit 196,2 ± 20 mmHg bei 50 W, 215 ± 21 mmHg bei 70 W und 232 ± 20 mmHg bei 100 W auf. Augrund des die arterielle Hypertonie charakterisierenden erhöhten peripheren Gefäßwiderstands (Folkow 1975; Sannerstedt 1966) steigt auch der diastolische Blutdruck signifikant (p < 0,001) auf z.B. 124 ± 14 mmHg bei 100 W an.

Entsprechend verhalten sich die Blutdruckwerte in der Erholungsphase. Während die älteren Normalpersonen nach 5 min ihren Ausgangswert vor Ergometrie mit 140 ± 19/ 83 ± 8 mmHg erreichen, weisen die älteren Hochdruckkranken mit 174 ± 20/109 ±

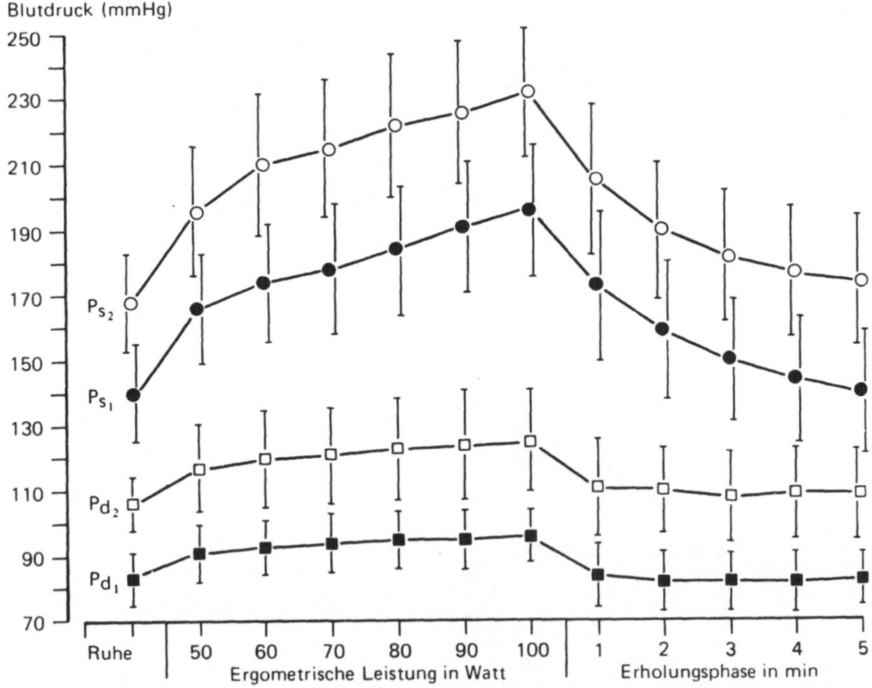

Abb. 1. Verhalten des systolischen (*Ps*) und diastolischen (*Pd*) Blutdrucks in Ruhe sowie während und nach Ergometrie bei 50 normotensiven Männern (P$_{S_1}$ und *Pd*$_1$) mit einem mittleren Alter von 64 Jahren und bei 50 Hochdruckkranken (P$_{S_2}$ und *Pd*$_2$) mit einem mittleren Alter von 62 Jahren

14 mmHg noch signifikant erhöhte Werte im Vergleich zu den Ruhewerten vor Ergometrie auf.

Im Mittel weisen somit ältere Hochdruckkranke signifikant erhöhte Blutdruckwerte während und nach Ergometrie im Vergleich zu einem normotensiven Vergleichskollektiv auf. Als wesentlichste Aussage dieser Studie zeigt sich jedoch bei der Betrachtung der Einzelwerte, daß auch bei älteren Hochdruckkranken aus der Höhe des Ruheblutdrucks keinerlei Rückschlüsse auf das Ausmaß der Arbeitsblutdrücke möglich sind und somit das vaskuläre Risiko unter- oder überschätzt wird. So kam es bei einigen Patienten trotz geringer Blutdruckerhöhung in Ruhe zu exzessiven und reproduzierbaren Blutdruckanstiegen während Ergometrie, wogegen andere nicht wesentlich vom Normalkollektiv abwichen. Dies soll anhand zweier Beispiele verdeutlicht werden. Abbildung 2 zeigt das Blutdruckverhalten eines 70jährigen Mannes mit einem Ruheblutdruck von 180/100 mmHg. Während der Ergometrie kommt es zu keinem wesentlichen Anstieg, und das Blutdruckverhalten weicht nicht signifikant vom Normalkollektiv mit 204/105 mmHg bei 100 W ab, obwohl die Herzschlagfrequenz auf 130 Schläge/min ansteigt.

Ganz anders ist das Blutdruckverhalten eines 60jährigen Mannes (Abb. 3), dessen Ruheblutdruck im Liegen von 154/114 mmHg bereits bei 50 W auf 210/150 mmHg

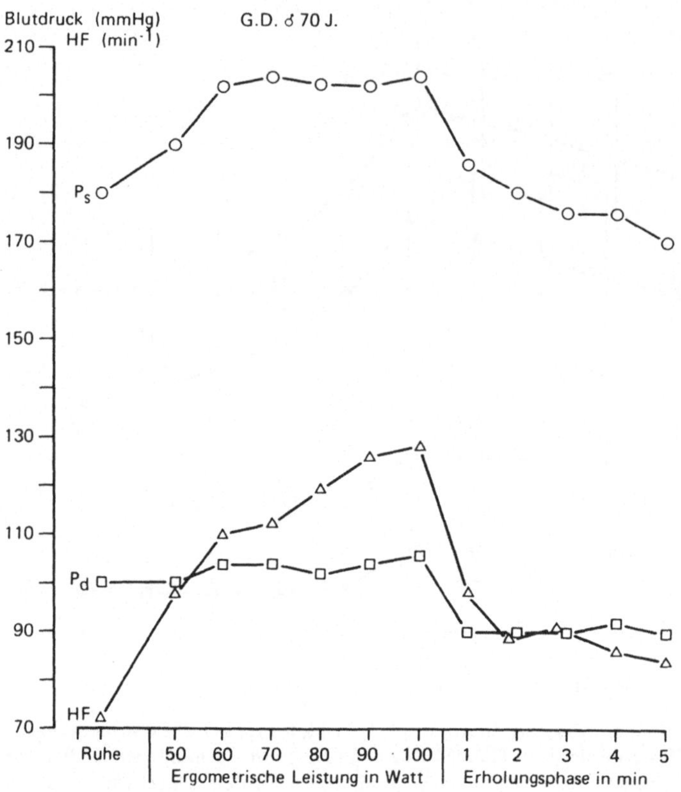

Abb. 2. Systolischer (P_s) und diastolischer (P_d) Blutdruck und die Herzfrequenz (*HF*) eines 70jährigen Patienten, dessen erhöhter Ruheblutdruck von 180/100 mmHg während Ergometrie keinen wesentlichen Anstieg aufweist und den oberen Normalwert eines normotensiven Vergleichskollektivs nicht überschreitet

und bei 80 W auf 242/166 mmHg ansteigt, so daß die Ergometrie abgebrochen wurde. Zu diesem Zeitpunkt bestanden keine subjektiven oder objektiven Zeichen einer myokardialen Hypoxie bzw. Insuffizienz. Es ist wichtig zu erwähnen, daß die Herzfrequenz auf dieser Stufe gerade 100 Schläge/min erreicht und somit bei diesem Patienten während alltäglicher Belastung und während des Sports mit wesentlich höheren Blutdruckwerten zu rechnen ist. 5 min nach Ergometrie war der Blutdruck mit 182/132 mmHg immer noch deutlich überhöht. Die Abb. 3 zeigt bei diesem Patienten zusätzlich das Ergebnis einer antihypertensiven Behandlung mit einer fixen Betablocker-Diuretikum-Kombination, die auch beim Altershochdruck eine befriedigende Blutdrucksenkung unter allen Untersuchungsbedingungen ermöglicht (Franz u. Lohmann 1979). Bei diesem Patienten wird besonders deutlich, wie das akute und chronische vaskuläre Risiko der arteriellen Hypertonie anhand des Ruheblutdrucks unterschätzt werden kann. Bedenkt man, daß die verwendeten ergometrischen Leistungsstufen kleineren alltäglichen körperlichen Belastungen entsprechen,

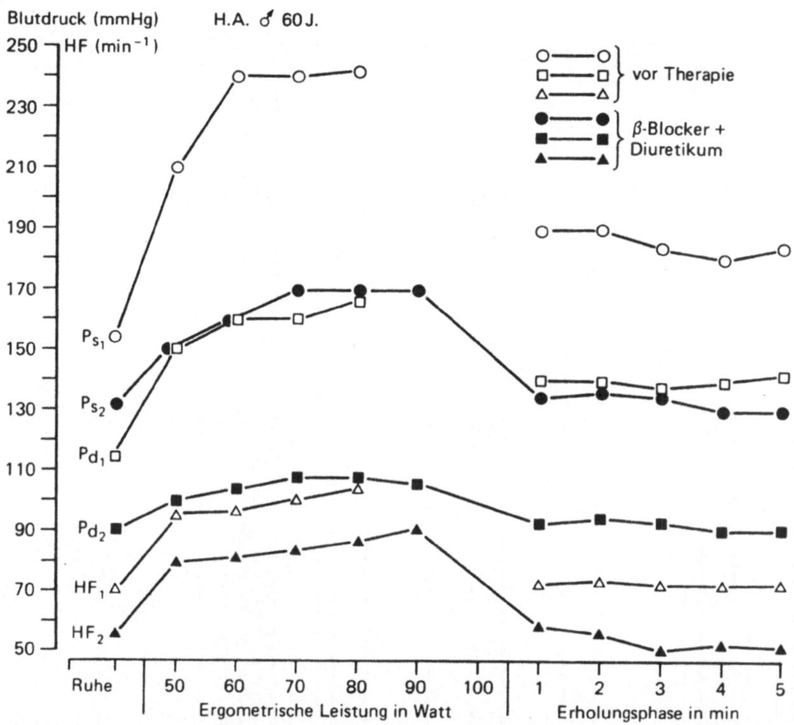

Abb. 3. Systolischer (*Ps*) und diastolischer (*Pd*) Blutdruck und die Herzfrequenz (*HF*) eines 60jährigen Patienten, dessen Ruheblutdruck von 154/114 mmHg bei 80 W auf 242/166 mmHg ansteigt, sowie das Ergebnis einer antihypertensiven Therapie mit einem Betablocker und einem Diuretikum

wie dies auch aus dem Herzschlagfrequenzverhalten der Normotoniker und Hypertoniker mit z.B. 111 ± 15 bzw. 124 ± 11 Schlägen/min bei 100 W deutlich wird, so ermöglicht die ergometrische Kontrolle des Blutdruckverhaltens einen klinischen Parameter, der die Abschätzung des Gefährungsgrades des Patienten durch sportliche Aktivität (Franz 1978, 1979a, d; Rost u. Mitarb. 1976) und die Indikation zur medikamentösen Therapie wesentlich erleichtert.

Dieses wird auch verdeutlicht durch die indirekte Bestimmung des myokardialen O_2-Verbrauchs bei 50, 70 und 100 W. Die Hochdruckkranken weisen einen hochsignifikant ($p < 0{,}001$) erhöhten myokardialen O_2-Verbrauch schon im niedrigen submaximalen Bereich auf (Abb. 4).

Abbildung 4 enthält zusätzlich das Ergebnis 20 Jahre jüngerer Normalpersonen (Franz u. Mellerowicz 1980b), die bei einem p von $< 0{,}05$ ein signifikant niedrigeres Doppelprodukt aufweisen, wogegen sich die jüngeren Hochdruckkranken nur bei 100 W signifikant ($p < 0{,}05$) von den älteren Hochdruckkranken unterscheiden. Bedenkt man diesen erhöhten myokardialen O_2-Verbrauch und berücksichtigt man, daß die Koronarreserve selbst schon bei noch kardial kompensierten Hochdruck-

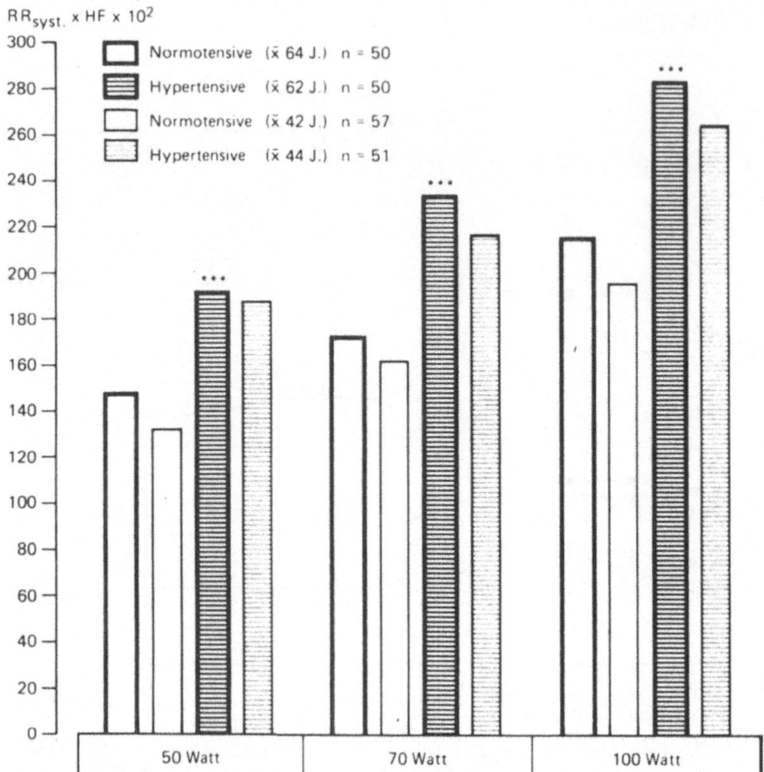

Abb. 4. Doppelprodukt aus systolischem Blutdruck (RR_{syst}) mal Herzschlagfrequenz (HF) als Maß für den myokardialen O_2-Verbrauch während Ergometrie bei Normalpersonen und Hochdruckkranken verschiedenen Alters

kranken mit normalem Koronarangiogramm signifikant eingeschränkt ist (Strauer 1979), so wird verständlich, daß besonders bei körperlicher Arbeit die notwendige adäquate Steigerung der myokardialen O_2-Versorgung nicht immer ausreichend möglich ist. Dieses gilt besonders dann, wenn gleichzeitig eine koronare Herzkrankheit vorliegt (Strauer 1979), was mit zunehmendem Alter des Patienten ein häufiger Befund ist (Prachar u. Mitarb. 1976).

Deshalb sollen folgende Schlußfolgerungen abgeleitet werden:
1. Die Ergebnisse zeigen, daß selbst Patienten mit leichtem bis mittlerem Altershochdruck im Mittel signifikant überhöhte Leistungsblutdrücke und einen signifikant erhöhten myokardialen O_2-Verbrauch schon im niedrigen, submaximalen Leistungsbereich aufweisen.
2. Es zeigt sich, daß aus der Höhe des Ruheblutdrucks keine Rückschlüsse auf das Ausmaß der Arbeitsblutdrücke und somit des vaskulären Risikos möglich sind.

3. Deshalb darf eine ärztliche Empfehlung zur sportlichen Aktivität nicht vom Ruheblutdruck abhängig gemacht werden, wie dies noch von der Deutschen Liga zur Bekämpfung des hohen Blutdruckes empfohlen wird.
4. Zur Vermeidung möglicher akuter und chronischer Gefahren durch den Sport sollte neben der Vermeidung isometrischer Kontraktionen (Franz 1979c, d; Rost u. Mitarb. 1976) vor Beginn eines präventiven und rehabilitativen Trainingsprogramms eine ergometrische Kontrolle und Bewertung des Blutdruckverhaltens durchgeführt werden.
5. Ergibt diese Untersuchung überhöhte Leistungsblutdrücke, so ist, besonders bei gleichzeitigem Nachweis einer koronaren Herzkrankheit, eine konsequente antihypertensive Therapie einzuleiten.
6. Dabei ist darauf zu achten, daß ein befriedigender antihypertensiver Effekt unter Ruhebedingungen nicht bedeutet, daß der Blutdruck auch während körperlicher Arbeit zufriedenstellend gesenkt ist (Franz u. Lohmann 1978; Franz 1980a). Deshalb sollte die antihypertensive Wirksamkeit durch eine Kontrollergometrie überprüft werden.

Literatur

Baller D, Schenk H, Zipfel J, Hellige G (1979) Möglichkeiten und Grenzen von klinischen O_2-Verbrauchsparametern. Z Kardiol 68:656

Folkow B (1975) Vascular changes in hypertension-review and recent animal studies. In: Berglund G, Hansson L, Werkö L (Hrsg) (1975) Pathophysiology and management of arterial hypertension. Lindgren u. Söner, Mölndal p 95

Franz I-W, Mellerowicz H (1977) Vergleichende Messungen der PWC_{170} mit Leistungsstufen von unterschiedlicher Größe und Dauer. Z Kardiol 66:670

Franz I-W (1978) Therapie der hypertonen Kreislaufregulationsstörungen bzw. Hypertonie durch dosiertes Training. Schweiz Z Sportmed 3:117

Franz I-W (1979a) Untersuchungen über das Blutdruckverhalten während und nach Ergometrie bei Grenzwerthypertonikern im Vergleich zu Normalpersonen und Patienten mit stabiler Hypertonie. Z Kardiol 68:107

Franz I-W (1976) Das Elektrokardiogramm während ergometrischer Leistung. Med Klin 74:896

Franz I-W (1979c) Welchen Sport dürfen und sollen Hypertoniker betreiben? Med Trib 36:27

Franz I-W (1979d) Indikationen, Dosierung und Kontraindikationen präventiven Trainings. In: Mellerowicz H, Franz I-W (Hrsg) Training als Mittel der präventiven Medizin. Perimed, Erlangen, S 27

Franz I-W (1980a) Differential anihypertensive effect of acebutolol and the fixed combination hydrochlorothiazide/amiloridehydrochloride on elevated exercise blood pressures in hypertensive patients. Am J Cardiol 46:301

Franz I-W, Lohmann FW (1978) Die Bedeutung einer ergometrischen Untersuchung zur Beurteilung der antihypertensiven Therapie. Dtsch Med Wochenschr 103:1478

Franz I-W, Lohmann FW (1979) Der Einfluß einer Saluretikum-β-Rezeptorenblocker-Kombination auf überhöhte Belastungsblutdrücke. Med Klin 74:396

Franz I-W, Mellerowicz H (1980b) Vergleichende ergometrische Untersuchungen über den Tension-Time-Index und die körperliche Leistungsbreite bei Patienten mit grenzwertiger und stabiler Hypertonie und Normalpersonen. Z Kardio 69:587

Holzgreve H, Middecke M (1979) Über die Behandlungsbedürftigkeit der Hypertonie im Alter. Nieren Hochdruckkrankh 4:114

Kennedy PGE, Hoffbrand BJ (1978) Strokes and hypertension: Contribution of poor blood pressure control. Br Med J II; 1605

Krönig B, Dufey K, Menter K, Wolff HP, Knappen F (1976) Ausmaß des Belastungsblutdruckes bei 40–65jährigen Blutdruckgesunden, an behandelten und unbehandelten Hochdruckkranken. Verh Dtsch Ges Inn Med 82:1278

Matthes D, Schütz P, Hüllemann KD (1978) Unterschiede zwischen indirekt und direkt ermittelten Blutdruckwerten. Med Klin 11:371

Prachar H, Heller G, Jobst C, Kiss E, Nobis H, Spiel R, Enenkel W (1976) Zum koronaren Risiko bei Hypertonikern. Herz Kreislauf 8:174

Rost R, Hollmann W, Liesen H (1976) Körperliches Training mit Hochdruckpatienten, Ziele und Probleme. Herz Kreislauf 2:680

Sannerstedt R (1966) Hemodynamic response to exercise in patients with arterial hypertension. Acta Med Scand [Suppl] 180:458

Sarnoff S, Case JRB, Stainsky WN, Macruz R (1958) Hemodynamic determinants of oxygen consumption of the heart with special reference to the tension-time-index. Am J Physiol 192:148

Strauer BE (1979) Das Hochdruckherz. Springer, Berlin Heidelberg New York

Taylor SH (1975) The circulation in hypertension. In: Burley DM, Birdwood GFB, Fryer JH, Taylor SH (1975) Hypertension – its nature and treatment. Metropolis, London, p 29

Undeutsch K, Lang E (1976) Besonderheiten der Hochdruckkrankheit des alternden Menschen. Geriatrie 6:284

Vereinbarungen des Standardisierungskomitees für Ergometrie im ICSPE. Leistungsumsatzbedingungen bei ergometrischen Untersuchungen (1967) In: Mellerowicz H, Hansen G (Hrsg) 2. Internationales Seminar für Ergometrie. Ergon, Berlin, S 314

Zerzawy R, Bachmann K (1979) Telemetrie von arteriellem Druck und Herzfrequenz unter alltäglichen und sportlichen Belastungen im Vergleich zur Fahrradergometrie. Z Kardiol 9:617

Ernährung im Hochleistungssport

D. K. Baron

Nachdem fast alle Bereiche des Leistungssports einer umfassenden wissenschaftlichen Analyse unterzogen und allgemeingültige Gesetzmäßigkeiten abgeleitet wurden, wird die Ernährung im Leistungssport weitgehend einer gewohnheitsmäßigen oder landsmannschaftlich bedingten Verfahrensweise überlassen.

Es gibt zwar in der Literatur eine Vielzahl von Ernährungshinweisen, die sich aber fast ausschließlich auf den Kalorienbedarf in den einzelnen Disziplinen beschränken und damit zu allgemein sind, um für die Sportler oder die mit ihrer Nahrungsbereitung befaßten Personen praktikabel zu sein. Hinzu kommt, daß auch unter Wissenschaftlern die Meinung über eine optimale Ernährung weit auseinandergeht.

Bei der Betreuung unserer Spitzensportler in in- und ausländischen Trainingslagern oder unmittelbar bei Wettkämpfen müssen wir auch heute noch immer wieder feststellen, daß bei optimaler trainingsphysiologischer Vorbereitung Ernährungsfehler mit ihren leistungsmindernden Folgen die Sportler um die Früchte einer ganzen entbehrungsreichen Trainingsperiode bringen können.

Durch den Leistungssport bekannt gewordene Nahrungsaufnahmestereotypen, wie das zentnerweise Vertilgen von Steaks und Proteingemischen, haben nichts mit einer optimalen Ernährung im Leistungssport zu tun, ganz zu schweigen von der Schmackhaftigkeit solcher Prozeduren.

Die Schwierigkeit bei der Aufstellung von praktikablen Ernährungsempfehlungen liegt im Vergleich zu Trainingsplänen darin, daß sie in den seltensten Fällen von den Athleten selbst realisiert werden können. Gemeinschaftsküchen, Gaststätten oder auch das Elternhaus verfügen häufig aus traditionellen oder rationellen Gründen weder über die Fähigkeit noch den Willen, sich diesen Empfehlungen anzupassen. Es wird dabei völlig außer acht gelassen, daß das Gesetz von der Erhaltung der Energie auch in der belebten Welt eine volle Gültigkeit hat und eine klare Abhängigkeit zwischen Energiezufuhr einerseits und Leistungsfähigkeit andererseits besteht. Über längere Zeiträume gesehen stellt also die Ernährung einen leistungslimitierenden Faktor dar. Sie ist eine durch nichts zu ersetzende Voraussetzung jeder körperlichen, aber auch geistigen Höchstleistung. Es soll hier jedoch unmißverständlich betont werden, daß eine optimale, gezielte Ernährung das Leistungsstreben zwar ganz erheblich unterstützt, aber keineswegs das Training ersetzen kann.

Wie kann nun der betreuende Sportmediziner dem zwischen liebgewonnenen überkommenen Gewohnheiten und unphysiologischen Vorstellungen schwankenden Athleten Hilfestellung leisten?

Sogenannte gruppenspezifische Pauschalanweisungen, die Kalorienzahl betreffend und im besten Fall auf das Kilogramm Körpergewicht bezogen, sind zu ungenau und führen sogar zu fehlerhaften Einschätzungen. Als Beispiel sei hier ein Ernährungsplan angeführt, den wir für eine bekannte westdeutsche Bundesligafußballmannschaft ausgearbeitet haben. Diesem Plan wurden Kalorienwerte zugrundegelegt, die von ernstzunehmenden Quellen scheinbar vergleichbarer ostdeutscher Mannschaften stammten und bei ca. 18500 kJ (4500 kcal) lagen. Trotz fachgerechter küchentechnischer Beratung und äußerst abwechslungsreicher Gestaltung des Speiseplans war es unseren Athleten nicht möglich, diese Kalorienmenge aufzunehmen. Nach sorgfältigem Studium der Trainingsintensität und des Trainingsumfangs mußten wir das Kalorienangebot um ca. 4000 kJ (1000 kcal) kürzen, um in einen leistungsadäquaten Bereich zu kommen.

Aber nicht nur das Kalorienangebot ist von Bedeutung, entscheidender kann das Timing der Nahrungsaufnahme sein. So haben Untersuchungen der Ernährungsgewohnheiten bei Segelregatten gezeigt, welch unphysiologische Praktiken heute noch üblich sind. Am Morgen unter der psychischen Anspannung im Hinblick auf den bevorstehenden Wettkampf wurde nichts oder bestenfalls ein „deutsches Frühstück", sprich: Marmeladenbrötchen und Kaffee, zu sich genommen, dann in den Stunden der Anfahrt, der Regatta und der Heimfahrt wurde wegen Gewichtsproblemen oder wegen des mangelnden Stauraums ebenfalls nichts gegessen. Dafür wurde am Abend mit Heißhunger alles vertilgt, was der Kühlschrank oder die Tafel hergaben. Diese allen Ernährungsvorstellungen hohnsprechenden Methoden wurden während aller Regattatage praktiziert. Es ist sicherlich nicht müßig, sich auszurechnen, daß man trotz des Arguments „Es geht eben nicht anders und ist immer so gewesen" Möglichkeiten finden kann, die durch eine angepaßte physiologische Ernährungsform, wenn auch keinen Regattasieg, so doch unter den gegebenen Belastungen ein subjektiv gutes Allgemeinbefinden gewährleisten. Daß dies möglich ist, hat gerade vor kurzem die Betreuung eines Pilotenteams beim 24-h-Automobilrennen in Le Mans gezeigt.

Bei schwerster physischer und psychischer Belastung hatten sich die Piloten bisher nach eigenem Gutdünken und den gerade erreichbaren landesüblichen Nahrungsmitteln versorgt, die aber noch häufig aus Appetitmangel ungegessen blieben. Die völlige Erschöpfung am Ende des Rennens war die Folge. Nachdem ihnen unter sanftem Druck und einem sicherlich größeren Aufwand eine den körperlichen und zeitlichen Belastungen entsprechende, hochwertige, vertraute und nicht belastende Nahrung gereicht wurde, war die einhellige Meinung, daß sie noch nie ein Rennen so gut überstanden hätten. Daß die Mannschaft außerdem noch sehr erfolgreich war, durfte sich der betreuende Sportarzt nicht an seine Brust heften, es unterstützte aber ungemein seine diesbezüglichen Intentionen.

So sehr wir in der Leistungsphysiologie auch bemüht sind, allgemeingültige Gesetzmäßigkeiten zu erarbeiten, so wenig ist dies in der Ernährungsberatung möglich.

Aus dem bisher Gesagten geht hervor, daß der betreuende Sportarzt einen Ernährungsfahrplan nur dann physiologisch gestalten kann, wenn er ihn für eine Einzelperson aufstellt. Dies wiederum setzt nicht nur ein genaues Wissen um den Trainingsumfang und die bisherigen Essensgewohnheiten voraus, sondern es erfordert auch küchentechnische Kenntnisse. Es ist z.B. nicht möglich, einem Athleten Fisch zu empfehlen, auch wenn er noch so hochwertig ist, wenn dieser absolut keinen Fisch mag. Erfahrungen bei der Ernährung von Hochleistungssportlern haben gezeigt, daß bei etwas mehr an Kenntnissen und Phantasie die Vertilgung mehrerer Steaks täglich oder die Aufnahme von Nahrungsmittelkonzentraten über längere Zeit für eine optimale Ernährung nicht erforderlich sind, sondern daß die Freude am Essen durchaus erhalten bleiben kann.

Ein eigenes Problem stellt die Ernährung von Sportlern dar, die in festgelegten Gewichtsklassen starten. Hierbei kommt es durch das „Gewichtmachen" mit unphysiologischen Mitteln, wie z.B. Laxantien und Saluretika, zu schweren Formkrisen, die sich bis zu kollapsähnlichen Zuständen steigern können. Untersuchungen des Leverkusener Arbeitskreises an normalgewichtigen, untrainierten Personen, die eine genau definierte eiweißreiche und flüssigkeitsarme Diät von ca. 9200 kJ (2200 kcal), wovon 44% durch Kohlenhydrate, 20% durch Eiweiß und 31% durch Fette gedeckt wurden, und zusätzlich 10 mg Furosemid täglich erhielten, ergaben eine durchschnittliche Gewichtsreduktion von 5 kg in 4 Tagen. Auffallend war jedoch ein sehr starker Abfall des Serumkaliums, einhergehend mit subjektiven Mißempfindungen, wie Abgeschlagenheit, Kraftlosigkeit und präkollaptischen Zuständen.

Wir sind daher der Meinung, daß Reduktionshilfen wie Diuretika keinen Platz im Ernährungsplan von Hochleistungssportlern haben sollten. Nach unseren Erfahrungen ist eine aus taktischen Gründen kurzfristig vorgenommene Gewichtsreduktion von mehreren Kilogramm immer mit einer Leistungsminderung verbunden. So wurden bei uns schon bei einer Gewichtsminderung von 1% des Körpergewichts erste Zeichen einer Leistungsminderung festgestellt. Wir sind jedoch der Auffassung, daß eine Gewichtsminderung bis zu 2% des Körpergewichts toleriert werden kann. Eine weitere Gewichtsminderung ist im Hinblick auf die starke Leistungsminderung und die möglicherweise daraus entstehenden Gesundheitsschäden abzulehnen.

Sicherlich wird es auch künftig notwendig werden, das Körpergewicht eines Athleten unter Belastung der obengenannten Kriterien zu reduzieren. Wie kann dies nun physiologisch geschehen?

Da der Trainingsprozeß eines Hochleistungssportlers ein sehr langer, im voraus geplanter ist, muß die optimale Gewichtsklasse weitgehend feststehen, und es darf bei korrekt überwachter Ernährung und entsprechendem Trainingsrhythmus zu keiner überschießenden Gewichtszunahme kommen. Liegt ein Athlet bei Wohlbefinden und guten Trainingsleistungen deutlich über dem Klassenlimit, so sollte nicht gezögert werden, ihn auf die nächsthöhere Klasse vorzubereiten. Die Erfahrungen haben gezeigt, daß der körperliche Vorteil, in einer niedrigen Klasse zu starten, durch die psychische Belastung beim Abtrainieren, die bis kurz vor dem Wettkampf reicht und mit erheblichen körperlichen Belastungen einhergeht, abgesehen von den vielen pharmakologischen Manipulationen, mehr als aufgehoben wird.

Mit dem Abtrainieren sollte mindestens 8 Tage vor dem Wettkampf begonnen werden, so daß der Athlet einen Tag vor dem Wettkampf sein Kampfgewicht erreicht. Die Ernährung sollte dabei kalorisch ausreichend und eiweißreich sein. Auf Kohlenhydrate

(Milchspeisen, Brot und Zucker) ist möglichst zu verzichten. Flüssigkeitsaufnahme ist nur insoweit gestattet, als sie bei starkem bzw. hitzeexponiertem Training notwendig ist und 1 l pro Tag nicht übersteigt. Hierfür bieten sich alle im Handel erhältlichen Mineralgemische an. Die Nahrung sollte dabei auf mindestens 5 Mahlzeiten verteilt werden. Auch hier ist es für eine Betreuung unerläßlich, individuelle Ernährungspläne auszuarbeiten. Als unterstützende Maßnahme sind Saunabesuche angezeigt, wobei der letzte mindestens 2 Tage vor dem Wettkampf liegen sollte. Bei dieser Ernährungsform sind größere Vitamingaben nicht erforderlich, zumal sie zusätzlich in den Mineralgetränken enthalten sind. Eine intensive sportärztliche Überwachung während der Periode des Gewichtmachens stellt für den Athleten nicht nur eine moralische Unterstützung dar, sondern kann ihm helfen, noch viele weit verbreitete Fehler zu vermeiden.

Sport an der Grenze menschlicher Leistungsfähigkeit unter pädagogischem Aspekt

A. Kirsch

Ziele und Inhalte des Spitzensports im Kindes- und Jugendalter werden im Verlauf dieses Symposiums unter unterschiedlichen Aspekten untersucht. Es ist meine Aufgabe, dabei die pädagogisch-psychologische Seite akzentuiert darzustellen und damit eine komplexe Behandlung des Themas sicherzustellen. Dies erscheint angebracht, weil zwischen medizinischer und pädagogischer Bewertung ein und desselben Vorgangs große Unterschiede bestehen können. So können sicherlich 10jährige und sogar Jüngere Marathon laufen. „Die Eilfertigkeit, mit der hieraus Maßstäbe abgeleitet werden, sollte Pädagogen eher nachdenklich stimmen. Nicht alles, was nützlich ist, muß zugleich pädagogisch sinnvoll sein" (Brodtmann 1980).
Die Praxis der Forschungsförderung des Bundesinstituts für Sportwissenschaft berücksichtigt den genannten Komplex in zur Zeit 15 Problembereichen; die 7 relevantesten sind nachstehend aufgeführt (in Klammern die Bearbeiter):

1. Prognose der Höchstleistungsfähigkeit (Willimczik, Rutenfranz, Keul, Bäumler)
2. Psychosoziale Belastung beim Kinder- und Jugendtraining (Kaminski, Willimczik)
3. Physische Belastung und psychische Beanspruchung bei Jugendlichen (Haase, Kaminski)
4. Motivation (Leistungsmotivation, Angst, Risikobereitschaft, Sozialmotivation) (Gabler, Feige)
5. Zusammenhang zwischen früher Spezialisierung und dem Niveau der Höchstleistung (Feige)
6. Beeinträchtigung von Schule/Beruf und Training im Nachwuchs- und Hochleistungsbereich (Kaminski, Lehnertz, Storck, Kohl/Sack, Neidhardt)
7. Fluktuation bei talentierten Spitzensportlern (Drop-Out-Problematik) (Kohl/Sack, Kaminski, Storck)

Bevor die bisher erarbeiteten wichtigsten Ergebnisse dieser Untersuchungen dargestellt werden, muß nach dem Sinn von Sport und Spitzensport für junge Menschen gefragt werden. Es ist eine gesicherte Erkenntnis der Pädagogik, daß die Erlebnisse und insbesondere die Grenzerfahrungen im Sport zur Bildung und Erziehung junger (und auch älterer) Menschen beitragen. Solche Erlebnisse und Erfahrungen sind Fitness, Vitalität und Selbstbeherrschung, aber auch Wagnis, Abenteuer, Ausleben von Emotionen, Spannung im Wettkampf und Risiko. Die Welt, in die unsere Kinder und Jugendlichen hineinwachsen, ist eine immer stärker abgesicherte, geschützte Welt; sie ermöglicht kaum mehr ursprüngliche, auch extreme Erfahrungen. Um so mehr kommen der

„riskanten sportlichen Grenzleistung" (von Krockow) und der „Erkundung des Menschenmöglichen" (Grupe) eine wichtige Funktion zu. Dies gilt auch für das sportliche
Training. Schleske hat herausgearbeitet, daß ein Training an der Grenze der Leistungsfähigkeit innerorganische Aktivierungsvorgänge enthält, „die als subjektive Spannungszustände erfahren und auf der Erlebnisebene mit euphorischen Bewußtseinslagen verbunden werden" (Schleske 1977).
Es liegt im Wesen einer solchen Sinngebung, daß sich Risiken nur teilweise abschätzen
lassen. Entscheidend ist und bleibt die Sinngebung. Ist sie gut, kann und soll man an
die Grenze gehen, natürlich nicht um jeden Preis. Die von H. G. Sack vorgenommene
psychologisch-soziologische Untersuchung von jugendlichen Mittel- und Langstreckenläufern ist in wesentlichen Punkten auf den gesamten Jugend- und Juniorensport verallgemeinerbar.
Für die Mehrheit der Athleten haben sportliches Training und sportlicher Wettbewerb
einen festen, beinah unverrückbaren Platz in ihrem Lebensvollzug. „Daraus leiten wir
die These ab, daß sich subjektiv ihr Leben um den Sport strukturiert — und nicht umgekehrt" (Sack 1980).
Ein Grund für die relativ konzentrierte Forschungsförderung des Bundesinstituts im
beschriebenen Problemkreis ist der Umstand, daß Spitzensport im Kindes- und Jugendalter sich als ein Feld der Vorurteile und Ressentiments darstellt. Daran haben auch
das „Jahr des Kindes" (1979) und zahlreiche damit zusammenhängende Aktivitäten
bisher nicht viel ändern können; Überschriften wie „Freude und/oder Fron" bzw.
„Lust und/oder Last" belegen diesen Sachverhalt. Daher sind empirische Untersuchungen über die Auswirkungen des Spitzensports bei Kindern und Jugendlichen um so
wichtiger. Die 1973 vom Bundesinstitut beim Institut für Psychologie der Universität Tübingen in Auftrag gegebene Erkundungsstudie bezog rund 100 altersbeste 10-
bis 14jährige Eiskunstläufer(innen), Schwimmer und Kunstturner in die Untersuchung
ein; in diesen Sportarten hatte sich das Höchstleistungsalter in den zurückliegenden
Jahren beträchtlich verringert. Zur vergleichenden Interpretation der von den Spitzensportlern erhaltenen Ergebnisse wurden 2 weitere Gruppen von Kindern und Jugendlichen an der Untersuchung beteiligt: Eine Kontrollstichprobe aus 50 nach Intelligenz,
Alter, Geschlecht, Wohnort, Familiengröße und Schulart der Spitzensportgruppe weitgehend entsprechenden, jedoch nicht in besonderer Weise belasteten Kindern und
Jugendlichen sowie eine Musikerstichprobe von 30 jugendlichen Preisträgern aus
Landes- und Bundeswettbewerben von „Jugend musiziert". Dabei wurden die Lebensbereiche Spitzensport, Schule, Freizeit und Elternhaus schwerpunktmäßig untersucht.
Hier die Hauptergebnisse des ersten Teils der Untersuchung:
Die jungen Spitzensportler müssen für das Training einschließlich Wegezeiten und für
den Wettkampf bis zu 30 Wochenstunden aufbringen. Sie haben also weniger Freizeit
und geringeren Kontakt zu Freunden.
Für die Schularbeiten benötigen die Sportler kaum weniger Zeit als die anderen Gruppen. Sie liegen im Notendurchschnitt minimal unter den Leistungen der beiden Vergleichsgruppen und haben erheblich seltener eine Klasse wiederholen müssen als die
anderen, obgleich sie öfter in der Schule fehlen. Sie nehmen allerdings mehr Nachhilfeunterricht in Anspruch.

Die Sportler schneiden im sozialen Verhalten positiv ab und sind wie die Musiker bei bestimmten Situationen weniger aufgeregt. Sie lernten besser als die anderen, ihre Zeit einzuteilen sowie rationell und konzentriert zu arbeiten.

Die Ergebnisse, die aus der Datenerhebung von 1974/75 stammen, sind durch eine zweite Erhebung im Jahre 1979 ergänzt worden. Diese Längsschnittuntersuchung hatte zum Ziel, zu erkennen, wie sich Kinder im und durch Leistungssport entwickeln. Erste Auswertungsergebnisse liegen vor:

Von den ursprünglich 98 Spitzensportlern sind nach 4 Jahren noch 59 (60%) mehr oder weniger intensiv leistungssportlich tätig. Zur nationalen oder internationalen Leistungsspitze gehören 17 (17%), während 32 (33%) gute Leistungen auf Bundes- und Landesebene erbringen. Damit haben 51 (52%) ein Leistungsniveau, das mit dem der Erstuntersuchung in etwa vergleichbar ist.

Die 39 „Aussteiger" (40%) lassen sich wie folgt untergliedern: 11 betreiben eine andere Sportart, z. T. auch leistungsbezogen, aber nicht spitzensportlich; 6 üben ihre ursprüngliche Sportart als wenig zeitintensiven Freizeitsport aus und 8 sind in ihrer ursprünglichen Sportart als Trainer tätig. 14 treiben nach ihren Angaben überhaupt keinen Sport mehr. Damit sind 73 (74%) aller untersuchten Jugendlichen nach wie vor mit ihrer Sportart verbunden.

Diese Ergebnisse müssen als sehr positiv gewertet werden. Sie stehen in deutlichem Gegensatz zu anderen Untersuchungen im Komplex der Drop-Out-Problematik.

Vergleicht man die „Aussteiger" mit den dabeigebliebenen Spitzensportlern bezüglich der von ihnen genannten Zeiten und Einschätzungen im Tagesablauf zum Zeitpunkt der Erstuntersuchung, so zeigen sich folgende Trends: „Aussteiger" haben schon zum Zeitpunkt der Erstuntersuchung insgesamt etwas weniger lange Zeiten für den Hochleistungssport aufgewendet. Dies gilt besonders für weniger anstrengende Tage. „Aussteiger" schätzen Tätigkeiten im Tagesablauf insgesamt negativer (weniger gern machen, als weniger erholsam erachten) ein. Dies betrifft insbesondere hochleistungssportliche und familienbezogene Tätigkeiten.

Die Drucklegung aller Ergebnisse ist für 1981 vorgesehen. Aus den übrigen Problembereichen sind einige andere wichtige Ergebnisse anzumerken.

Zum Komplex „Frühe Spezialisierung und Niveau der Höchstleistung". Sportler, die bereits im frühen Alter ihre Höchstleistung erreichen, liegen im allgemeinen in ihrem Leistungsniveau niedriger als diejenigen, die erst im späteren Leistungsalter ihre Bestleistung aufstellen (Feige 1978). Aus gesamtpädagogischer Verantwortung sollte also nicht in erster Linie gefragt werden, wie früh bestimmte Leistungen vollbracht und Belastungen ausgehalten werden können. Es sollte vielmehr gefragt werden, wann der spätestmögliche Einstieg in ein Leistungstraining mit optimalen Perspektiven für den Spitzenbereich erfolgen kann. Hier müßten in weiteren Arbeiten die medizinischen und psychosozialen Einflußvariablen gefunden und kategorisiert werden, die für den Beginn eines Spezialtrainings entscheidend sind.

Zum Komplex „Beeinträchtigung von Schule und Beruf". Lehnertz (1979) hat die Daten aller sportmedizinischen Untersuchungsbögen in der bis 1973 gebräuchlichen

Form und die Daten der Stiftung Deutsche Sporthilfe für den gleichen Zeitraum einer Sekundäranalyse hinsichtlich der beruflichen Entwicklung unterzogen.

Vergleicht man die männlichen Spitzensportler hinsichtlich des erreichten Berufs mit einer entsprechenden Altersgruppe der Gesamtbevölkerung, so zeigen sich bei den Athleten keine Benachteiligungen in der beruflichen Entwicklung. Es findet sich im Gegenteil bei den Spitzensportlern ein höherer Prozentsatz an sozialen Aufsteigern und eine niedrigere Quote an Personen, die gegenüber der Vatergeneration sozial abgestiegen sind. Für den sozialen Abstieg kann im übrigen nicht ein überdurchschnittlich hohes Trainingspensum verantwortlich gemacht werden, denn die sozialen Aufsteiger trainieren mit durchschnittlich 9,8 h pro Woche noch mehr als die Absteiger mit durchschnittlich 9,2 h pro Woche.

In allen Untersuchungen wird immer wieder die herausragende Bedeutung erkennbar, die die Eltern und der Trainer für den Spitzensport von Kindern und Jugendlichen haben.

Folgerungen

Es muß eine Hauptaufgabe der Sportwissenschaft sein, Forschungs- und Arbeitsergebnisse so schnell wie möglich für die Sportpraxis nutzbar zu machen. In diesem Übermittlungsprozeß sind Schwierigkeiten und Störungen vorhanden, deren Beseitigung allenthalben gefordert wird. In den deutschen Sportorganisationen ist im allgemeinen die Bereitschaft groß, wissenschaftliche Erkenntnisse umzusetzen und sich dabei auch gegen Widerstände von Interessengruppen durchzusetzen. Dies soll an 2 Beispielen aus dem vorgetragenen Problemkomplex verdeutlicht werden.

Im DLV wurden bisher deutsche Schülermeisterschaften für alle bis 14 Jahre alten Leichtathleten(innen) durchgeführt. Durch Untersuchungen von Witt (1970) wurde u.a. erkennbar, daß ein Großteil dieser Schüler schon in den Bestenlisten der Jugend- und Juniorenklassen nicht mehr auftauchte. Daraufhin wurden durch Beschluß des Verbandstages des DLV 1979 die Schülermeisterschaften abgeschafft und Wettkampfangebote nur auf niederen Ebenen gemacht. Hier wurde der Erkenntnis Rechnung getragen, daß offensichtlich mit großem Trainingseinsatz bereits im frühen Alter eine Spitzenleistung erbracht worden war, die aber in vielen Fällen zum Nichterreichen des Maximums und zur Verkürzung der sportlichen Karriere geführt hatte.

Ein zweiter normativer Eingriff steht unter Umständen im Gerätturnen der Mädchen bevor. Von sportmedizinischer Seite ist zuerst die Forderung erhoben worden, eine fixe Altersgrenze von 16 Jahren bei Europa- und Weltmeisterschaften sowie bei Olympischen Spielen einzuführen, um Schäden unterschiedlicher Art zu vermeiden. Das Präsidium des Deutschen Turnerbundes hat inzwischen bereits signalisiert, es werde vor Konsequenzen nicht zurückschrecken, „wenn die zur Zeit laufenden wissenschaftlichen Untersuchungen zu negativen Ergebnissen führen" (Sportinformationsdienst Düsseldorf vom 8.6.1980).

Ein durchgreifenderes und umfassenderes Ergebnis ist aber weniger von solchen Einzelmaßnahmen als vielmehr vom Eingang gesicherter Erkenntnisse in die Trainings-

lehre und damit auch in das allgemeine Bewußtsein der Sporttreibenden und Sport-
verantwortlichen zu erwarten. Ziele und Inhalte eines langfristigen Trainingspro-
grammes für Kinder und Jugendliche, das über eine allgemeine Grundausbildung und
das Nachwuchstraining mit seinen Teilbereichen Grundlagentraining und Aufbautraining bis zum Hochleistungstraining sich erstreckt, müssen in alle sportlichen Aus-,
Fort- und Weiterbildungsgänge eingebaut werden.

Literatur

Brodtmann D (1980) Zu diesem Heft. Sportpädagogik 3
Feige K (1978) Leistungsentwicklung und Höchstleistungsalter von Spitzenläufern. Bundesinstitut
　　für Sportwissenschaft, Schorndorf (Schriftenreihe des Bundesinstituts für Sportwissenschaft,
　　Bd 13)
Kaminski G, Ruoff B (1981) Auswirkungen des Hochleistungssports bei Kindern und Jugendlichen.
　　Bundesinstitut für Sportwissenschaft, Köln
Lehnertz K (1979) Berufliche Entwicklung der Amateur-Spitzensportler in der Bundesrepublik
　　Deutschland. Bundesinstitut für Sportwissenschaft, Schorndorf (Schriftenreihe des Bundesinsti-
　　tuts für Sportwissenschaft Bd 28)
Sack HG (1980) Zur Psychologie des jugendlichen Leistungssportlers. Bundesinstitut für Sport-
　　wissenschaft, Schorndorf (Schriftenreihe des Bundesinstituts für Sportwissenschaft, Bd 29,
　　S 103)
Schleske W (1977) Abenteuer – Wagnis – Risiko im Sport. Bundesinstitut für Sportwissenschaft,
　　Schorndorf (Schriftenreihe des Bundesinstituts für Sportwissenschaft, Bd 9, S 128)
Witt D (1970) Die Entwicklung der leistungsbesten Schüler im DLV-Bereich. Die Lehre der
　　Leichtathletik Berlin, 17, S 593–596

Untersuchungen an extremen Dauerleistern

K. Jung

Der Jäger und Sammler der frühen Menschheitsgeschichte mußte vor allem eine gut entwickelte Ausdauerleistungsfähigkeit besitzen, einmal, um sich vor wilden Tieren und Menschen anderer Stämme schnell in Sicherheit bringen zu können, andererseits, um sich wiederkäuende Tiere zum eigenen Nahrungserwerb erjagen zu können.
Diese Ausdauerleistungsfähigkeit — die aerobe dynamische allgemeine und lokale Ausdauer˙— wurde durch immer wiederkehrende Spiele und Laufwettbewerbe schon in frühester Jugend erworben und über viele Jahre erhalten.
Wettbewerbe über längere Distanzen mit Angabe von Bestzeiten gibt es seit dem letzten Jahrhundert; sie sind in Tabelle 1 wiedergegeben.

Tabelle 1. Weltrekorde in Langlaufdisziplinen (Nach B. B. Lloyd; aus eigenen Unterlagen ergänzt)

Nr.	Name	Strecke (m)	Zeit (h:min:s)	Jahr	Durchschnittl. Geschwindigkeit (m/s)
1	Radford	50	5,5	1958	9,091
2	Fütterer	60	6,5	1955	9,231
3	Hary	100	10,0	1960	10,000
4	May	1000	2:16,2	1965	7,342
5	Keino	5000	13:24,2	1965	6,217
6	Clarke	10 000	27:39,4	1965	6,026
7	Hill	25 000	1:15:22,6	1965	5,528
8	Shigematsu	42 195	2:12: 0	1965	5,328
9	Urbach	100 000	6:44: 0	1975	4,043
10	Hopcroft	160 935 (100 M.)	12:18:16	1958	3,633
11	Rowell	321 870 (200 M.)	35: 9:28	1882	2,543
12	Rowell	482 805 (300 M.)	58:17: 6	1882	2,301
13	?	804 675 (500 M.)	109:18:29	?	2,045
14	Littlewood	985 610 (600 M.)	135:	1887	1,987

Der in der heutigen Form durchgeführte 100-km-Lauf hat seinen Ursprung in Biel/Schweiz. In einer Juninacht des Jahres 1959 starteten dort zum ersten Mal 35 Läufer, von denen 22 das Ziel erreichten, der Sieger in 13 h 45 min.

Von wenigen Individualisten ins Leben gerufen, entwickelte sich der 100-km-Lauf von Biel innerhalb weniger Jahre zu einer sportlichen Massenveranstaltung. Die Chronik weist von Jahr zu Jahr steigende Teilnehmerzahlen auf, so 1965: 521 Teilnehmer, 1968: 1054 Teilnehmer, 1972: 2565 Teilnehmer, 1975: 3747 Teilnehmer und 1978: 4153 Teilnehmer aus 15 Ländern, davon 764 aus der Bundesrepublik Deutschland, 252 aus Frankreich, viele weitere aus Italien, Österreich, Jugoslawien und der Schweiz, aber auch Teilnehmer aus Schweden, der CSSR und den USA.

Die Siegerzeiten der männlichen Teilnehmer verbesserten sich von 13 h 45 min vom Jahre 1959 auf inzwischen 7 h 01 min, die Bestzeiten der weiblichen Teilnehmer von 12 h 24 min auf 8 h 45 min.

16 100-km-Läufe (Biel, Unna, Hamm) mit insgesamt 23 597 Teilnehmer, wurden in einer ersten Analyse ausgewertet nach Alter und Laufzeit (Abb. 1).

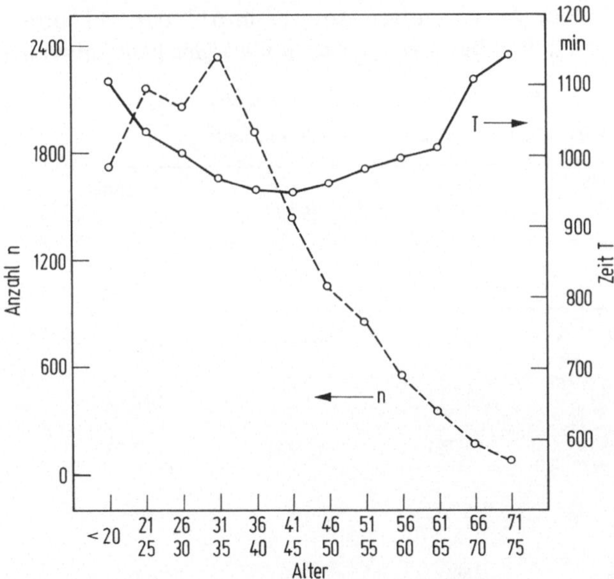

Abb. 1. Auswertung von 16 100-km-Wettbewerben mit 23 597 Teilnehmern nach Anzahl der Teilnehmer (n), Alter (Gruppen von jeweils 5 Jahren) und Durchschnittszeiten der einzelnen Altersgruppen (T). Auffallend sind die nahezu gleichen Durchschnittszeiten in den Altersgruppen von etwa 26 bis 65 Jahren, was auf die große Ausdauerleistungsfähigkeit älterer Menschen hinweist

Danach hatten die Teilnehmer ein Alter von unter 20 bis weit über 70 Jahren, in wenigen Fällen sogar über 80 Jahre. Von jedem Teilnehmer wurde die Laufzeit in Minuten tabellarisch erfaßt und klassifiziert.

Nicht, wie man vielleicht hätte erwarten können, die Altersgruppe zwischen 20 und 30 Jahren wies die besten Durchschnittszeiten auf, sondern es sind die 36- bis 45jährigen, die im allgemeinen am schnellsten die 100-km-Strecke zurücklegen; diese Tatsache entspricht durchaus sportmedizinischen Erkenntnissen, daß gerade ältere Menschen eine sehr gute Ausdauerleistungsfähigkeit entwickeln können.

Als Durchschnittsalter für die jeweils 50 Erstplazierten des 100-km-Laufs von Biel in den Jahren 1971–1975 ergaben sich 36,2 Jahre.

Bemerkenswert scheint in dieser Zusammenstellung auch, daß sich die Durchschnittszeiten mit zunehmenden Alter bis etwa 70 Jahre nur wenig verschlechterten, daß also bis zu diesem Alter bei entsprechendem Training eine hohe körperliche Leistungsfähigkeit erhalten bleiben kann.

Gleichbleibend bei allen 100-km-Läufen geben etwa 30% vorzeitig auf, wobei relativ besonders die Jugendlichen zum vorzeitigen Abbruch neigen. Gründe wie schlechte Einteilung des Laufs, mangelnde Vorbereitung, weniger guter Trainingszustand und Selbstüberschätzung sind hier zu diskutieren.

Bei 201 „Aussteigern" konnten entsprechende anamnestische, internistische, orthopädische und laborchemische Untersuchungen durchgeführt werden (Tabelle 2).

Danach wurden als mögliche Gründe der vorzeitigen Aufgabe in 61% der Fälle orthopädische Gründe angegeben und klinisch bestätigt, wobei in etwa gleichem Anteil der

Tabelle 2. Aufgabegründe von 201 vorzeitigen Aussteigern beim 100-km-Lauf

Ausgefallene Ursache der Aufgabe	Biel 1977 119	Unna 1977 64	Hamm 1977 18	Summe 201
I. Orthopädisch a) Muskel	57%	66%	63%	61%
Sehnen b) Gelenke	(56%)	(53%)	(44%)	(53%)
Bänder	(44%)	(47%)	(56%)	(47%)

II. Druckstellen
    Blasen
    Fußbrennen
	7%	5%	7%	6%

III. Internistisch
    a) Magen-Darm
    b) Herz-Kreislauf
    c) Nicht lokalisier-
	31%
	(25%)
	(<1%)
		26%
		(42%)
		(<1%)
			27%
			(61%)
			(<1%)
				29%
				(33%)
				(<1%)

bar (z.B. auch psychisch)	(75%)	(58%)	(39%)	(67%)

IV. Unfälle
    Schwächegefühl
    Aufhören ohne
    Beschwerden
	~5%	~3%	~3%	~3%

aktive (Muskeln, Sehnen) und der passive Bewegungsapparat (Gelenke, Bänder) betroffen waren.

Druckstellen, Blasen, schmerzhaftes Fußbrennen kamen vor, waren aber relativ selten. Etwa 1/3 der Ausfälle waren auf internistische Probleme zurückzuführen, wobei den Hauptanteil nicht lokalisierbare Beschwerden (u.a. allgemeine Müdigkeit, Unlustgefühle) ausmachten. Eine kleinere Gruppe gab sehr starke Magenbeschwerden an, z.T. Krämpfe bis zu starkem Erbrechen, wobei gerade die zeitschnellen Läufer besonders betroffen waren. Als mögliche Gründe wurden die Aufnahme bestimmter hochkonzentrierter Flüssigkeiten, die insgesamt wenig magenfreundlich sind, diskutiert. Aber auch das häufige Vorkommen der Blutgruppe 0 könnte eine ausschlaggebende Bedeutung haben (Tabelle 3 u. 4).

So bestehen zahlreiche Beziehungen zwischen den einzelnen Blutgruppen und bestimmten Krankheitsbildern. Menschen mit der Blutgruppe 0 leiden häufiger unter Magen- und Zwölffingerdarmgeschwüren, Träger der Blutgruppe A werden besonders unter Patienten mit einer bösartigen Geschwulst, Diabetes mellitus, ischämischer Herzkrankheit und rheumatischem Leiden gefunden. Da die Träger der Blutgruppe 0 insgesamt eine geringere Morbidität und Mortalität bezüglich der in Mitteleuropa häufigen

Tabelle 3. Verteilung der Blutgruppenhäufigkeit (in %) bei 100-km-Läufern in Abhängigkeit vom Alter; Vergleich mit der mitteleuropäischen Durchschnittsbevölkerung

	A	B	0	AB	Gesamt (absol.)
100-km-Läufer > 35 Jahre	30,4	11,8	54,9	2,9	102
100-km-Läufer < 35 Jahre	43,1	13,8	37,9	5,2	58
Durchschnittsbevölkerung	42,5	14,0	37,0	6,5	

Tabelle 4. Verteilung der Blutgruppenhäufigkeit (in %) bei 100-km-Läufern in Abhängigkeit von der Laufgeschwindigkeit; Vergleich mit der mitteleuropäischen Durchschnittsbevölkerung

	A	B	0	AB	Gesamt (absol.)
100-km-Läufer < 12 h	14,7	17,6	61,8	5,9	34
100-km-Läufer > 12 h	43,7	17,2	34,4	4,7	64
Durchschnittsbevölkerung	42,5	14,0	37,0	6,5	

Krankheiten aufweisen, wurde die Hypothese der „little more fitness" bei ihnen aufgestellt, die durch entsprechende Untersuchungen an Blutspendern, an über 75jährigen gesunden Greisen sowie an Berufssoldaten, aktiv Sport Treibenden und zuletzt an 100-km-Läufern bestätigt werden konnte.

Bei Unterteilung der 100-km-Läufer nach Alter und Laufzeit ergibt sich sehr eindeutig, daß die älteren Langstreckler und die Zeitschnelleren besonders häufig die Blutgruppe 0 aufweisen, entsprechend selten ist die Blutgruppe A vertreten. Besteht ein Zusammenhang zwischen der Blutgruppenverteilung bei ihnen und der Tatsache, daß die älteren Läufer seltener vorzeitig wegen entsprechender Beschwerden aufgeben, daß sie überhaupt noch in der Lage sind, solche langen Strecken zu laufen, und daß sie vielleicht weniger häufig ischämische Herzkrankheiten und bösartige Geschwülste entwickeln als Normalpersonen, wie verschiedentlich nachzuweisen und zu widerlegen versucht wurde? Dies sind nur einige Fragen im Zusammenhang mit der Blutgruppenverteilung, die weiterer Abklärung bedürfen.

Herz-Kreislauf-Beschwerden spielten bei der vorzeitigen Aufgabe des Wettbewerbs kaum eine Rolle. Weniger als 1% aller Aussteiger beendete den Lauf aus diesem Grund. Beschwerden von seiten des kardiozirkulatorischen Systems traten allenfalls nach Beendigung des Laufs (auch vorzeitigen Beendigung) auf, wie starker Blutdruckabfall, Zentralisierung des Kreislaufs bis hin zur beginnenden Schocksymptomatik, die jedoch innerhalb kurzer Zeit auch ohne entsprechende Behandlung abklang. Bisherige Todesfälle wurden von keiner Seite berichtet.

Ein Beispiel für die hohe submaximale Dauerleistungsfähigkeit (100-km-Lauf) bei bestehender Erkrankung des kardiopulmonalen Systems sei hier wiedergegeben. Es handelte sich um einen 50jährigen Mann, 170 cm groß, 63 kg schwer, der wenige Monate nach dem 100-km-Lauf wegen lange bestehender und exazerbierender schwerer asthmatoider Emphysembronchitits berentet wurde. Seit 10 Jahren trieb er intermittierend Ausdauersport, besonders Langstreckenlauf. Seit 9 Jahren nahm er jährlich am 100-km-Lauf in Biel teil. Früher war er starker Raucher, zuletzt rauchte er 10 Zigaretten täglich und mehr.

Bei einer klinischen Durchuntersuchung betrug der Ruheblutdruck 140/95 mmHg, der Ruhepuls 88 Schläge/min. Im EKG bestand ein Rechtstyp, ein angedeutetes P dextrocardiale, ein R-Verlust in den rechtspräkordialen Ableitungen bis V3 und flache T-Amplituden linkspräkordial.

Bei der Ergometrie leistete der Proband 130 W, entsprechend 2,1 W/kg Körpergewicht, bei einem Blutdruck von 245/125 mmHg und einem Puls von 159 Schlägen/min. Es bestanden zwar keine subjektiven Beschwerden, jedoch eine auffallende Dyspnoe.

Im EKG traten bei Belastung und in der Erholungsphase vereinzelt ventrikuläre und supraventrikuläre Extrasystolen auf. 3 min nach Belastungsabbruch waren sowohl Blutdruck (210/105 mmHg) als auch Herzfrequenz (122 Schläge/min) noch deutlich erhöht.

Bei der Lungenfunktionsprüfung ergab sich eine schwere, gemischt obstruktiv-restriktive Ventilationsstörung. Die Einzelwerte für die Vitalkapazität waren 54% der Norm, für die relative 1-s-Kapazität 34%, die forcierte exspiratorische Flußrate 12% und die forcierte mittelexpiratorische Flußrate 8% der entsprechenden Altersnorm.

Der 100-km-Lauf (bzw. Marsch über weite Strecken) wurde in zufriedenstellender Kondition in 21 h 11 min beendet (Abb. 2).

Ganz zu Beginn wurden mit etwa 165 Schlägen/min die höchsten Herzfrequenzen erreicht; sie fielen während der 21 h auf ca. 145 Schläge/min ab. Dieser Abfall war einerseits auf die gute kardiopulmonale Adaptation zurückzuführen, andererseits wurde die Geschwindigkeit, nach genauer Kenntnis, mit zunehmender Dauer als Ausdruck der allgemeinen Erschöpfung geringer. So muß auch die trotz Zielnäherung nicht mehr ansteigende Herzfrequenz erklärt werden.

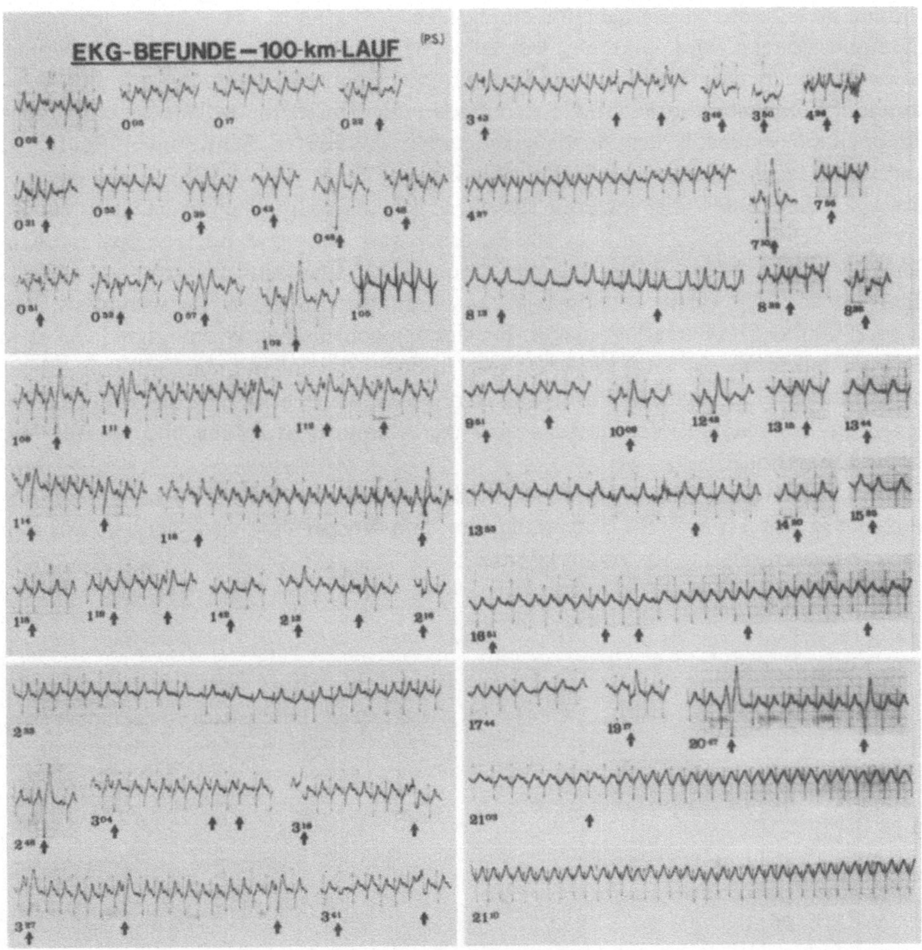

Abb. 2. Einzelne langzeitelektrokardiographisch erfaßte Befunde bei einem 59jährigen Läufer mit schwerer asthmatoider Emphysembronchitis während eines 100-km-Laufs. Mit *Pfeil* gekennzeichnet wurden die Rhythmusstörungen, die *Zahlen* sind Stunden- und Minutenangaben nach Beginn des Wettkampfs. Es handelt sich um supraventrikuläre und ventrikuläre Extrasystolen, die zu Beginn häufiger als später auftraten

Die durchschnittliche Herzfrequenz über die gesamte Zeit betrug 144 ± 9 Schläge/min, entsprechend einer Ergometerbelastung von 110 W, d.h. 1,7 W/kg KG (etwa 85% der maximalen Leistungsfähigkeit, d.h. hohe aerob/anaerobe Schwelle bei kaum verminderter aerober und stark herabgesetzter anaerober Kapazität).

Extrasystolen (ES) konnten in den 21 h 11 min etwa 300mal, d.h. im Durchschnitt alle 4,2 min 1 ES, beobachtet werden, in den ersten 6 h sehr viel häufiger (190mal, d.h. alle 1,9 min 1 ES) als danach. Dem Typ nach handelte es sich um supraventrikuläre und ventrikuläre Extrasystolen. Zum Teil fielen sie relativ früh ein, zum Teil traten sie bigeminusartig auf, zum Teil bestand eine Salvenextrasystolie. Subjektiv wurden sie teilweise als unangenehm empfunden.

Zusammenfassend wird deutlich, wie selbst bei stärkerer krankhafter Veränderung, besonders auch des Herz-Kreislauf-Systems, die Gesamtleistungsfähigkeit durch bestimmte Kompensationsmechanismen erhalten bleiben kann, wobei die körperliche Betätigung besonders in den Ausdauersportarten wie Laufen, Schwimmen, Radfahren und Wandern eine überragende Stellung einnimmt.

Etwa 4% der Läufer, die vorzeitig aufgaben, gaben als Grund unter anderem ein allgemeines Schwächegefühl an, was ein Ausdruck von Salz- bzw. Wasserverlust mit dem Schweiß sein könnte. Entsprechende theoretische Überlegungen ergaben, daß die Energiebilanz für einen 100-km-Lauf annäherungsweise einen Gesamtumsatz von etwa 29000 kJ (7000 kcal) ausmacht. Bei einem mechanischen Wirkungsgrad von etwa 24% würden somit ca. 7500 kJ (1800 kcal) in Form von äußerer mechanischer Arbeit, ca. 22000 kJ (5200 kcal) in Form von Wärme frei, wobei etwa 85% nach außen abgegeben werden müßten (Verdunstung über die Atemluft; Strahlung und Konvektion; Schweißsekretion).

Für die Verdunstung von ca. 19000 kJ (4500 kcal) über den Schweiß wäre eine Flüssigkeitsmenge von etwa 5–6 l notwendig, die dem Körper entzogen würden, was sich entsprechend nachteilig auswirken könnte.

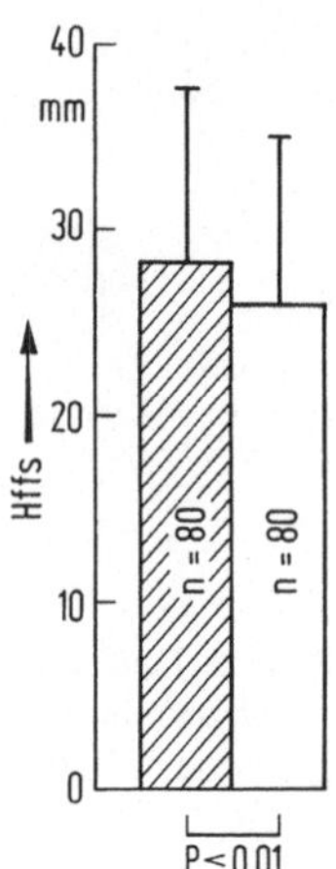

Abb. 3. Durchschnittliche Hautfettfaltensumme (Hffs) (Trizeps, subskapular, suprailiakal) vor (schraffierte Säule) und nach (weiße Säule) einem 100-km-Lauf. Der Unterschied ist mit 2,20 mm statistisch hochsignifikant, wobei die Abnahme vorwiegend auf einen Flüssigkeitsverlust, aber auch auf eine echte Substanzverminderung zurückzuführen ist

Entsprechende Untersuchungen bei 100-km-Läufern ergaben eine Abnahme der Körperlänge von durchschnittlich 1,75 cm, eine Gewichtsminderung von 2,4 kg im Mittel (bei Nichtberücksichtigung der während des Laufs aufgenommenen Flüssigkeitsmenge) bzw. (bei Berücksichtigung von durchschnittlich 2,75 l Flüssigkeitszufuhr während des Laufs) von 5,1 kg, entsprechend 7,1% des durchschnittlichen Ausgangsgewichtes.
Die Hautfettfaltensumme (Trizeps, subskapular, suprailiakal) verringerte sich im Durchschnitt um 2,20 mm (Abb. 3).
Die Gewichtsabnahme, die Verringerung der Körperlänge und die Verminderung der Hauttfettfaltensumme ist zum überwiegenden Teil auf einen Flüssigkeitsverlust zurückführbar, echter Substanzverlust dürfte mit etwa 800 g eine geringere Rolle spielen, wobei jedoch der größere Teil des Energiebedarfs vor allem durch Abbau von subkutanem Fettgewebe und durch Mobilisierung von Leberglykogen und weniger aus den Energiedepots der Muskulatur bereitgestellt werden dürfte.
Derzeit sind weitere Untersuchungen über die Verteilung und Veränderung der einzelnen Cholesterinfraktionen, die Persönlichkeitsprofile, Veränderungen im roten Blutbild und orthopädisch krankhafte Erscheinungen im Zusammenhang mit dem 100-km-Lauf begonnen, die insgesamt ein abgerundetes Bild über physiologische und pathologische Erscheinungen des Phänomens 100-km-Lauf ergeben sollen.

Neuromuskuläre Funktion, Leistungsempfinden und Energieumsatz bei erschöpfender Arbeit [1]

H. Löllgen

Einleitung

Im allgemeinen wird eine Ermüdung und Erschöpfung bei körperlicher Arbeit auf den Abbau energiereicher Substrate und auf eine Anhäufung von Stoffwechselmetaboliten zurückgeführt. Bestimmt man bei kurzdauernden Belastungen (unter 7 min Dauer) den Laktatgehalt im Muskelgewebe, so fällt auf, daß eine Erschöpfung bei höheren Laktatkonzentrationen eintritt als bei länger dauernden Belastungen (Karlson 1971). Bei länger dauernden Belastungen tritt eine Erschöpfung bereits ein, wenn die maximale mögliche Laktatkonzentration noch nicht erreicht ist. Ähnliche Resultate bei vergleichbarem methodischem Vorgehen ergaben Messungen des pH-Werts im Muskelgewebe (Hermansen u. Mitarb. 1972). Die Anhäufung von Metaboliten und der Abbau der Energievorräte allein bedingen demnach nicht den Zeitpunkt der Erschöpfung. Dem entspricht die tägliche Erfahrung, wonach psychologische Faktoren wie Motivation und Leistungsbereitschaft den Abbruch einer körperlichen Arbeit mitbestimmen. In der vorliegenden Untersuchung wurde geprüft, inwieweit neuromuskuläre Faktoren und das Leistungsempfinden neben dem Energieumsatz den Zeitpunkt von Ausbelastung und Erschöpfung mitbestimmen. Als Modell diente die Variation der Tretgeschwindigkeit bei konstanter physikalischer Leistung.

Methodik

Für die vorliegenden Versuche stellten sich 6 gesunde männliche Versuchspersonen zur Verfügung.
Folgende Meßgrößen wurden bestimmt: Herzfrequenz (EKG), Ventilation und Sauerstoffaufnahme (Douglas-Sack-Methode), O_2-Analyse mit einem paramagnetischen Analysator, CO_2-Analyse mit einem Uras, Ventilation mit einem Tissot-Spirometer, Laktat im Blut (enzymatisch), schließlich aus dem Muskelgewebe (Biopsie aus dem M. quadriceps femoris): ATP, CP, Glykogen, NAD und Laktat. Ferner wurde registriert: die Pedalkraft (in Prozent der maximalen isometrischen Kontraktionskraft der Oberschenkelmuskulatur), die Tretgeschwindigkeit und das Leistungsempfinden nach Borg (RPE; Tabelle 1). Einzelheiten zur Methodik finden sich bei Löllgen u.

1 Mit Unterstützung durch die Deutsche Forschungsgemeinschaft

Tabelle 1. Skala nach Borg (1962) zur Schätzung des Leistungsempfindens (Autorisierte Übersetzung)

6	14
7 Sehr sehr leicht	15 Anstrengend
8	16
9 Sehr leicht	17 Sehr anstrengend
10	18
11 Recht leicht	19 Sehr, sehr anstrengend
12	20
13 Etwas anstrengend	

Mitarb. (1980). Die Belastung am Fahrradergometer erfolgte in sitzender Position mit Belastungsintensitäten von 0 W (Leertreten), 70% $\dot{V}_{O_2\,max}$ und über 100% $\dot{V}_{O_2\,max}$. Die $\dot{V}_{O_2\,max}$ war zuvor in getrennten Versuchen (mindestens 2) ermittelt worden. Jede Testserie wurde bei randomisierter Anordnung mit den Drehzahlen 40, 60, 80 und 100 durchgeführt. Die statistische Auswertung erfolgte mit einer nichtparametrischen zweifachen Varianzanalyse nach Wilcoxon.

Ergebnisse und Diskussion

In dieser Untersuchung zeigt das Leistungsempfinden (Abb. 1) eine parabole Beziehung zur Tretgeschwindigkeit (P < 0,01). Dabei wird angenommen, daß das Leistungsempfinden Ermüdung und Erschöpfung ausreichend zuverlässig widerspiegelt (Arstila 1972). Das Leistungsempfinden und damit die Ermüdung, zeigen minimale Werte bei Drehzahlen zwischen 60 und 80 U/min. Diese Beobachtung stimmt recht gut überein mit früheren Untersuchungen, wonach minimale Werte für das Leistungsempfinden bei Drehzahlen um 70 U/min beobachtet wurden (Löllgen u. Mitarb. 1974, 1977). Andere Autoren konnten diese Befunde bestätigen (Pandolf 1978).
Demgegenüber zeigen alle untersuchten Parameter des Energieumsatzes ein divergentes Verhalten im Vergleich zum Leistungsempfinden (Tabelle 2). Herzfrequenz und Sauerstoffaufnahme zeigen bei normaler Belastung ein konstantes Verhalten mit wechselnden Drehzahlen. Dies zeigt, daß tatsächlich in allen Fällen eine maximale Belastung erzielt wurde. Bei submaximaler Belastung nehmen die erwähnten Größen mit ansteigender Tretgeschwindigkeit zu. Einen Anstieg beobachtet man auch für das Atemminutenvolumen, sowohl bei submaximaler, wie bei maximaler Belastung (Tabelle 2).
Die im Muskelgewebe bestimmten energieliefernden Substrate, nämlich ATP, CP und Glykogen, weisen keine Drehzahlabhängigkeit auf. Lediglich bei 40 U/min ist der Abbau der energiereichen Phosphate signifikant ausgeprägter als auf höheren Drehzahlstufen. Hier spielt offensichtlich der relativ hohe isometrische Anteil bei der Kontraktion eine Rolle. Die Laktatkonzentrationen im Muskel und im Blut (Abb. 1), steigen mit zunehmender Umdrehungszahl an und verhalten sich ebenfalls divergent zum

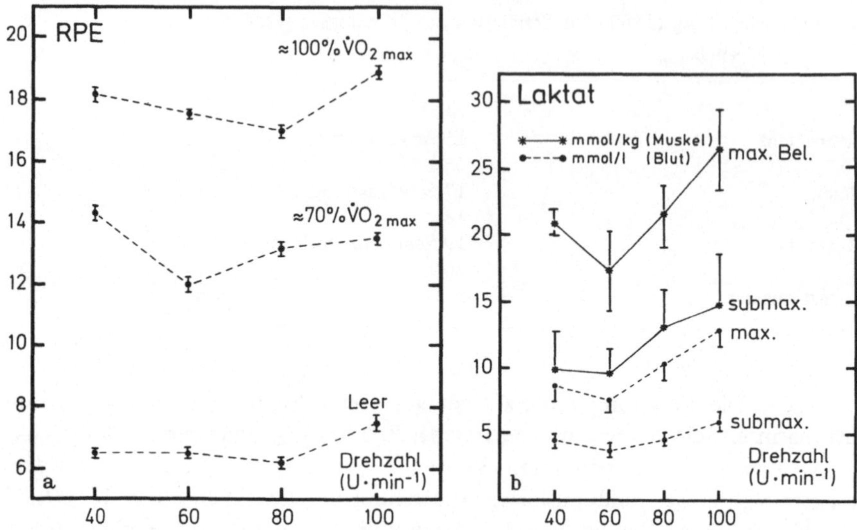

Abb. 1. a Abhängigkeit des Leistungsempfindens (*RPE* = rating of perceived exertion) von der Drehzahl. **b** Zum Vergleich des Verhalten von Muskel- und Blutlaktat bei submaximaler und maximaler Belastung bei verschiedenen Drehzahlen. Auf allen Belastungsstufen ist der Wert für 100 U/min größer als die übrigen ($p < 1\%$), die Werte bei 60 und 80 U/min unterscheiden sich auffällig ($p < 5\%$)

Leistungsempfinden. Aus diesen Beobachtungen wird geschlossen, daß die Kenngrößen des Energieumsatzes allein, einschließlich des Abbaus von Substraten und der Anhäufung von Metaboliten (Laktat) im Muskelgewebe, das Eintreten von Ermüdung und Erschöpfung nicht bestimmen.

Die Abnahme des Leistungsempfindens von 40 auf 80 U/min wird durch das Verhalten der Kraft-Geschwindigkeits-Beziehung erklärt (Tabelle 3). Mit ansteigender Tretgeschwindigkeit nimmt die Pedalkraft ab, die physikalische Leistung bleibt konstant, das Leistungsempfinden verringert sich. Vergleichbare Beobachtungen sind von Petrofsky u. Mitarb. (1975) mitgeteilt worden. Diese Autoren analysierten die statische Komponente bei Ergometerarbeit mit unterschiedlichen Tretgeschwindigkeiten. Eine muskuläre Erschöpfung trat bei hohen Drehzahlen (90 U/min) später ein als bei niedrigen Drehzahlen, bei gleicher Leistung war die Ermüdung bei schnellerer Tretgeschwindigkeit geringer. Höhere Umdrehungszahlen vermindern den Krafteinsatz pro Pedalumdrehung und optimieren gleichzeitig den Bewegungsablauf (Augustin 1978), das Ermüdungsgefühl ist gleichzeitig geringer.

Belastet man Versuchspersonen mit gleicher physikalischer Leistung und Drehzahlen von 100 U/min und darüber, so beobachtet man wiederum eine Zunahme des Leistungsempfindens und eine rasche Ermüdung. Bei sehr hohen Tretfrequenzen nimmt die Haltearbeit wieder deutlich zu. Die Kraftbeschleunigung pro Pedalumdrehung nimmt vor allem bei hohen Drehzahlen signifikant zu und geht dem Leistungsempfinden parallel (Tabelle 3). Das Anstrengungserlebnis und auch der neuromusku-

Tabelle 2. Verhalten einiger Größen des Gaswechsels, der Herzfrequenz und des Muskelstoffwechsels beim maximaler Belastung und verschiedenen Tretgeschwindigkeiten. (Mittelwerte und Standardabweichung) ($\dot{V}_{O_2}$max = maximale Sauerstoffaufnahme, V_E = Altemminutenvolumen)

Drehzahl/Parameter		Ruhe	40	60	80	100/Umin	Total
$\dot{V}_{O_2}$max			3,46	3,46	3,52	3,60	3,51
(1/min)	±		0,30	0,41	0,46	0,40	0,39
$\dot{V}_{Emax}$			116,3	128, 2	140,5	156,2	135,3
(1/min)	±		19,4	10,6	17,2	10,1	14,3
Herzfrequenz			189,2	189,8	194,0	196,0	192,2
(min^{-1})	±		8,9	3,9	6,1	9,5	7,1
Glykogen[a]		94,0	45,9	60,1	55,8	68,9	46,0
(mmol/kg)	±	8,9	9,3	9,1	15,5	9,6	10,7
ATP[a]		5,05	3,3	4,1	3,6	3,6	3,6
(mmol/kg)	±	0,2	0,49	0,34	0,58	0,47	0,2
CP[a]		22,7	1,98	3,83	4,55	5,38	3,9
(mmol/kg)	±	0,78	1,89	2,63	1,30	1,33	1,22

[a]Bezogen auf Feuchtgewicht

Tabelle 3. Verhalten von relativer Pedalkraft und Kraftbeschleunigung bei verschiedenen Drehzahlen und Belastungsintensitäten. Alle Werte unterscheiden sich signifikant, bis auf die Werte zwischen 80 und 100 U/min (Pedalkraft). Für die Kraftbeschleunigung sind nur die Werte zwischen 80 und 100 U/min signifikant (p < 1%)

Drehzahl (U/min)		40	60	80	100
Pedalkraft für 70% $\dot{V}_{O_2}$max in %		36	32	29	29
der max. isometr. Kraft	±	7,3[a]	5,2	3,3	3,0
Pedalkraft für 100% $\dot{V}_{O_2}$max		49	41	36	35
	±	9,7	4,6	2,9	3,3
Kraftbeschleunigung (N·s^{-1})		226	264	228	392
(dP/dt) für 70% $\dot{V}_{O_2}$max	±	68	40	47	100
Kraftbeschleunigung für		346	370	369	501
100% $\dot{V}_{O_2}$max	±	154	127	46	90

[a] 1 SD

läre Anteil an der Erschöpfung werden durch eine optimale Abstimmung von Kraft und Geschwindigkeit geprägt.

Unter diesem Aspekt wurde auch die relative Faserzusammensetzung analysiert. Es läßt sich ein Trend erkennen, wonach Probanden mit überwiegend langsamen Fasern eher ein minimales Leistungsempfinden bei geringeren Drehzahlen haben als Probanden mit überwiegend schnellen Fasern. Wegen der geringen Besetzung beider Gruppen ließen sich statistisch gesicherte Unterschiede allerdings nicht aufzeigen. Offenbleiben muß auch, inwieweit die Faserzusammensetzung aufgrund der selektiven Entspeicherung für Ermüdung und Erschöpfung eine Rolle spielt.

Versucht man, anhand der vorgelegten Befunde und unter Berücksichtigung der Literatur (Hermansen 1979) Ermüdung und Erschöpfung zu erklären, so ergibt sich folgende Hypothese (Abb. 2):

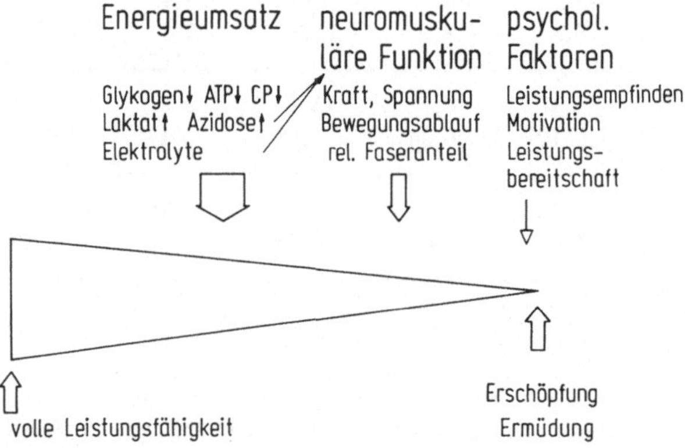

Abb. 2. Schema zum Ablauf der Leistungsminderung zur Erschöpfung. Die Pfeile stellen angenähert den Beitrag der jeweiligen Komponenten zur Erschöpfung dar

Basis der Erschöpfung sind die Abnahme der energieliefernden Substrate (Glykogen, ATP, CP) sowie die Anhäufung von Stoffwechselmetaboliten (vor allem Laktat). Die hieraus folgende Azidose hemmt Enzymaktivitäten (z.B. Phosphorylase) und verhindert eine weitere Freisetzung energiereicher Substanzen. Azidose und mögliche Elektrolytverschiebungen von Kalzium (Hermansen 1979) oder Kalium (Tibes u. Mitarb. 1977) hemmen die Kraftentwicklung in den Muskelfasern. Möglicherweise tritt auch eine direkte Beeinträchtigung des kontraktilen Proteins durch die verschiedenen Vorgänge ein (Hemmung des Aktin-Myosin-Filaments). Verschiedene Untersucher konnten an Muskelpräparaten zeigen, daß auch die neuromuskuläre Funktion durch die Azidose gestört werden kann (Übersicht bei Hermansen 1979). Der Anteil der gestörten neuromuskulären Funktion an der Erschöpfung ist relativ gering, kommt aber bei beginnender Erschöpfung entscheidend zum Tragen. Eine Optimierung des Bewegungsablaufs (z.B. durch höhere Drehzahl, verbesserte Technik etc.) vermag durchaus die Erschöpfung hinauszuzögern. Für den Abbruch einer erschöpfenden Arbeit entscheidend sind dann psychologische Faktoren. Diese spielen vor allem im Wettkampf oder bei vital bedrohlichen Situationen eine Rolle.

Literatur

Arstila M (1972) Pulse-conducted triangular exercise-ECG test Acta Med Scand [Suppl] 529:1

Augustin T (1978) Schnelle Analyse der Tretgeschwindigkeit und Leistungsempfinden bei Ergometerarbeit mit unterschiedlicher Drehzahl. Dissertation, Universität Bonn

Borg G (1962) Physical performance and perceived exertion. Thesis, Lund

Hermansen L (1979) Effect of acidosis on skeletal muscle performance during maximal exercise in man. Bull Eur Physiopathol Respir 15:229

Hermansen L, Osnes JB (1972) Blood and muscle pH after maximal exercise in man. J Appl Physiol 32:304

Karlsson J (1971) Lactate and phosphagen concentrations in working muscle of man. Acta Physiol Scand [Suppl] 358:1

Keul J (1973) Limiting factors of physical performance. Thieme, Stuttgart

Löllgen H, Ulmer H-V, Wilbert G, Gross R (1974) Correlation of pedalling frequency and perceived exertion in bicycling ergometry. 20. Weltkongreß für Sportmedizin, Melbourne, 4.–9.2.1974 (Kongreßband im Druck)

Löllgen H, Ulmer H-V, Nieding von G (1977) Heart rate and perceptual response to exercise with different pedalling speed in normal subjects and patients. Eur J Appl Physiol 36:297

Löllgen H, Graham T, Sjogaard G (1980) Muscle metabolites, force and perceived exertion bicycling at varying pedal rates. Med Sci Sports 12:345

Pandolf KG (1978) Influence of local and central factors in dominating rated perceived exertion during physical work. Percept Mot Skills 46:683

Petrofsky JS, Rochelle RR, Rinehart JS, Burse RL, Lind AR (1975) The assessment of the static component in rhythmic exercise. Eur J Appl Physiol 34:55

Saltin B (1968) Muscle temperature during submaximal exercise in man. J Appl Physiol 25:679

Tibes U, Hemmer B, Böning D (1977) Heart rate and ventilation in relation to venous (K^+), osmolality, pH, PCO_2, and PO_2, (orthophosphate), and (lactate) at transition from rest to exercise in athletes and non-athletes. Eur J Appl Physiol 36:127

Der Einfluß des Hochleistungssportes auf den Wasser-Salz-Haushalt

D. Böhmer

Das Gleichgewicht im Wasser-Salz-Haushalt ist eine Voraussetzung für die optimale Funktion der Zellen unseres Organismus. Störungen der Homöostase führen sehr bald zu Einschränkungen der körperlichen Leistungsfähigkeit. Erste Anzeichen der Leistungseinbuße sind zu erwarten, wenn mehr als 2% des Körperwassers ausgeschieden worden sind. Dies verspüren zunächst Ausdauersportler mehr als Athleten mit Kurzzeitdisziplinen.

Um die Höhe der Wasserabgaben während einer sportlichen Belastung abschätzen zu können, hat sich in der Praxis die Gewichtskontrolle bewährt. Geht man davon aus, daß ein Gewichtsverlust beim Sport zu etwa 80% ein Wasserverlust ist und der Körper eines Sportlers 60% Wasser enthält, läßt sich die Formel ableiten:

$$C\% = \frac{\Delta WG}{WG} \cdot 100\% = \frac{\Delta KG \cdot B}{KG \cdot A} \cdot 100\% = \frac{\Delta KG \cdot E\%}{KG \cdot A\%} \cdot 100\%$$

Hierbei bedeutet:

WG = Wassergewicht;

KG = Körpergewicht;

A = Anteil des Wassergewichtes am Körpergewicht $= \dfrac{WG}{KG}$

$A\%$ = Anteil des Wassergewichtes am Körpergewicht in Prozent =

$\qquad A \cdot 100\% = \dfrac{WG}{KG} \cdot 100\%$

ΔWG = Verlust an Wassergewicht

ΔKG = Verlust an Körpergewicht

B = Anteil des Verlustes an Wassergewicht am Verlust an Körpergewicht $= \dfrac{\Delta WG}{\Delta KG}$

$B\%$ = Anteil des Verlustes an Wassergewicht am Verlust an Körpergewicht

$\qquad$ in Prozent $= B \cdot 100\% = \dfrac{\Delta WG}{\Delta KG}$

C = Anteil des Verlustes an Wassergewicht am „Ausgangs"-Wassergewicht (vor der

$\qquad$ Belastung) $= \dfrac{\Delta WG}{WG}$

$C\%$ = Anteil des Verlustes an Wassergewicht am „Ausgangs"-Wassergewicht in

$\qquad$ Prozent $= C \cdot 100\% = \dfrac{\Delta WG}{WG} \cdot 100\%$

Als Beispiel sei ein Sportler gewählt, der 70 kg vor dem Start wog, 2 kg an Gewicht verlor und einen Anteil des Körperwassers von 60% am Körpergewicht hat (KG = 70 kg, A% = 60%, ΔKG = 2 kg, B% = 80%).
Der Verlust an Körperwasser, C%, beträgt demnach:

$$C\% \ = \frac{2\ kg \cdot 80\%}{70\ kg \cdot 60\%} \cdot 100\% \approx 3,8\%$$

Tabelle 1. Gesamtkörperwasser (in % des Körpergewichts) in Abhängigkeit von Alter und Geschlecht (aus Edelmann u. Liebman 1959)

Alter	Männlich	Weiblich
10–18	59	57
18–40	61	51
40–60	55	47
über 60	52	46

Im gemäßigten Klima ist ein Wasserverlust von 1–1,5 l/h bei intensiver körperlicher Arbeit anzunehmen (Bierbaum u. Mitarb. 1972, Pugh u. Mitarb. 1977; Ulmer 1977). Spätestens nach 1 1/2 h kontinuierlicher Arbeit sollte deshalb dem Sportler Flüssigkeit angeboten werden. Auf die Trinkmenge braucht nicht geachtet werden, da der Athlet weniger trinkt als er verloren hat, wie übrigens auch im täglichen Leben die Flüssigkeitsbilanz abends ausgeglichen wird. Je erfahrener der Athlet ist, desto individueller wird sein Trinkverhalten sein, da sich die Regulation des Wasserhaushalts der Belastung weitgehend angepaßt hat. Änderungen des Trinkverhaltens, wenn überhaupt notwendig, sollten bei einem Athleten behutsam in der Vorbereitungsphase vorgenommen werden und sich über einen Zeitraum von ca. 3 Wochen erstrecken. Das Gleiche gilt für Änderungen in der Zusammensetzung der Trinkflüssigkeit.
Wesentlich schwieriger als eine Abschätzung des Wasserverlusts ist die des Elektrolytverlusts. Serumwerte erlauben Rückschlüsse auf die Verhältnisse in den Zellen nur in der Homöostase. Dies ist aber bei intensiver körperlicher Arbeit gerade nicht der Fall. Insbesondere pH-Veränderungen im Serum beeinflussen das Verhältnis von intravasaler und intrazellulärer Elektrolytkonzentration erheblich. Muskelbiopsien haben etwas mehr Einblick in den Zellstoffwechsel nach Belastung erlaubt (Bergström u. Mitarb. 1967). Eine Kalkulation der Elektrolytverluste aus der Schweißabgabe ist sehr unsicher. Der Gehalt an Salzen schwankt intraindividuell in weiten Grenzen und hängt zudem vom Trainingszustand ab.
Gerne haben wir daher von der Methode Gebrauch gemacht, das Gesamtkörperkalium zu bestimmen. Die Messung beruht auf dem im Organismus natürlich vorkommenden ^{40}K-Isotop (Rundo u. Sajild 1955; Shukla u. Mitarb. 1973). Es findet sich in einem Anteil von 0,0118% am Kaliumbestand. Da dieses Verhältnis konstant ist, kann über

die Messung der Gammastrahlung von ^{40}K das Gesamtkörperkalium ermittelt werden.[1] In einer ersten Serie bestimmten wir bei 13 jungen Männern im Alter von 21 ± 4 Jahren vor und nach einer Fahrradergometerarbeit von 3 h mit 100 W das Gesamtkörperkalium sowie die Kreatinin-, Natrium- und Kaliumclearance (Böhmer u. Kammerer 1974). Diese Bestimmungen wurden 24 h später erneut durchgeführt. Die Probanden verloren während der Belastung 1,4–1,9 kg Gewicht, das 24 h später noch nicht voll ausgeglichen war. Das Gesamtkörperkalium nahm während des 3stündigen Fahrradfahrens im Durchschnitt um 53,6 mval ab. 24 h später war der Kaliumverlust mit 153,0 mval gegenüber dem Ausgangswert noch stärker. Umgerechnet auf Kilogramm Körpergewicht sank der Kaliumgehalt innerhalb 24 h von 51 ± 4,5 mval Kalium/kg KG auf 49,2 ± 2,0 mval Kalium/kg KG. Dies entspricht einem Verlust von 1,8 mval Kalium/kg KG. Im Serum kam es nur zu einer leichten Erhöhung des Kaliumspiegels unmittelbar nach der Belastung. Die Kaliumclearance zeigte eine deutlich erhöhte Ausscheidung dieses Kations noch 6 h nach der Belastung mit einem Höhepunkt in der 2. Stunde. Dagegen kam es nur zu einer mäßigen zusätzlichen Ausscheidung von Natrium im Urin. Die Kreatininclearance zeigte keine wesentliche allgemeine Filtrationseinschränkung an.

Um diesen erheblichen belastungsbedingten Kaliumverlust, der den normalen Tagesbedarf übertrifft, zu beeinflussen, wandten wir bei einer weiteren Gruppe von 14 Probanden dieselbe Versuchsanordnung an und gaben 4 Wochen später der Gruppe unmittelbar vor und 1 1/2 h nach der Belastung eine Elektrolytlösung mit 10 mval Kalium in 200 ml Flüssigkeit, insgesamt 20 mval = 400 ml (Böhmer u. Böhlan 1978). Der Gewichtsverlust lag bei diesen Probanden um etwa 400 ml niedriger, zwischen 1,2 und 1,6 kg. Gegenüber den Vorversuchen konnte durch die Elektrolytgabe der Kaliumverlust gedämpft werden. Der Kaliumgehalt war durch die Belastung innerhalb von 24 h von 51,2 ± 4,4 mval Kalium/kg KG auf 49,9 ± 4,6 mval Kalium/kg KG gesunken. Dies entspricht einem Verlust von 1,3 mval Kalium/kg KG.

Das Verhalten des Kaliums zeigt den langanhaltenden Einfluß einer intensiven ungewohnten Ausdauerbelastung auf den Zellstoffwechsel. Bereits Hevesey konnte 1942 durch Rattenversuche zeigen, daß die Aufnahme von Kalium in die Zelle ein langsamer Prozeß ist (Hevesey 1944/42). Auch Bervenmark u. Mitarb. (1966) sind der Ansicht, daß das sog. leicht austauschbare Kalium keineswegs schnell von den Zellen aufgenommen werden kann. Nadell u. Mitarb. (1956) fanden in Versuchen mit radioaktiv markiertem Kalium, daß es bei Ratten, die durch Schwimmen körperlich erschöpft waren, 1 h dauerte, bis eine Restitution in den Muskelzellen eingetreten war.

Um das Verhalten des Kaliums bei Leistungssportlern unter möglichst praxisnahen sportartspezifischen Bedingungen kennenzulernen, haben wir das Gesamtkörperkalium und die Kationen in Serum, Vollblut und Harn bei Schwimmsportlern untersucht. 19 sehr gut trainierte jugendliche Schwimmer, z.T. deutsche Jahrgangsmeister, unterzogen sich einer auch für sie ungewohnten Ausdauerbelastung. In genau 2 h erfolgten 60 Starts im Wasser mit anschließend 100 m Kraul. Insgesamt wurde somit

---

1 Die Untersuchungen wurden von Dr. Werner, Deutsche Gesellschaft für Umwelt und Strahlenforschung, Frankfurt/M., ausgeführt.

eine Strecke von 6000 m geschwommen. Die Bestimmung des Gesamtkörperkaliums und die Blutentnahme erfolgten nach dem gleichen Schema wie bei den Belastungen auf dem Fahrradergometer. Unmittelbar nach dem Schwimmtraining war das Gesamtkörperkalium wenig verändert, es fiel dann aber innerhalb der folgenden 24 h deutlich ab. Bei den beteiligten 10 männlichen Schwimmern sank das Gesamtkörperkalium von 51 mval/kg KG auf 49,2 mval und bei den 9 Schwimmerinnen von 48,2 mval/kg KG auf 46,4 mval. Das ist eine Differenz von 1,8 mval/kg KG bei beiden Geschlechtsgruppen. Dies bedeutet für einen 70 kg schweren Schwimmer einen Verlust von 126 mval Kalium und für eine 60 kg schwere Schwimmerin von 180 mval! Diese Untersuchungen fanden während der Wettkampfzeit statt. Nach Abschluß der Saison stellten sich die Sportler erneut zur Verfügung, um die gleiche Schwimmstrecke nach vorheriger Gabe von Kalium-Magnesium-Aspartat zu leisten. Es zeigten sich keine auffälligen Differenzen bei den als Doppelblindversuch angelegten Untersuchungen. Auch war der Abfall des Gesamtkörperkaliums in der Placebogruppe deutlich geringer als bei den ersten Versuchen. Diese zunächst überraschenden Befunde erklärten sich durch die wesentlich weniger intensiven Anstrengungen während der 100-m-Kraulstrecke. Die in der Nachsaison und bei der schon herbstlichen Witterung im Freibad erbrachten Leistungen waren zwar in den 2 h streckenmäßig gleich, doch wurde weniger intensiv geschwommen, d.h., die Pause bis zum jeweiligen nächsten Start war zwar etwas kürzer, aber dafür eben die Kraulbelastung weniger anstrengend. Diese Belastung entsprach augenscheinlich dem gewohnten Trainingsumfang der Leistungsschwimmer. Ähnliche Ergebnisse zeigten Untersuchungen bei Langläufern. Nach unseren bisherigen Ergebnissen scheint es nur dann zweckmäßig zu sein, zusätzlich Elektrolyte zu geben, wenn Sportler eine für sie anstrengende außergewöhnliche Ausdauerbelastung durchzuführen haben. Dies gilt für Sportler aller Leistungsklassen. Die Kaliumsubstitution sollte dann vor dem Start 20–30 mval betragen. Nach der Belastung sollten, auf 24 h verteilt, noch einmal 100–150 mval Kalium zusätzlich zur normalen Nahrung gegeben werden. Bei den gewohnten Belastungen, auch bei Ausdauersportlern, wird eine elektrolythaltige Nahrung ausreichend sein.

Für andere Elektrolyte lassen sich leider solche Richtwerte von sportbedingten Verlusten experimentell noch nicht geben, da wir hier weitgehend auf Serumuntersuchungen angewiesen sind. Augenscheinlich wird der Natriumhaushalt durch eine anstrengende, aber physiologische Belastung nicht wesentlich beeinflußt. Kalzium wird besonders von Sportlern in kompositorischen Disziplinen zusätzlich genommen. Bei ihnen werden besonders die neurologischen Funktionen gefordert. Aber auch Leistungsverbesserungen unter Kalziumgabe sind berichtet worden (Haralambie u. Berg 1979). Ergebnisse der Magnesiumbestimmung im Serum zeigten einen Abfall des Spiegels bei Ausdauerbelastung und einen leichen Anstieg im Serum bei Kurzzeitbelastung (Böhmer 1978). Bei unseren Schwimmerinnen stellten wir ebenfalls einen Abfall des Magnesiums im Vollblut fest. Der Spiegel sank innerhalb 24 h nach dem Schwimmtraining von 2,76 mval/l auf 2,50 mval/l. Die Gabe von Kalium-Magnesium-Aspartat scheint hier einen günstigen Einfluß zu haben, wie erste Ergebnisse bei diesen Schwimmerinnen zeigten. Der Eisengehalt ist besonders bei Ausdauersportlern häufiger niedrig, ohne daß bisher hierfür eine befriedigende Erklärung gegeben werden konnte.

Wir bestimmten es bei den Schwimmgruppen im Vollblut. Bei den männlichen Probanden blieb es unverändert (16,6 mval/l vor der Belastung, 16,5 mval/l nach 24 h). Bei den Mädchen sank der Wert von 16,5 mval/l vor dem Start auf 15,5 mval 24 h später. Die Gabe von Eisenpräparaten einen Tag vor der Belastung bei 3 Schwimmerinnen ergab keine Beeinflussung dieses Kations. Der Gehalt im Serum sank bei beiden Schwimmgruppen leicht ab. Kupfer blieb konstant.

Durch die Weiterentwicklung der Analytik auch auf dem Gebiet der Elektrolyte ist zu erwarten, daß der sportbedingte Einfluß auf den Zellstoffwechsel weiter aufgeklärt werden kann. Dies ist nicht nur notwendig, um unseren Sportlern zu besseren Leistungen zu verhelfen, sondern auch, um Störungen im Stoffwechsel zu vermeiden, die zu ernsten Komplikationen führen können. So fand sich häufig in der Herzmuskulatur plötzlich während des Sportes verstorbener Menschen, die sich vorher gesund fühlten, ein Magnesiummangel. Doch sollte bei den Betrachtungen der Elektrolyte stets an die anderen an dem Zellstoffwechsel beteiligten Substrate und ihre Abhängigkeit voneinander bei der Funktion der Zelle gedacht werden.

Literatur

Bergström J, Beroniade V, Hultman E, Rochnerlund A (1967) Relation between glycogen and electrolyte meta bolisen in liuman muscle. In: Krück F (Hrsg) Transport und Funktion intrazellulärer Elektrolyte. Urban & Schwarzenberg, München

Bervenmark H, Erikson G, Lingberg S, Paalzow L (1966) Vergleichende Untersuchungen über Laufleistungen, Schweißquantität und Körperkerntemperatur bei hohen Luft- und Strahlungstemperaturen. Acta Pharm Suec 3:45

Bierbaum U, Mellerowicz H, Heepe W, Eber E, Stoboy H (1972) Sportarzt Sportmed 8:164

Böhmer D (1978) Veränderung des Magnesiumspiegels im Serum nach sportlichen Belastungen. Krankenhausarzt 51:356

Böhmer D, Kammerer H (1974) Proceedings of the 3rd Europ. Congress Sportsmed., Sept. 74, Budapest, Vol. 1. (Kongreßbericht)

Böhmer D, Böhlau R (1978) Loss of potassium and sodium by athlets after long-lasting performance and the experiment of substituting it. 3rd International Symposium on Biochemistry of Exercise, Quebec 1976, Symposia Specialists, Inc., Miami, Florida 1978

Edelmann JS, Liebman J (1959) Anatomy of body water and electrolytes. Am J Med 27:256

Haralambie G, Berg A (1979) Der Elektrolytstoffwechsel bei sportlicher Belastung. Med Welt 30:1233

Hevesey G (1941/42) Acta Physiol Scand 3:123

Nadell J, Sweet NJ, Edelmann IS (1956) Gastrointestinal water and electrolytes; equilibration of radiopotassium in gastrointestinal contents and proportion of exchangeatle potassium (ke) in gastrointestinal tract. J Clin Invest 35:512

Pugh LG, Corbett JL, Johnson RH (1977) Rectal temperatures, weight losses and seveal rates in marathon running. J Appl Physiol 23:133

Rundo J, Sajild K (1955) Total and exchangeable potassium in human. Nature 175:774

Shukla KK, Ellis KJ, Dombrowski CS, Cohn SH (1973) Physiological variations of total body potassium in man. Am J Physiol 244:2656

Ulmer HV (1977) Zur Umsetzung ernährungsphysiologischer Grundsätze in die Sportpraxis am Beispiel des Trinkverhaltens von Hallenhandballspielern. Leistungssport 7:148

Belastungsproblematik beim Biathlon

W. Müller, H. de Marées

Biathlon, ein Wettbewerb, der die Sportarten Skilanglauf und Schießen verbindet, ist eine in Mitteleuropa junge Sportart. Die ersten Weltmeisterschaften im Biathlon wurden erst 1958 ausgetragen. Seit 1960 ist Biathlon eine olympische Disziplin (UIPMB 1970; Kleine Enzyklopädie 1972; von Münch 1972).
Beim klassischen Biathlonwettkampf hat der einzelne Wettkämpfer einen Skilanglauf von 20 km zu absolvieren, wobei zwischen dem 5. und 18. Kilometer nach Laufintervallen von 2,5–5 km 4 Schießübungen auszuführen sind. Auf jeder Station sind 5 Schuß aus einer Entfernung von 50 m in den Anschlagsarten „liegend" oder „stehend" auf eine schwarze Ringscheibe abzugeben. Die Reihenfolge der Serie ist: Liegend, stehend, liegend, stehend. Der Durchmesser der Scheiben beträgt beim Liegendschießen 8 cm und beim Stehendschießen 15 cm. Fehlschüsse führen zu Strafzeiten von maximal 2 min pro Fehlschuß, die zur jeweiligen Laufzeit addiert werden. Bei einer durchschnittlichen Laufzeit von 70 min können somit 40 Strafminuten, d.h. 60% der Laufzeit hinzukommen (Ostrowski 1960; UIPMB 1969; Kleine Enzyklopädie 1972). Folglich muß der Biathlet sowohl ein guter Skilangläufer als auch ein treffsicherer Schütze sein, da einerseits langsame Laufzeiten nicht durch fehlerfreies, schnelles Schießen und andererseits mehrere Strafminuten kaum durch gute Laufleistung kompensiert werden können (Ostrowski 1960; Tuzov u. Savickij 1977; Pimonor u. Mitarb. 1978; Reichert u. Mitarb. 1978; Soltatov u. Izotov 1978).
Für den Biathleten ist folglich unter sportphysiologischen Gesichtspunkten charakteristisch, daß er in einer möglichst kurzen Zeitspanne aus einer maximalen aeroben dynamischen Ausdauerbelastung mit Beanspruchung der gesamten Extremitätenmuskulatur in eine hochkonzentrative Ruhephase für das Schießen — teilweise stehend ausgeführt — mit kaum sichtbarer Muskeltätigkeit gelangt.
Die im Verlauf des Wettkampfs beim zweimaligen Stehendschießen auftretende orthostatische Belastung unterscheidet sich von der Stehbelastung der Sportschützen oder der Bogenschützen erheblich. Bei der noch bestehenden hohen Muskeldurchblutung des Biathleten unmittelbar nach Laufende ist anzunehmen, daß ein Sistieren der Muskelpumpe im Waden- und Oberschenkelbereich über eine starke Füllung der kapazitiven Gefäße der unteren Extremitäten eine orthostatische Dysregulation auslöst (Barbey u. Barbey 1966; Jarmatz u. Mitarb. 1976; de Marées 1976). Die negativen Rückwirkungen orthostatischer Regulationsstörungen auf die Schießleistung sind naheliegend.
Zur Klärung der Frage, in welchem Ausmaß der Biathlet beim Stehendschießen ortho-

statisch belastet ist, wurden 10 Biathlonwettkämpfer mit einem Durchschnittsalter von 17,7 Jahren und einer mindestens 2jährigen Wettkampfanamnese im Wettkampf und unter standardisierten, möglichst wettkampfnahen Bedingungen in einem klimatisierten Labor untersucht. Die im Sommer- wie im Winterbiathlon während der Wettkämpfe bei den 10 Probanden telemetrisch registrierten Belastungsherzfrequenzen sowie die Aufenthaltszeiten im Schießstand und die gelaufenen Rundenzeiten dienten als Grundlage der Standardisierung wettkampfnaher Laborbelastungen.

Um die Probanden standardisiert und unter wettkampfnahen Bedingungen belasten zu können, wurde zunächst eine Laufbandspiroergometrie (Magna-Test 710, Meditron, Hamburg) mit stufenweise steigender Bandgeschwindigkeit bis zur Maximalbelastung durchgeführt.

Die Steigung des Laufbands betrug 2%, die Anfangsgeschwindigkeit lag bei 2,2 m/s, eine Geschwindigkeitserhöhung um 0,55 m/s erfolgte nach jeweils 3 min. Die Laktatbestimmung wurde mit einer enzymatisch-elektrochemischen Methode durchgeführt (Lactate Analyzer 640, La Roche, Basel). Weiterhin wurde bei den Athleten die Bandgeschwindigkeit ermittelt, bei der im relativen Steady state die in den Wettkämpfen registrierte individuelle Belastungsherzfrequenz auftrat.

Im Anschluß an eine dreistündige Ruhephase liefen die Athleten bei der zuvor ermittelten leistungsbezogenen Laufbandgeschwindigkeit zweimal 10 min, wobei nach dem ersten Durchgang ein Stehendschießen und nach dem zweiten Durchgang ein Liegendschießen unter wettkampfähnlichen Bedingungen durchgeführt wurde.

Die im Mittel 182 cm großen und 71 kg schweren Nachwuchsbiathleten erreichten bei einer Laufbandgeschwindigkeit von 4,5 m/s im Mittel Herzfrequenzen von 196/min und eine V_{O_2}/kg von 59 ml/min (Tabelle 1).

Bei einer durchschnittlichen Laufbandgeschwindigkeit von 4 m/s wurde die Höhe der Wettkampfherzfrequenz erreicht. Am Ende des 10-min-Laufs vor dem Stehendschießen betrug die Herzfrequenz (HF) durchschnittlich 187/min und unterschied sich nicht signifikant von der maximalen Herzfrequenz am Ende des zweiten Durchgangs, die bei 190/min im Mittel lag. Die 2 min nach Laufende bestimmten Laktatkonzentrationen lagen bei 3,9 bzw. 3,6 mmol/l. Nach durchschnittlich 90 s gaben die Biathleten 5 Schuß mit Munitionskaliber 6,5 mm aus ihren Wettkampf-KK-Gewehren auf eine 15 m entfernte, maßstabsgerecht verkleinerte Wettkampfscheibe im Labor ab. Unmittelbar vor dem ersten Schuß betrug die mittlere Herzfrequenz 170/min bei der stehenden Schießbelastung, bei dem Liegendschießen war die Herzfrequenz bereits auf 145/min abgefallen.

Während der Schießzeit standen bzw. lagen die Biathleten auf einer Meßplattform, die auf induktivem Wege die durch die Änderung der Schwerpunktlage während des Schießstandaufenthalts auftretenden Kraftänderungen mißt. Wie der Vergleich der durchschnittlichen Werte zeigt, sind die gemessenen Kraftänderungen in der Zielphase im Stehen etwa 5mal so groß wie im Liegen, was die erheblich größere durchschnittliche Trefferabweichung erklärt (Tabelle 1).

Zur Erfassung der orthostatischen Regulation wurde auf segmentplethysmographischem Wege (Venenverschlußplethysmograph, Boucke, Tübingen) die Volumenänderung im Bereich der unteren Extremitäten in der Schlußphase der Laufbelastung

Tabelle 1. Meßergebnisse der standardisierten Laufbandspiroergometrie und Laufbelastung mit Stehend- und Liegendschießen

	Körper-länge cm	Körper-gewicht kg	VO_2 max/kg ml/min·kg	Laktat R mmol/l	Laktat max mmol/l	Hf max	Lauf-geschw. m/s	$HfSS_1$	ΔFSS_1 Newton	$HfSL_1$	ΔFSL_1 Newton
Standard Laufband-belastung	181,9 ± 3,55	71,3 ± 5,67	58,9 ± 3,30	0,72 ± 0,13	5,4 ± 1,21	196 ± 6,36	4,5 ± 0,26	–	–	–	–
Biathlon-lauf mit Steh.-Schießen	–	–	–	–	3,9 ± 1,27	187 ± 7,52	4,0 ± 0,21	170 ± 11,5	13,4 ± 2,99	–	–
Biathlon-lauf mit Lieg.-Schießen	–	–	–	–	3,6 ± 0,67	190 ± 7,39	4,0 ± 0,22	–	–	145 ±12,92	2,7 ± 1,17

$HfSS_1$: Herzfrequenz/min vor 1. Schuß, stehend

ΔFSS_1: Kraftänderungen auf der Meßplattform in der Zielphase vor 1. Schuß, stehend

$HfSL_1$: Herzfrequenz/min vor 1. Schuß, liegend

ΔFSL_1: Kraftänderungen auf der Meßplattform in der Zielphase vor 1. Schuß liegend

$x \pm t0,05 \cdot s_x$: Mittelwert ± 95% – Vertrauensbereich des Mittelwerts

$n = 10$

$x \pm t_{0,05} \cdot s_x$

und während des Stehendschießens neben der telemetrisch ermittelten Herzfrequenz gemessen. Die Änderung der Volumenverlagerung für beide Beine während des genannten Belastungszeitraums ist in Abb. 1 dargestellt. Der Laufbandbelastung ging unmittelbar die Bestimmung der maximal möglichen Blutvolumenverlagerung für beide Beine voraus, wobei während des entspannten Sitzens nach Beinhochlagerung durchschnittlich 520 ml in beide Beine versackten. Beim anschließenden Stehen reduzierte sich die Blutvolumenverlagerung um durchschnittlich 20%, wahrscheinlich als Folge der isometrischen Muskelkontraktion im Waden- und Oberschenkelbereich. Bei Unterbrechung des Laufs von 10 s durch ruhiges Stehen versackten 220 ml Blut rasch in die unteren Extremitäten, was knapp 50% der zuvor bestimmten maximalen Verlagerungskapazität entspricht (Abb. 1). Bezieht man die während des Schießens gemessenen Blutvolumenverlagerungen auf das am Laufende vorhandene Volumen in beiden unteren Extremitäten, so ergibt sich folgender Befund:

Das Blutvolumen der unteren Extremitäten vergrößert sich während des Einnehmens der Schußposition bis zum Auslösen des 1. Schusses — nach durchschnittlich 50 s — um 100 ml, entsprechend 20% der maximalen Volumenänderung beider unterer Extremitäten. Diese Volumenverlagerung steigt während des weiteren Stehens nicht mehr an, sondern fällt kontinuierlich bis zum 5. Schuß bis auf die Hälfte ab.

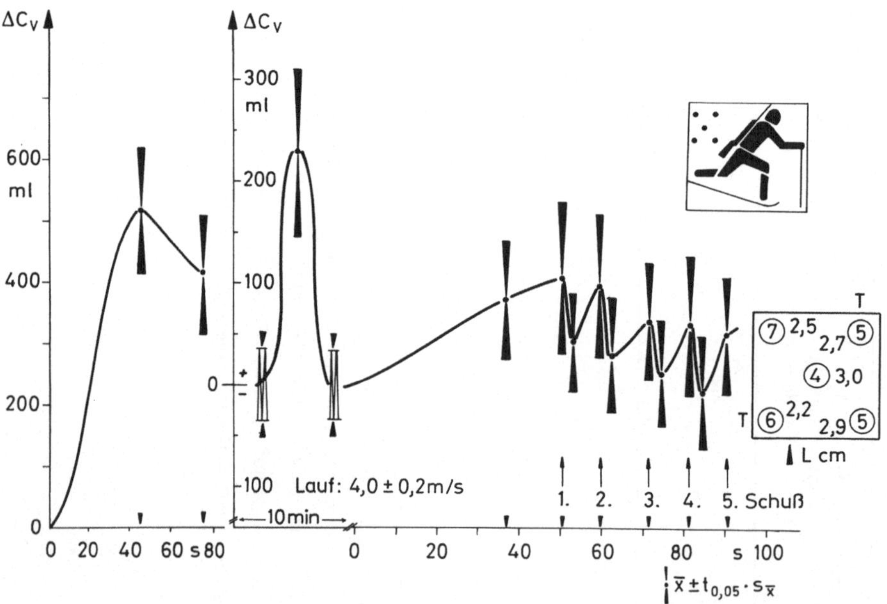

Abb. 1. Maximale Volumenverlagerung und Änderung des Volumens der unteren Extremitäten am Laufende und während des Stehendschießens. *Abszisse:* Zeit; *Ordinaten:* Volumenverlagerung der unteren Extremitäten ($\Delta C_V \uparrow$) (*links:* maximale Volumenverlagerung in beiden Beinen nach Hochlagerung im Sitzen sowie im ruhigen Stehen, *rechts:* Volumenänderung beider unterer Extremitäten vom Laufende bis Schießende — Stehendschießen); $\blacksquare = \bar{x} \pm t_{0,05} \cdot s_{\bar{x}} =$ Mittelwert und 95%-Vertrauensbereich des Mittelwerts

Dabei zeigt sich außerdem unmittelbar nach dem Schuß eine 30–60 ml betragende Reduktion mit anschließendem Wiederanstieg des Volumens bis zum nächsten Schuß. Diese Volumenzunahme fällt jeweils in die Zielphase, während die Volumenabnahme nach dem Schuß zeitlich mit dem Nachladen der Waffe korreliert (Abb. 1 u. 2).

Für die beobachtete realtiv geringe Volumenverlagerung in den beiden unteren Extremitäten während des Zielvorgangs nach der Laufbelastung ist eine stärkere isometrische Kontraktion der Waden- und Oberschenkelmuskulatur und damit eine Verkleinerung des Volumens, vorwiegend der intramuskulären kapazitiven Gefäße wahrscheinlich. Die bis zum Schießende gemessene Abnahme der Volumenverlagerung bis auf die Hälfte ist vermutlich Folge einer Reduktion des venösen Drucks in den unteren Extremitäten, verursacht durch Abnahme des arteriellen Drucks nach der körperlichen Belastung und beginnende Zunahme des peripheren Strömungswiderstands in den Kreislaufabschnitten beider Beine.

Unmittelbar nach Laufende war durch das Sistieren der dynamischen Muskelkontraktionen im Bereich der unteren Extremitäten eine relativ große Blutvolumenverlagerung in die Beine infolge des erniedrigten peripheren Strömungswiderstands und des erhöhten arteriellen Drucks zu erwarten (Drappatz u. Witzleb 1970; Rieckert u. Mitarb. 1976; Wetterer 1979).

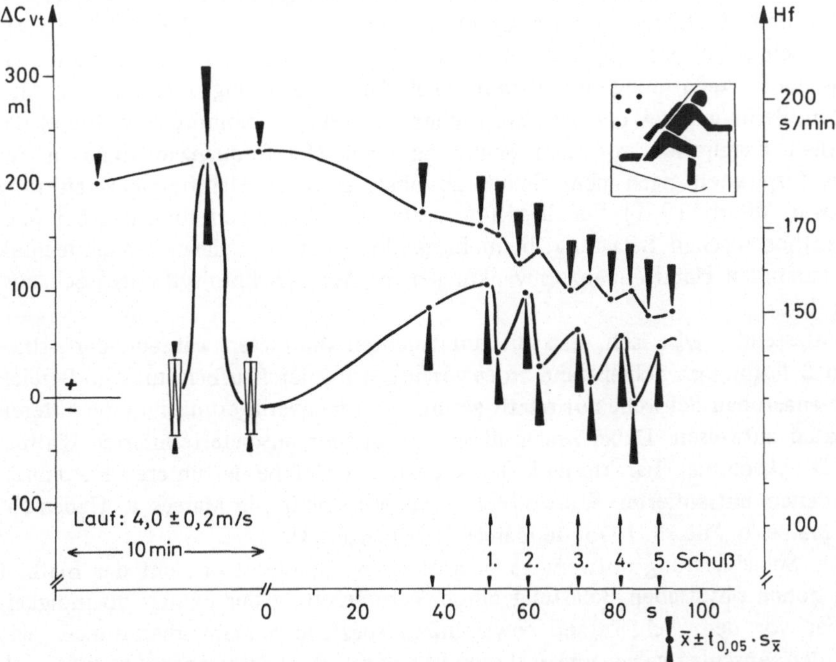

Abb. 2. Herzfrequenzverhalten und Volumenveränderung beider Beine im Zeitraum vom Laufende bis Schießende. *Abszisse:* Zeit nach Laufende, *linke Ordinate:* Volumenveränderung der unteren Extremitäten ($\Delta C_V\uparrow$) für beide Beine; *rechte Ordinate:* Herzfrequenz in S/min; *obere Kurve:* Herzfrequenz; *untere Kurve* = $\Delta C_V\uparrow$; = $\bar{x}\pm t_{0\,05}\cdot s_{\bar{x}}$ = Mittelwert ± 95%-Vertrauensbereich des Mittelwerts

Während des Ladevorgangs nach dem jeweiligen Schuß betätigt der Biathlet die Wadenmuskelpumpe, was zu einer Volumenreduktion führt. In der anschließenden Zielphase vergrößert sich das Blutvolumen wieder infolge des Sistierens der dynamischen Muskelkontraktion. Wie die dargestellte Schießleistung zeigt (Abb. 1), liegt die durchschnittliche Trefferzahl bei 5,4 von 10 möglichen, die mittlere Abweichung der Schüsse vom Zentrum der Scheibe in Zentimetern bleibt vom 1. bis 5. Schuß relativ konstant. Ähnliche Trefferquoten wurden ebenfalls beim Liegendschießen erzielt, wobei hierbei die mittlere Trefferabweichung geringer war.

In Abb. 2 ist neben der Volumenverlagerung in die unteren Extremitäten zusätzlich der Verlauf der telemetrisch ermittelten Herzfrequenz dargestellt. Die maximale Herzfrequenz am Laufende betrug durchschnittlich 187/min. Es erfolgt eine relativ kontinuierliche Frequenzabnahme bis zum ersten Schuß nach 50 s auf 170/min. Nach weiteren 50 s — zum Zeitpunkt des fünften Schusses — hat sich die Herzfrequenz auf 150/min verringert. Auffallend ist, daß jeweils in der Zielphase die Herzfrequenz um 4–6 Schläge abfällt, um in der anschließenden Nachladephase wieder anzusteigen. Für diesen zum Volumenverlauf konträren Befund ist vorrangig der Einfluß der Atemtechnik als wahrscheinliche Ursache zu diskutieren (Seller u. Mitarb. 1968; Koepchen 1975).

Während der Zielphase reduziert der Biathlet nach vorausgegangenem 2- bis 3maligem tiefem Aus- und Einatmen das Atemzugvolumen bis zu einer kurz dauernden Apnoe, in der der Schuß „bricht". In der apnoischen Phase versucht der Biathlet durch das Vermeiden einer Preßatmung eine intrathorakale Drucksteigerung zu verhindern. Analog zu den Befunden bei der respiratorischen Arrhythmie kommt es während der tendenziellen Exspiration vor dem Schuß zu einer Herzfrequenzabnahme in der forcierten Inspiration nach dem Schuß zu einer geringen Herzfrequenzsteigerung (Koepchen u. Mitarb. 1961). Für diese Interpretation spricht weiterhin, daß bei Wegfall der orthostatischen Belastung, beim Liegendschießen, bei gleicher Atemtechnik die kurzdauernden Herzfrequenzschwankungen im Atem-/Schußrhythmus noch ausgeprägter sind.

Zusammenfassend ergibt sich, daß die untersuchten Biathleten während der orthostatischen Belastung im Schießstand trotz vorausgegangener Laufbelastung im Bereich der aerob-anaeroben Schwelle nur relativ geringe Volumenverlagerungen in die unteren Extremitäten aufweisen. Dabei zeigen diese jugendlichen ausdauertrainierten Biathleten eine Druckvolumencharakteristik der kapazitiven Gefäße der unteren Extremitäten, die denen untrainierter Kontrollkollektive entspricht (de Marées u. Habenicht 1974; de Marées u. Mitarb. 1975; de Marées 1976) (Abb. 3).

Die für die Schießleistung notwendige orthostatische Stabilität erreicht der Biathlet nach der hohen physischen Belastung durch Verminderung der Laufgeschwindigkeit unmittelbar vor dem Schießstand sowie durch spezielle Schießvorbereitungen wie laden, in den Anschlag gehen und insbesondere durch die beschriebene Atemtechnik im Schießstand.

Die völlig unzureichenden Schießleistungen bei guten Laufzeiten bei den ersten DDR-Meisterschaften im Biathlon 1958 sind möglicherweise auf das Fehlen solcher, inzwischen weitgehend optimierter Techniken zurückzuführen.

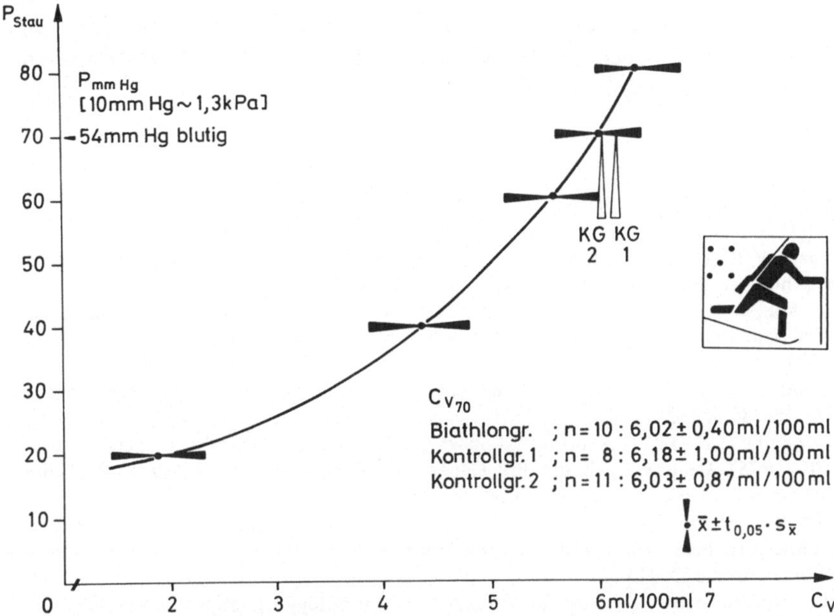

Abb. 3. Druckvolumendiagramm. *Abszisse:* druckabhängige venöse Kapazität (C_V) in ml/100 ml Weichteilgewebe; *Ordinate:* Meßmanschettendruck in mmHg. Ein Staudruck von 70 mmHg entspricht im Mittel einem blutig gemessenen Druck in der Vena saphena magna von 54 mmHg. (*KG 1:* Kontrollgruppe 1, *KG 2:* Kontrollgruppe 2) (Nach de Marées u. Habenicht, 1974)

Zusammenfassung

Die Sportart Biathlon — Skilanglauf mit Schießeinlagen — verlangt einen Wechsel von maximaler aerober dynamischer Ausdauerbelastung mit hochkonzentrativer feinkoordinativer Beanspruchung beim Schießen, die teilweise unter Stehbelastung zu erbringen ist.
Zehn Nachwuchsbiathleten wurden während des Wettkampfs und unter standardisierten wettkampfähnlichen Laborbedingungen untersucht. Dabei erfolgte neben der Bestimmung der maximalen dynamischen Ausdauerleistungsfähigkeit mittels Laufbandspiroergometrie die Registrierung der Volumenänderungen der unteren Extremitäten sowohl am Ende eines unter Wettkampfanforderungen durchgeführten 10-min-Laufs als auch während der sich anschließenden orthostatischen Belastung beim Stehendschießen.
Bei einer Belastungsherzfrequenz von 196/min betrug die gewichtsbezogene O_2-Aufnahme 59 ml/min · kg KG. Die Blutvolumenzunahme der unteren Extremitäten erreichte nach Laufende mit 100 ml nur 20% der maximalen Verlagerungskapazität, wobei sich dieses verlagerte Volumen im Verlauf der 90 s Aufenthaltszeit im Schießstand um 50% reduzierte. Die Herzfrequenzen nehmen von 190/min am Laufende bis zum

Ende der stehend durchgeführten Schießbelastung auf 150/min ab. Ursachen und sportphysiologische Konsequenzen des Verhaltens der versackenden Volumina und der Herzfrequenz werden diskutiert.

Literatur

Barbey K, Barbey P (1966) Die Blutverschiebung in die unteren Extremitäten bei der akuten orthostatischen Kreislaufbelastung. Med Welt 33:1693–1698

Drappatz B, Witzleb E (1970) Unterschiedliche Reaktionen von Widerstands- und Kapazitätsgefäßen der Haut an den Armen bei Beinmuskelarbeit bis zur Erschöpfung. Int Z Angew Physiol 28:321–331

Jarmatz H, Marées de H, Kunitsch G (1976) Zur Normierung der orthostatischen Belastung. Med Welt 27:1789–1793

Kleine Enzyklopädie (1972) Körperkultur und Sport, Bibliographisches Institut, Leipzig

Koepchen HP (1975) Atmungsregulation. In: Gauer OH, Kramer K, Jung R (1975) Physiologie des Menschen, Bd 6, Urban & Schwarzenberg, München

Koepchen HP, Wagner PH, Lux HD (1961) Über die Zusammenhänge zwischen zentraler Erregbarkeit, reflektorischem Tonus und Atemrhythmus bei der nervösen Steuerung der Herzfrequenz. Pflügers Arch 273:443

Marées de H (1976) Zur orthostatischen Sofortregulation. Cardiology 61 (Suppl 1):78–90

Marées de H, Habenicht R (1974) Änderung des Dehnungswiderstandes der Gefäße im Wadenbereich durch Ausdauerbelastung. Vortrag Deutsche Physiologische Gesellschaft (unveröffentlicht)

Marées de H, Heyer R, Köhler W (1975) Der Einfluß von Ausdauerbelastungen auf die Kreislaufperipherie bei 10jährigen Jungen. Sportarzt und Sportmedizin 4:71–76

Münch von J (Hrsg) (1972) Olympische Statute. de Gruyter, Berlin, S 34

Ostrowski G (1960) Biathlon – ein moderner Zweikampf im Winter. Theorie und Praxis der Körperkultur Jahrg. 9, Bd IX, 9815–8823

Pimonov AN, Moskalenko VA, Savivkij JI (1978) Der Einfluß physischer Belastung auf Tempo und Schießsicherheit jugendlicher Biathlon-Sportler. Teor Prak Fiz Kul't (Moskau) 41:31–33

Reichert F, Bube H, Nitsche K (1978) Skisport. Sportverlag, Berlin, S 93–115

Rieckert H, Hinneberg H, Schnizer W (1976) Maximale Sauerstoffaufnahme und periphere Durchblutungsantwort auf verschiedene Ergometerbelastungen beim Jugendlichen. Sportarzt und Sportmedizin 3:60–65

Seller H, Langhorst P, Richter D, Koepchen HP (1968) Über die Abhängigkeit der pressorezeptorischen Hemmung des Sympathikus von der Atemphase und ihre Auswirkung in der Vasomotorik. Pflügers Arch 302:300

Soltatov OA, Izotov VN (1978) Der Einfluß körperlicher Belastung auf die Treffsicherheit beim Biathlon. Teor Prak Fiz Kul't (Moskau) 41;18–21

Tuzov VF, Savickij JI (1977) Über ein rationelles Verhältnis der Aufteilung von Trainingsarten bei der Vorbereitung von jugendlichen Biathlonsportlern in der Wettkampfperiode. Teor Prak Fiz Kul't (Moskau) 40:43–45

UIPMB (Union Internationals de Pentathlon Moderne et Biathlon) (1969) Biathlon-Regeln. Häseholm

UIPMB (1970) Status et Réglement des Concours de l'Union Internationale de Pentathlon Moderne et Biathlon

Wetterer E (1979) Bau und Funktion des Gefäßsystems. In: Keidel WD (Hrsg) Physiologie. Thieme, Stuttgart, S 27–54

Sportartspezifische Belastungsauswirkungen an der Wirbelsäule

M. Menge

In den vergangenen Jahrzehnten ist der Sport von einem Privileg weniger Wohlhabender zu einer „Sache des Volkes" (Groh u. Groh 1975) geworden. Zugleich kam es, gemessen an den Rekorden, zu einer geradezu explosiven Leistungszunahme. In vielen Disziplinen hat sich die Geschwindigkeit dieses Leistungszuwachses in den letzten Jahren deutlich verlangsamt, wobei die mechanische Leistungsfähigkeit der biologischen Strukturen des Bewegungsapparats als wesentlicher limitierender Faktor erscheint.

Grenzwertige Belastungen steigern naturgemäß die Gefahr für Verletzungen und Sportschäden. Allein im Land Nordrhein-Westfalen wurden in den beiden vergangenen Jahren jeweils über 30 000 Sportverletzungen gemeldet. Die Zahl der nicht gemeldeten Unfälle sowie der außerhalb der Sportvereine erlittenen Verletzungen dürfte um ein Mehrfaches höherliegen. Die Zahl der Sportschäden ist nicht einmal im groben abzuschätzen.

Über Sportschäden im Wirbelsäulenbereich bei Leistungssportlern wurde wiederholt berichtet. So beobachtete Groher (1969) bei Turmspringerinnen in 29% eine Spondylolisthesis, während für die Normalbevölkerung eine Häufigkeit von nur 6—7% Spondylolysen angenommen wird (Taillard 1957). Auch bei Turnerinnen wurde einer Erhöhung der Spondylolisthesenrate auf 16% berichtet (Jäger 1969), während in einem anderen Kollektiv bei 50 Turnerinnen diese anatomische Variante keinmal nachgewiesen werden konnte (Refior u. Zenker 1970).

In der Durchschnittsbevölkerung ist in etwa 30% mit einem M. Scheuermann zu rechnen (Rübe u. Hemmer 1962; Regior u. Zenker 1970). Bei Rennruderern wurde dagegen eine Häufung auf über 50% beobachtet (Querg 1958 zit. nach Groh u. Groh 1975).

Die „normale" Skolioserate wird stark unterschiedlich angegeben, Bauer nennt eine Häufigkeit zwischen 2% und 10% (1969). Gemeinhin gilt jede Abweichung der Wirbelsäule in der Sagittalebene als pathologisch. Nach Ehricht (1978) besteht bei Skoliosen Verschlimmerungsgefahr durch sportliche Belastung. Praktisch alle Skoliosen sollten zu einem Ausschluß aus dem intensiven Training führen. Rompe u. Steinbrück wiesen 1979 auf eine Häufung von Skoliosen bei Leistungssportlern hin.

Bei 70% der 29 untersuchten Kadersportler wurde eine Skoliose vornehmlich in der oberen Brustwirbelsäule beobachtet. Die Befunde wurden als Folge einer fixierten Gewohnheitshaltung beim Speerwerfen gedeutet.

Aus sportartbezogenen Querschnittsuntersuchungen scheint sich daher eine sport-

artspezifische Schädigungsmöglichkeit der Wirbelsäule herleiten zu lassen. Ein signifikanter Nachweis läßt sich anhand dieser kleinen Querschnittskollektive nicht führen.
Längsschnittuntersuchungen stehen zur Zeit aber noch aus. Erste Berichte von Klümper (1979, Diskussionsbeitrag auf dem 3. Heidelberger Orthopadie-Symposium 12.–14.
9. 1979, unveröffentlich) über eine über 10jährige Beobachtungszeit bei jugendlichen
Turnerinnen sprechen gegen eine sportbedingte Spondylolyse: im Beobachtungszeitraum soll bei keinem der kontrollierten Mädchen eine Lyse entstanden sein. Abgesehen davon bestehen auch in der Längsschnittuntersuchung Fehlermöglichkeiten.
So finden sich auch beim sportlich nicht engagierten Jugendlichen röntgenologisch
nachweisbare Veränderungen der Interartikularportion in Form von Umbauzonen
(Abb. 1 u. 2).

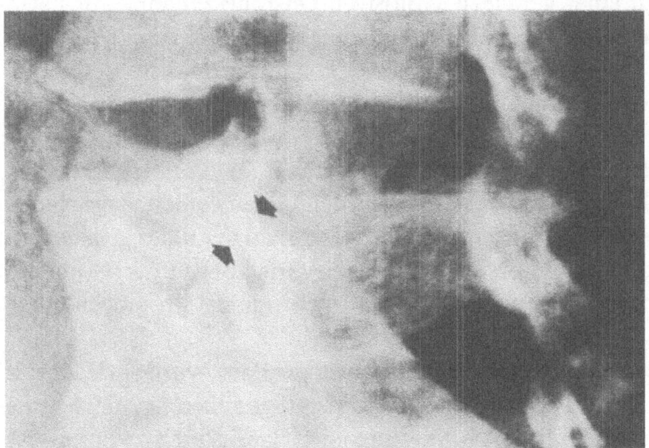

Abb. 1. Linke Schrägaufnahme des 5. Lendenwirbels mit Ausziehung und Sklerosierung der Interartikularportion (*Pfeile*)

Die zunehmende Vorverlegung des Leistungstrainings in das Jugend- und Kindesalter
verschärft die Problematik. So wird man z.B. bei der Vorsorgeuntersuchung für Sportler häufig mit der Frage konfrontiert, ob bei dem hohen Leistungsniveau und dem
intensiven Training selbst auf lokalem Vereinsniveau nicht doch die Gefahr einer wo-
möglich bleibenden Schädigung bestehe. Exogene Faktoren für die Entstehung der
Skoliose sind dem Laien vertraut (Abb. 3) und werden auch von der Ärzteschaft
weitgehend vertreten (z.B. in der Forderung, statt der Aktentasche einen Ranzen
zu verwenden). Viele Sportarten bedingen demgegenüber ein extrem asymmetrisches
Training (Fechten, Kanu, Bogenschießen, Speerwurf u.a.), das zur asymmetrischen
Belastung von Wirbelsäule und Gelenken und zu einseitig überwiegender Kraftentwicklung führen muß.
Eigene Untersuchungen an jugendlichen Leistungsfechtern schienen diese Befürch-
tung anfänglich zu bestätigen: Von 36 Fechtern zeigten nur die Hälfte einen Becken-
geradstand, die andere Hälfte jedoch einen Beckentiefstand. Eine signifikante Beziehung zur Rechts- oder Linkshändigkeit ließ sich jedoch nicht nachweisen (Tabelle 1).

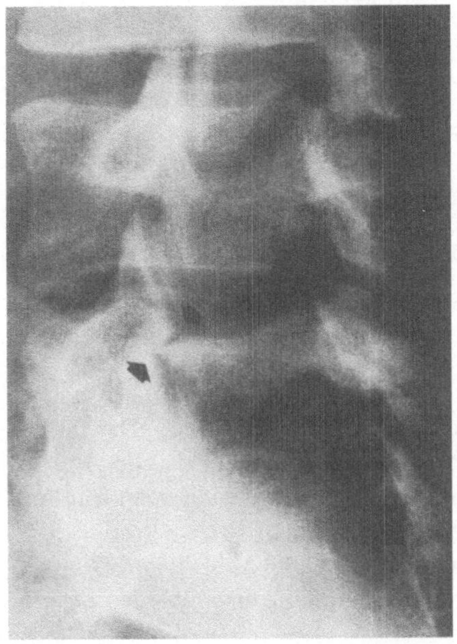

Abb. 2. Linke Schrägaufnahme des 4. und 5. Ledenwirbels mit Unterbrechung der Interartikularportion L 5 mit angrenzender Sklerosierung: Fraktur und Pseudarthrose?

Abb. 3. Skoliose und exogene Kausalitätsannahme (Aus Ranke, 1900)

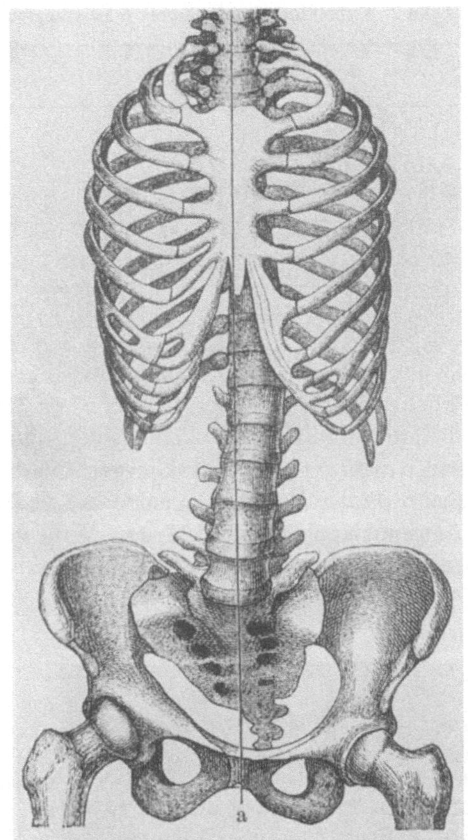

Tabelle 1. Klinische Befunde bei 36 Leistungsfechtern: Beckenstand

	Rechtshänder	Linkshänder
Beckenstand gleich	17	1
Beckenstand re. tiefer	7	3
Beckenstand li. tiefer	7	1
	31	5

Tabelle 2. Wirbelsäulenbefunde bei 36 Leistungsfechtern

	Rechtshänder	Linkshänder
WS lotrecht	5	–
„Skoliose" LWS re/BWS li konv.	15	2
„Skoliose" LWS li/BWS re konv.	11	3
	31	5

Die lotrechte Dornfortsatzlinie als klinischer Maßstab für eine sagittal lotrechte
Wirbelsäule fand sich sogar nur bei 5 von 36 Fechtern (= 14%) (Tabelle 2). Der geringe
Stichprobenumfang ließ allenfalls die statistische Tendenz erkennen, daß der Rechts-
händer mehr zu einer linkskonvexen Verbiegung der Brustwirbelsäule neigt und umgekehrt. Eine Regel oder gar eine Gesetzmäßigkeit besteht nicht.
Röntgenologisch wurden 23 der 36 Fechter untersucht. Die Abb. 4 und 5 zeigen
beispielhaft die seitlichen Abweichungen (es handelt sich um die ersten beiden Fechter

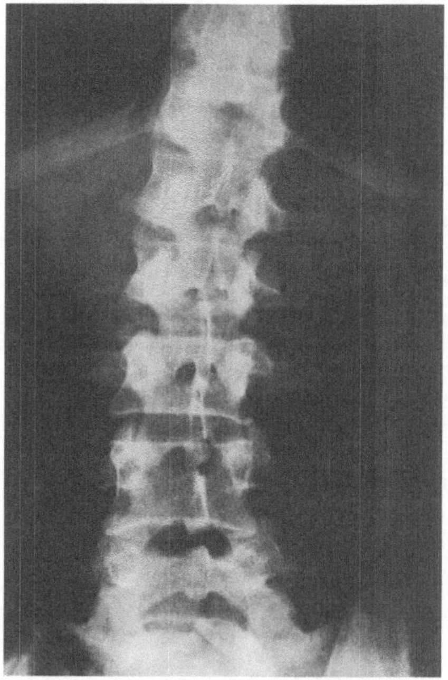

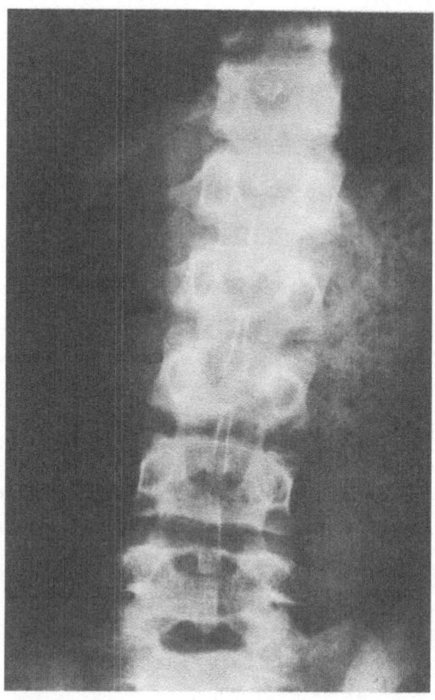

Abb. 4. Rechtskonvexe Lumbolaskoliose bei
einem Leistungsfechter

Abb. 5. Linkskonvexe Skoliose im dorso-
lumbalen Übergangsbereich bei einem
Leistungsfechter

Tabelle 3. Radiologisch nachgewiesene Skoliosen bei 23 Leistungsfechtern

WS lotrecht	1
„Skoliose" bis 5°	5
6–10°	10
11–15°	6
16–20°	1
	2 3

nach dem Alphabet und nicht um die „schwersten" Fälle). Bei 17 Fechtern fand sich eine Skoliose mit einem Skoliosewinkel über 5° (nach Cobb), entsprechend 74%. Das Gros der seitlichen Abweichungen vom Lot lag zwischen 6 und 10° (Tabelle 3). Ein Vergleich mit einem Kollektiv jugendlicher Turnerinnen, also Sportlerinnen einer symmetrischen Sportart, ergab überraschend ähnliche Ergebnisse: 60% wiesen einen Beckenschiefstand auf, klinisch zeigte sich bei 71% eine Skoliose (Tabelle 4). Bei der röntgenologischen Untersuchung zeigten 95% eine Skoliose, 60% eine Skoliose von 6° und mehr (Tabelle 5).
Untersuchungen an Leistungsschwimmern ergaben eine noch größere Skoliosehäufigkeit, was uns anfänglich bei der bekannten Wirbelsäulenfreundlichkeit dieser Sportart verwunderte. Wie sich später aber herausstellte, hatte etwa die Hälfte der untersuchten Leistungsschwimmer diese Sportart auf Anraten des Hausarztes zunächst aus therapeutischen Gesichtspunkten wegen einer primär bestehenden Skoliose gewählt. Unsere Schwimmer stellten also in Hinsicht auf eine lotrechte Wirbelsäule eine negative Auslese dar.

Tabelle 4. Klinische Befunde bei 35 jugendlichen Turnerinnen zwischen 9 und 17 Jahren

Beckenstand gleich	13	WS lotrecht	10
Beckenstand re tiefer	15	„Skoliose" LWS re/BWS li	13
Beckenstand li tiefer	6	„Skoliose" LWS li/BWS re	12
	34		35

Tabelle 5. Radiologischer Skoliosenachweis bei 22 jugendlichen Turnerinnen

WS lotrecht	1
„Skoliose" bis 5°	8
6–10°	10
11–15°	3
	22

Sowohl bei den „asymmetrischen" Fechtern wie auch bei den „symmetrischen" Turnerinnen zeigten sich etwa im gleichen Ausmaß seitliche Abweichungen der Wirbelsäule in der Sagittalebene. In der Mehrzahl der Fälle fand sich ein Skoliosewinkel zwischen 6 und 10°. Eine lotrechte Wirbelsäule, die Idealnorm also, erwies sich als Ausnahmebefund. In Bezug zu den Normwerten 2–4% von Shands und Eisberg (1955) müßte bei den Sportlern beider Gruppen ein Sportschaden angenommen werden.

Zur Wertung unserer Daten und zur Überprüfung der in der Literatur so verschieden und widersprüchlich angeführten sog. Normdaten werteten wir über 600 Wirbelsäulenganzaufnahmen gesunder Probanden aus.

Nach diesen Befunden sind gleiche Beinlängen als Ausnahmebefund anzunehmen (Tabelle 6). Statistisch normal in diesem Kollektiv war eine Beinlängendifferenz bzw. ein Beckenschiefstand von 0,5 cm. Häufiger war ein Beckentiefstand rechts, was möglicherweise mit einer motorischen Präferenz der rechten Körperhälfte in der Bevölkerung verbunden sein kann. Wer bei der klinischen Untersuchung der Wirbelsäule die Seitbeweglichkeit überprüft, wird regelmäßig eine Seitendifferenz feststellen. Turnerinnen wie auch Tänzerinnen können fast immer eine „bessere" Seite angeben. Dressurreiter werden die gleichen Probleme bei den Pferden bestätigen können. Eine Seitendifferenz muß daher als physiologisch betrachtet werden.

Der Beckenschiefstand ist oft von einer Skoliose der Lendenwirbelsäule begleitet, wobei ein kausaler Zusammenhang nicht zwingend ist: Die Lendenwirbelsäule in Abb. 6 zeigt zwar eine linkskonvexe Skoliose von 10° bei einer gleichzeitigen Beckentiefstand links von 10 mm, die Oberkante des Sakrums steht jedoch fast waagerecht. Es handelt sich bei der links konvexen Lumbalskoliose eher um eine Skoliose eigenen Ursprungs bei gleichzeitiger rechtskonvexer Anlage des Sakrums. Der lumbosakrale Übergang ist als Umschlagpunkt dieser tiefsitzenden s-förmigen Skoliose zu bezeichnen.

Die Lendenwirbelsäule auf Abb. 7 ist trotz eines Beckentiefstands rechts von 20 mm und eines schiefen Sakrums lotrecht aufgebaut, der Ausgleich erfolgt bereits im Bewegungssegment L 5/S 1.

Im Vergleichskollektiv fand sich nur in etwa 7% ein lotrechter sagittaler Aufbau der Wirbelsäule. Statistisch normal war eine Skoliose mit einem Skoliosewinkel zwischen 6 und 10° (Tabelle 7). Da das Untersuchungsgut bereits positiv ausgelesen ist (Luftwaffenbewerber), dürften in der allgemeinen Bevölkerung noch höhere Skolioseraten zu erwarten sein.

Tabelle 6. Radiologisch bestimmter Beckenstand bei 621 Luftwaffenbewerbern

Beckengeradstand	10,6%
Beckentiefstand bis 4 mm	38,7%
– 8 mm	26,9%
– 12 mm	15,4%
– 16 mm	5,8%
– 20 mm	2,6%

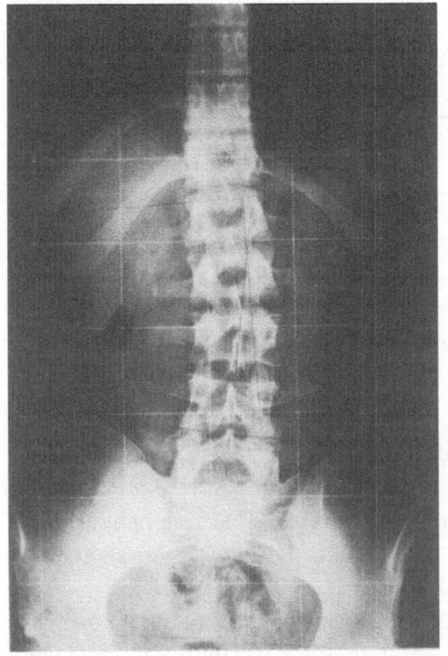

Abb. 6. S-förmige Skoliose der Lumbalwirbelsäule und des Sakrums bei Beckentiefstand links. Zu beachten ist der nahezu waagerechte Stand des Bewegungssegments L5/S1 (Umkehrpunkt der Skoliose). Der Beckentiefstand ist nicht für die Skoliose ursächlich

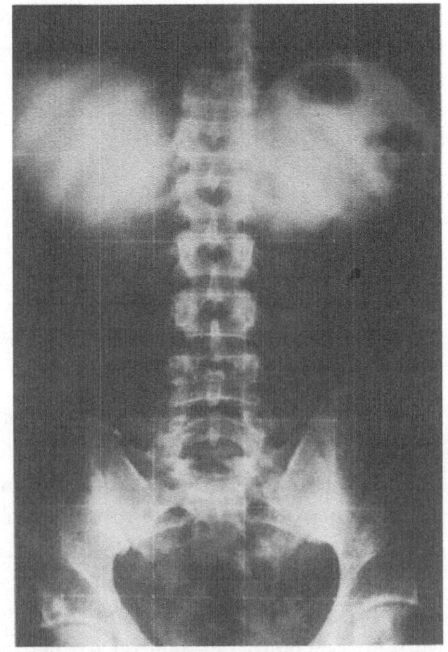

Abb. 7. Beckentiefstand rechts und lotrechter Aufbau der Lendenwirbelsäule. Die Beinlängendifferenz von rechts −20 mm wird vollständig allein in der Sakrumanlage kompensiert

Tabelle 7. Skoliosehäufigkeit, nach Schwere geordnet, aus Wirbelsäulenganzaufnahmen noch jugendlicher Luftwaffenbewerber

	n	%
Lotrecht	44	7,39
Bis 5°	190	31,94
6–10°	276	46,39
11–15°	68	11,43
16–20°	15	2,52
Über 20°	2	0,34
	595	100

Da eingangs das Problem der Spondylolysen und der Spondylolisthesen angerissen wurde, soll noch auf die unerwartet hohe Häufigkeit dieser anatomischen Variation in unserem Vergleichskollektiv hingewiesen werden: Röntgenologisch (Tabelle 8)

Tabelle 8. Spondylolysen im LWS-Bereich bei 621 Luftwaffenbewerbern

Etage	Re	Li	Bds.	Gesamt
L4	1	5	4	10
L5	23	21	47	91
L6[a]	3	1	8	12
Bezogen auf n = 621 ≙ 18,2%				113

[a] Lyse im Bogen eines lumbalisierten Sakralwirbels; es handelt sich bei diesen Fällen also um eine Kaudalvariation der Wirbelsäule

fanden wir bei 18% der Wirbelsäulen Spaltbildungen in der Interartikularportion. Spondylolisthesen fanden sich in 7% der Fälle.

Ob es sich trotz der Größe unseres Kollektivs um eine zufällige Häufung handelt oder ob die Rate zumindest in Westdeutschland in den letzten Jahren (Geburtsjahrgänge 1958–1963) zunimmt, kann hier nicht entschieden werden.

Zusammenfassend muß unsere Auffassung von der normalen Wirbelsäule korrigiert werden. Erscheint der sagittal lotrechte Aufbau auch als ideal, so muß von der Querschnittsuntersuchung her dieser Typ als anormal angesehen werden. Die normale Wirbelsäule weist eine geringgradige Skoliose mit einem Skoliosewinkel zwischen 6 und 10° auf.

Vom Bauplan her ist der Mensch zwar symmetrisch angelegt, funktionell dominiert eine Körperhälfte: Man ist Rechts- oder Linkshänder, hat ein Sprung- und ein Standbein, hat eine „bessere" und eine „schlechtere" Seite. Anatomisch drückt sich diese funktionelle Seitendifferenz in einer Asymmetrie des Körperbaus aus: Die Beinlängen sind verschieden, die Wirbelsäule weist seitliche Abweichungen vom Lot auf. Ein asymmetrisches Gesicht ist jedem Fotografen bekannt. Wie die äußeren Merkmale sind auch die morphologischen Merkmale der Bestandteile des Bewegungsapparates in geringem Ausmaß seitendifferent. Diese Unterschiede finden sich auch an peripheren Gelenken; so weisen z.B. die retropatellaren Gelenkflächen oft seitendifferente Facettengrößen auf, bei einer Person kann die Elle auf der einen Seite ein Plus-, auf der anderen Seite eine Minusvariation aufweisen.

Fechter und Turnerinnen wiesen, wie auch die anderen von uns betreuten Sportler, die gleichen Variationen in vergleichbarem Ausmaß auf, so daß eine *Skosiosefördε- rung durch asymmetrische Belastung nicht wahrscheinlich* ist. Die seitlichen Verbiegungen der Wirbelsäule müssen genetisch bzw. funktionell bei zentraler Seitenpräferenz begründet und können nicht als Sportschaden bewertet werden. Der Ansicht von Ehricht (1978), daß eine Skoliose den Leistungssport ausschließen muß, kann nicht gefolgt werden. Lediglich höhergradige Skoliosen mit Beeinträchtigung der Herz-Kreislauf-Funktion sollten zur Zurückhaltung mahnen.

Was immer noch bleibt, ist die auch in unseren Untersuchungen bestätigte hohe Spondylolyserate (ca. 50%) bei Speerwerfern. Hier muß von der Querschnittsuntersuchung her weiter der Verdacht auf eine sportartspezifische Schädigung geäußert werden. Leider setzen die gezielten Untersuchungen der Athleten erst dann ein, wenn sie nach langjährigem Training in die Kader aufgenommen werden. So kann nicht entschieden werden, ob evtl. die Spaltbildung im Wirbelbogen für eine höhere Leistung im Speerwurf prädisponiert und damit selektierend wirkt oder ob es sich um einen Ermüdungsbruch mit Pseudarthrosenbildung handelt. Die Vorsorgeuntersuchungen auf Landesebene sollten stärker als bisher von den Athleten genutzt werden, sportartspezifisch sollten gezielte Untersuchungen erfolgen, die Ergebnisse sollten zentral gesammelt werden. Möglicherweise wird dann ein beweisender Längsschnitt die noch bestehenden Zweifel „post aut propter" beseitigen können.

Literatur

Bauer R (1979) Die operative Behandlung der Skoliose. Hubert, Bern Stuttgart Wien
Ehricht H-G (1978) Die Wirbelsäule in der Sportmedizin. Barth, Leipzig (Sportmedizinische Schriftenreihe, B 6)
Groh H, Groh P (1975) Sportverletzungen und Sportschäden. Luitpold-Werk, München
Grohner W (1969) Kreuzschmerzen und Wirbelsäulenveränderungen bei Kunst- und Turmspringern. Sportarzt Sportmed 11:444
Jäger K (1969) Geräteturnen und Wirbelsäule bei Leistungssportlern. Sportarzt Sportmed 3:110
Ranke J (Hrsg) (1900) Der Mensch. 2. Aufl. Bibliographisches Institut Leipzig - Wien
Refior HJ, Zenker H (1970) Wirbelsäule und Leistungsturnen. M Med W 112:463
Rompe G, Steinbrück K (1980) Wirbelsäulenschäden durch Sport. In: Cotta H, Krahl H, Steinbrück K (Hrsg) Die Belastungstoleranz des Bewegungsapparates. Thieme, Stuttgart New York
Rübe W, Hemmer W (1962) Ist der M. Scheuermann eine seltene Erkrankung? ROEFO 96:489
Shands AR, Eisberg HB (1955) The incidence of scoliosis in the state of Delaware. Kongreßband 6. Verh. Ges. orthop. Chir. Traumatol., Liliens, Brüssel, 1955
Taillard W (1957) Les spondylolisthesis. Masson, Paris

Gibt es physiologische Begrenzungen der Erschöpfung?[1]

H.-V. Ulmer

Der Leser wird vielleicht über das Fragezeichen erstaunt sein, das über diesem Aufsatz steht. Ist doch in mehreren Beiträgen des Symposiums häufig von physiologischen, physiologisch-chemischen oder thermodynamischen Vorgängen im Zusammenhang mit Ermüdung und Erschöpfung die Rede gewesen, so daß jetzt ein klares Ja auf die Eingangsfrage und ein tabellarischer Überblick über entsprechende biologische Grenzwerte erwartet wird.

Aus dieser Sicht wird der folgende Beitrag enttäuschen. Bevor jedoch eine Antwort auf das Thema erfolgt, sollen die mit der Eingangsfrage verknüpften Begriffe systematisiert und definiert werden. Die Leiter dieses Symposiums taten sicher gut daran, das Thema auf die „Grenze menschlicher Leistungsfähigkeit" zu beziehen und nicht auf den Begriff der Erschöpfung, denn dieser Begriff wird in der Fachliteratur sehr vielfältig gebraucht (s. Bartley 1957; Schäfer 1959). Während beispielsweise einige Autoren nicht einmal zwischen Erschöpfung und Ermüdung unterscheiden, ziehen andere eine scharfe Grenze zwischen beiden Begriffen. Daher soll hier von folgenden Definitionen ausgegangen werden:

Ermüdung ist ein Zustand, der bei Arbeit oberhalb der Dauerleistungsgrenze eintritt und mit einer Abnahme der Leistungsfähigkeit einhergeht.

Erschöpfung ist ein Zustand maximaler Ermüdung, der bei physischen oder psychischen Leistungen oberhalb der Dauerleistungsgrenze eintritt, wenn die notwendige Erholung nicht rechtzeitig oder nach wiederholten Höchstleistungen nicht ausreichend gewährt wird. Dabei kann man zwischen akuter und chronischer Erschöpfung unterscheiden (s. u.a. Ulmer u. Mitarb. 1980). Im Sprachgebrauch ist üblich, nicht nur die Zustände, sondern auch die zugehörigen Vorgänge mit Ermüdung bzw. Erschöpfung zu bezeichnen. – Ermüdende Schwerarbeit geht fließend in erschöpfende Schwerstarbeit über, wobei akute wie chronische Erschöpfung nicht als Endpunkt beim Erreichen bestimmter physiologischer Grenzwerte eintreten, sondern als ein Bereich, in dem der Erschöpfungszustand an Ausprägung zunimmt, bis schließlich die Arbeit abgebrochen wird.

Geht man von einem mechanistischen Konzept im Sinne der „Biomaschine Mensch" aus, ließe sich die Eingangsfrage noch einfach beantworten. Bei erschöpfenden Aus-

---

1 Herrn Prof. Dr. F. Hartmann zum 60. Geburtstag gewidmet

dauerleistungen wären dann die Glykogenreserven und ggf. die laktatbedingte Gewebsacidose, bei Mittelleistungen mehr die Laktazidose allein und bei Kurzleistungen die energiereichen Phosphate maßgeblich (vgl. Keul u. Mitarb. 1969; Margaria u. Mitarb. 1964; Stegemann 1977). Die maximale Erschöpfung wäre somit gleichzusetzen mit vollständigem Aufbrauchen der jeweiligen Energiereserven und das Abbrechen einer erschöpfenden Arbeit damit allein energetisch erklärbar.

Bereits an diesem Punkt sollen jedoch Zweifel an einem mechanistisch-physiologischen Konzept über die Vorgänge im Erschöpfungszustand angemeldet werden. Kommen doch schon phänomenologisch mehrere Gründe für das Abbrechen einer erschöpfenden Schwerstarbeit in Frage, so:

1. Der Erschöpfte bricht die Arbeit ab, weil er sein Ziel erreicht hat.
2. Der Erschöpfte bricht die Arbeit in bezug auf das gesetzte Ziel vorzeitig, in bezug auf die Risiken eines ausgeprägten Erschöpfungszustands jedoch noch rechtzeitig ab; es bleibt bei einer reversiblen Erschöpfung.
3. Der maximal Erschöpfte gerät in ein Koma; das Arbeitsende wird durch den Zusammenbruch physiologischer Regulationssysteme erzwungen. Das Koma führt möglicherweise zu bleibenden Schäden (noch reversible Erschöpfung) oder nimmt einen tödlichen Ausgang (irreversible Erschöpfung).
4. Der Erschöpfte bricht ohne Vorzeichen unter dem Bild eines akuten Herzversagens tot zusammen.

Weitere Zweifel an einem mechanistisch-physiologischen Konzept zu den Vorgängen im Erschöpfungszustand sollen wie folgt begründet werden:

1. Bergungstod: Jenny, ein in der Bergrettung erfahrener Alpinist und Bergrettungsarzt, definiert dieses Ereignis so (1975): „Man versteht darunter den plötzlichen, unerwarteten Tod eines Erschöpften unmittelbar vor oder nach erfolgter Bergrettung, zu einem Zeitpunkt also, wo die Spannung (= psychischer Streß) plötzlich nachläßt und die Willensimpulse des Geborgenen wegfallen."
2. Erschöpfung ist nach Hartmann (1961), Hittmayr (1974), Schäfer (1959) und anderen als psychosomatisches bzw. anthropologisches Ereignis zu sehen.
3. In einer geradezu klassischen Kasuistik zum Erschöpfungsgeschehen beschreibt Saint-Exupéry (1958) den fünftägigen Überlebenskampf seines in den Anden notgelandeten Freundes Guillaumet, wobei mehrfach als Ausspruch des Verunglückten nach der Rettung hervorgehoben wird: „Was ich getan habe, kein Tier hätte es fertig gebracht."

Man mag einwenden, die Begründungen für die angemeldeten Zweifel seien überwiegend hypothetischer bzw. literarischer Natur und insofern wissenschaftlich nicht verwertbar. Was wissen wir jedoch aus empirischer Sicht über den Erschöpfungszustand? Die spärlichen, verfügbaren Meßwerte stammen überwiegend aus Trainings- oder Laborversuchen, deren Aussagefähigkeit aber von vornherein beschränkt ist. Sicher handelt es sich dabei um für den Erschöpfungsbereich irgendwie repräsentative Werte, doch keineswegs um den Endpunkt der Erschöpfung, denn: wie wollte man im Labor oder Training die Situation eines zu Tode Erschöpften simulieren? So nimmt es auch nicht wunder, daß das Stichwort „Erschöpfung" in einschlägigen Lehr- und Handbüchern kaum zu finden ist (s. dazu Bäßler 1980).

Ein besonderer Einblick in Extremwerte wurde zwar durch die Muskelbiopsie möglich. Dabei fanden u.a. Hermansen und Mitarbeiter (Übersicht bei Hermansen 1979) bei maximaler, kurz dauernder Ergometerarbeit Muskel-pH-Werte von 6,4 und intramuskuläre Laktatkonzentrationen von 25 mmol/kg. Doch selbst wenn dazu argumentiert wird, daß wichtige glykolytische Enzyme im Bereich zwischen pH 6,3 und 6,4 gehemmt werden, dürfte mit diesen Laborwerten das Charakteristikum der maximalen Erschöpfung nicht erfaßt worden sein.

Die akute Erschöpfung ist im Hochleistungssport ein alltägliches Ereignis; wie man sagt, sind Wettkampfläufer nach Durchlaufen des Zieles erschöpft. Normalerweise birgt diese Art der Erschöpfung keine besonderen Risiken und der Sportler erholt sich wieder mehr oder weniger schnell. Besonders in den Laufsportarten wird deutlich, daß ein Sportler nur selten vor dem Ziel erschöpft aufgibt. Er ist offensichtlich in der Lage, seine Leistung zielstrebig so einzuteilen, daß eine vorzeitige Erschöpfung vermieden wird. Dies läßt auf einen für das Leisten an der Grenze menschlicher Leistungsfähigkeit ungemein wichtigen, genau funktionierenden Regelmechanismus schließen, der nach den allgemeinen Regeln der Kybernetik nur auf der Basis von Rückmeldemechanismen denkbar ist (Ulmer u. Wiesberg 1978; Ulmer u. Mitarb. 1980).

Am Beispiel des Langstreckenläufers wird ein weiteres Problem des Erschöpfungszustands deutlich, nämlich die Frage nach dem Eigenanteil des Erschöpften am Zustandekommen seines Zustands. Ist der Erschöpfte mehr passiv das Opfer äußerer Umstände oder liegt es mehr an ihm selbst, wie weit er sich in den Erschöpfungszustand hineinbegibt? – Im Hochleistungssport ist der Erschöpfte offensichtlich nicht das Opfer äußerer Umstände; vielmehr begibt sich der betreffende Sportler willentlich in einen Zustand maximaler Aktivität, in welchem noch für längere Zeit das zielgerechte Einteilen des Leistungseinsatzes möglich ist. Schließlich hat er die Möglichkeit, seine Leistung jederzeit, auch vor dem Ziel, abzubrechen, also aufzugeben. Auch in Todesgefahr, in der das Aufgeben zum Sich-Aufgeben wird, stellt sich die Frage nach Art und Umfang des passiven und aktiven Anteils des Erschöpften an seinem Zustand. Erfahrene Praktiker aus dem alpinen Bereich, wie Jenny (1974, 1975, 1979) oder Anzenberger (1980), vertreten nachdrücklich die These, daß in Notsituationen letztlich Willensfaktoren den Endpunkt der Erschöpfung bestimmen. Das Aufgeben oder Sich-Übernehmen als Ausdruck aktiver Entscheidungen eines Sportlers ist in vielen Ausdauersportarten selten. Offensichtlich schützen auch im Erschöpfungsbereich noch Rückmeldungen über die Intensität der Beanspruchung den Menschen davor, den Endzustand der Erschöpfung zu erreichen.

Von einer Annäherung an den Endzustand der Erschöpfung dürfte erst dann gesprochen werden, wenn in Lebensgefahr mit maximalem Willenseinsatz ums Überleben gekämpft wird. Für diese experimentell nicht zugängliche Situation kann nur spekuliert werden, ob der tatsächliche Endpunkt mehr durch physische oder mehr durch psychische Faktoren bestimmt wird. In der Literatur zur Katastrophenmedizin wird allerdings meistens davon ausgegangen, daß letztlich psychische Faktoren für das Ende im Erschöpfungszustand, das Sich-Aufgeben, ausschlaggebend sind (Übersicht bei Flora u. Raas 1974).

Dem Endzustand der Erschöpfung dürften auch Sportler nahe sein, die sich unter dem Einfluß von Dopingmitteln übernehmen und vor dem Ziel mit allen Zeichen eines Zusammenbruchs physiologischer Regelvorgänge dekompensieren. Es ist selbstverständlich, daß in solchen Situationen therapeutische Notmaßnahmen Vorrang vor wissenschaftlich-diagnostischen Untersuchungen haben, so daß auch hier biologische Grenzwerte im Verborgenen bleiben. Eine wesentliche Gefahr des klassischen Dopings in Ausdauersportarten scheint gerade darin zu liegen, daß die bereits angesprochenen Rückmeldemechanismen ausgeschaltet werden, der Sportler damit ohne Vorwarnung dem Endzustand der Erschöpfung entgegengeht und schließlich zusammenbricht, ohne die reelle Chance eines rechtzeitigen Aufgebens gehabt zu haben (vgl. Ranke 1941; Ulmer u. Schlott 1977).

Wenn hiermit die Gefährlichkeit des Dopings im Grenzbereich menschlicher Leistungsfähigkeit unterstrichen wird, taucht gleichzeitig die Frage nach dessen Nutzen auf. Als typisches Argument für die klassischen Dopingpräparate wurde angeführt, daß sie einen Zugriff zu den autonom geschützten Leistungsreserven ermöglichen. Hierzu zeigt Abb. 1 das bekannte Schema von Graf (1961). Charakteristisch für die gewöhnlichen Leistungsreserven ist, daß sie mit stärkerem Willenseinsatz zugänglich sind, während die darüber liegenden, autonom geschützten Reserven nach Graf nur im Notfall zur Verfügung stehen, also auch mit größtem Willenseinsatz nicht zugänglich sein sollen. Hieraus entwickelte sich die Vorstellung einer schützenden Schwelle zwischen beiden Bereichen, die zu überschreiten nur im Notfall möglich sei.

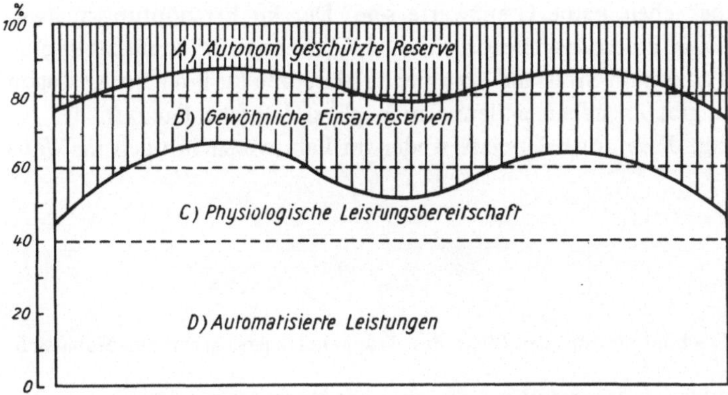

Abb. 1. Schema zu den gewöhnlichen Einsatzreserven und den autonom geschützten Leistungsreserven (aus Graf 1961)

In bezug auf den Hochleistungssport gibt es nun etliche Hinweise auf eine neue Interpretation dieser Schwellenvorstellung, wonach die zahlreichen psychischen und sozialen Stimuli vor und während des Wettkampfs dem Sportler auch ohne Todesnot einen Zugang zu den autonom geschützten Leistungsreserven ermöglichen. Daß dabei keine maximalen Erschöpfungszustände wie in Notsituationen auftreten, liegt nicht an einem Schutzeffekt der sog. „Schwelle", sondern daran, daß auch im Erschöpfungsbereich

Rückmeldemechanismen ein sinnvolles und zielgerechtes Einteilen des Leistungseinsatzes ermöglichen. Erst wenn, wie z.B. unter dem Einfluß von Dopingmitteln oder in
Todesnot, diese Rückmeldungen unbeachtet bleiben, kann es zu maximalen Er-
schöpfungszuständen mit den entsprechenden gesundheitlichen Risiken kommen.
Diese Überlegungen ermöglichen eine speziellere Definition von Ermüdung und Erschöpfung. In Übereinstimmung mit Graf ist zu sagen, daß Arbeit im Bereich der
gewöhnlichen Einsatzreserven mit Ermüdung einhergeht. Den autonom geschützten
Leistungsreserven wäre dann die Erschöpfung zuzuordnen, wobei extremer Willenseinsatz allein gerade bis zur sog. „Schwelle", zusätzliche Motivationen jedoch mehr
oder weniger in den Bereich der letzten Leistungsreserven hinein führen.
Abschließend soll die Ausgangsfrage wieder aufgegriffen werden: Arbeit im Er-
schöpfungbereich geht sicher mit Extremwerten physiologischer Parameter einher;
doch sind diese letztlich nicht zwangsläufig für die Beendigung von Höchstleistungen
verantwortlich. Im Spitzensport wird das Leisten an der Grenze menschlicher
Leistungsfähigkeit mehr durch psychische und psychosomatische als durch physiologische Vorgänge begrenzt. Dabei kann der Mensch infolge von Rückmeldemechanismen seinen Leistungseinsatz sinnvoll auf ein Ziel ausrichten; sein aktiver Anteil am
Geschehen ist weitaus größer und komplexer als oft angenommen wird. Lediglich im
maximalen Erschöpfungszustand werden Grenzwerte physiologischer Parameter erreicht, die jedoch experimentell nicht zugänglich sind. Maximale Erschöpfungszustände dürften vorliegen, wenn gedopte Sportler oder mit größtem Willenseinsatz
ums Überleben Kämpfende zusammenbrechen. Insofern können Laborwerte nur die
Tendenz aufzeigen, aber eben keine Grenzwerte sein. Der im Erschöpfungszustand
Arbeitende bewegt sich in einem psychosomatischen Grenzbereich; somit stellt eine
durch Leerlaufen des Tanks zum Stillstand kommende Maschine für ihn kein Analogon
dar. Selbstverständlich gibt es neben anderen auch physiologische Grenzen der Erschöpfung; doch werden diese normalerweise weder im Laborversuch, noch im Wettkampf erreicht.

Literatur

Anzenberger J (1980) Erschöpfung aus der Sicht des Truppenoffiziers. Wehrmed Monatsschr
    24:104
Bäßler KH (1980) Erschöpfung aus energetischer Sicht. Wehrmed Monatsschr 24:109
Bartley SH (1957) Fatigue and inadequacy. Physiol Rev 37:301
Flora G, Raas E (Org. 1974) Ermüdung – Erschöpfung – Bergungstod. Werk, München-Gräfelfing
Graf O (1961) Arbeitsablauf und Arbeitsrhythmus. In: Lehmann G (Hrsg) Arbeitsphysiologie.
    Urban & Schwarzenberg, Berlin München Wien, S 789 (Handbuch der gesamten Arbeitsmedizin,
    Bd I)
Hartmann F (1961) Ermüdung und Erschöpfung. Dtsch Med J 12:260
Hermansen L (1979) Effect of acidosis on skeletal muscle performance during maximal exercise in
    man. Bull Eur Physiopathol Respir 15:229
Hittmayr AM (1974) Ermüdung und Erschöpfung im Leistungssport. Aerztl Prax 26:2799
Jenny E (1974) Die Bedeutung des Streß bei Erschöpfung und Bergungstod. Aerztl Prax 26:1033
Jenny E (1975) Erschöpfung und Bergungstod im Hochgebirge. Intern Prax 15:109

Jenny E (1979) Retter im Gebirge. Bergverlag, München

Keul J, Doll E, Keppler D (1969) Muskelstoffwechsel. Barth, München

Margaria R, Cerretelli P, Mangili F (1964) Balance and kinetics of anaerobic energy release during strenuous exercise in man. J Appl Physiol 19:623

Ranke OF (1941) Arbeits- und Wehrphysiologie mit Hinweisen auf die Sportphysiologie. Quelle & Meyer, Leipzig

Saint-Exupéry A de (1958) Wind, Sand und Sterne. Rauch, Düsseldorf

Schäfer H (1959) Physiologie der Ermüdung und Erschöpfung. Med Klin 54:1109

Stegemann J (1977) Leistungsphysiologie – Physiologische Grundlagen der Arbeit und des Sports. Thieme, Stuttgart

Ulmer H-V, Schlott K (1977) Zum Wirkungsmechanismus der verschiedenen Dopingmethoden unter Einschluß des Konzepts einer programmierten Leistungseinteilung. Leistungssport 7:76

Ulmer H-V, Wiesberg K (1978) Einteilung des Leistungseinsatzes bei vorgegebenen Anstrengungsgraden (BORG-Skala) verschiedener Intensität im Verlauf einer 15minutigen Ergometerarbeit. Z Arbeitswiss 32:77

Ulmer H-V, Lange-Asschenfeld H, Mayer CJ, Sommer K, Ulbrecht G (1980) Wehrphysiologie. In: Rebentisch E (Hrsg) Grundzüge der Wehrmedizin. Urban & Schwarzenberg, München, S 39

Trainingsbedingte Änderungen des Bohr-Effekts und ihre Bedeutung für die Sauerstoffversorgung des Gewebes bei Muskelarbeit

D. Böning, F. Trost, K.-M. Braumann, U. Kunze

Verschiedene Autoren haben beschrieben, daß bei trainierten Ausdauersportlern der Sauerstoffgehalt des Bluts vom Muskel stärker als bei untrainierten ausgeschöpft wird (z.B. Varnauskas u. Mitarb. 1966; Shappell u. Mitarbeiter 1971). Aufgrund der Sauerstoffverbindungskurve des Blutes ist dies nur bei einem Abfall des P_{O_2} möglich, was die Weiterdiffusion von der Kapillare in das Gewebe erschwert. Ein derartiger Druckverlust wurde unseres Wissens bei Trainierten aber nie beobachtet. Im Gegensatz dazu haben sowohl Rasmussen u. Mitarb. (1975) als auch Böning u. Mitarb. (1975) vor einigen Jahren deutlich höhere O_2-Drücke im muskelvenösen Blut von Trainierten (TR) bei Belastung gefunden. Der Unterschied zu Untrainierten (UT) betrug in der letztgenannten Arbeit bei 20% Sättigung etwa 1,1 kPa (8–9 Torr). Dieser hohe Sauerstoffdruck erleichtert die Diffusion bis in das Innere der Muskelzellen erheblich; andererseits erlaubt die Rechtsverschiebung eine verstärkte Ausschöpfung bei konstantem Druck.

Der Effekt ist zunächst fast unerklärbar. Temperaturwirkungen, die bei Arbeit eine Rolle spielen und die Bindungskurve nach rechts verschieben, sind wegen der Messungen bei konstant 37 °C ausgeschlossen. Ein zweiter Faktor ist der Bohr-Effekt, also die Rechtsverschiebung durch Säuren. Im muskelvenösen Blut tauchen große Mengen von CO_2 und später auch von Milchsäure auf, die tatsächlich eine Rechtsverschiebung auslösen. Nur ist die Ansäuerung auf gleichen Sättigungsstufen bei den TR eher geringer als bei den UT. Eine weitere Einflußgröße ist das 2,3-Diphosphoglycerat in den Erythrozyten, das seit 13 Jahren im Mittelpunkt der Forschung steht. Dieses organische Phosphat verschiebt die Bindungskurve nach rechts. Bei TR ist es in der Tat erhöht, aber nur um etwa 10–20% (z.B. Böning u. Mitarb. 1975). Dies bedeutet eine Rechtsverschiebung der Kurve um höchstens 0,1–0,3 kPa (1–2 Torr).

In eigenen Untersuchungen zur in-vitro-Bindungskurve von TR sind wir in den letzten Jahren den Ursachen des Unterschieds schrittweise näher gekommen. Es stellte sich zunächst heraus, daß bei TR die Sauerstoffbindungskurve steiler ist und dadurch im unteren Bereich rechts von der üblichen Standardbindungskurve liegt (Braumann u. Mitarb. 1979). Hierdurch lassen sich etwa 0,3 kPa (Torr) des Unterschieds zu den UT erklären, so daß noch etwa 0,5–0,76 kPa (4–5 Torr) ungedeutet bleiben.

Für die Bedeutung des Bohr-Effekts ist neben der Stärke der Azidose die Größe des Bohr-Koeffizienten entscheidend; er ist definiert als

$$BC = \frac{\Delta \log \cdot P_{O_2}}{\Delta pH} \quad S_{O_2}$$

Aufgrund alter Messungen wird für Routinezwecke meist ein Wert von −0,48 benutzt. Es bestand aber schon lange die Vermutung, daß der Bohr-Koeffizient bei Ansäuerung durch CO_2 etwas größer ist als bei Ansäuerung durch fixe Säuren wie Salz- oder Milchsäure.

Dies wurde gesichert, als man den Bohr-Koeffizienten nicht nur wie früher bei 50% Sättigung, sondern über den ganzen Bereich der Sättigung bestimmte. Bei niedrigen Sättigungen nimmt der CO_2-Bohr-Koeffizient zu, während der Koeffizient für fixe Säuren abnimmt (Garby u. Mitarb. 1972; Meier u. Mitarb. 1974). Auch dies erklärt einen Teil des Unterschieds zwischen UT und TR, da bei gleicher Azidose im Venenblut die UT prozentual stärker durch Milchsäure ansäuern als die TR.

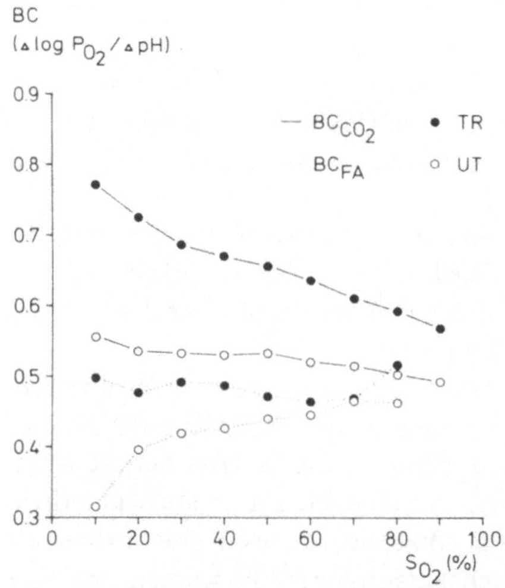

Abb. 1. Bohr-Koeffizienten für CO_2 (BC_{CO_2}) und Milchsäure (BC_{FA}) in Abhängigkeit von der Sauerstoffsättigung bei untrainierten (UT) und trainierten (TR) Männern

Es stellt sich weiterhin die Frage, ob die Größe des Bohr-Koeffizienten vom Trainingszustand abhängt. Um dies zu untersuchen, verglichen wir 15 untrainierte Männer und 12 hochtrainierte Mittel- und Langstreckenläufer. Abbildung 1 zeigt, daß die Bohr-Koeffizienten für CO_2 (BC_{CO_2}) bei TR deutlich höher als bei UT liegen ($p < 0,001$). Bei 10% Sättigung beträgt der Unterschied ca. 40%. Außerdem fällt auf, daß die Sättigungsabhängigkeit bei den Sportlern größer ist.

In einer zweiten Serie haben wir den Bohr-Koeffizienten für Milchsäure (BC_{FA}) bei der Läufergruppe vor und nach dem sommerlichen Hochleistungstraining untersucht (Abb. 1). Vor Saisonbeginn stimmen die Werte praktisch mit denen von Untrainierten (z.B. Böning u. Mitarb. 1978) überein. Nach dem Training sind die Koeffizienten dagegen im unteren Sättigungsbereich deutlich erhöht ($p < 0,05$).

Tabelle 1 zeigt die Auswirkungen des vergrößerten Bohr-Effekts unter den Bedingungen schwerer Muskelarbeit bei einem venösen pH-Wert von 7,1. Aufgrund der

Tabelle 1. Auswirkungen verschiedener Bohr-Koeffizienten auf den kapillären P_{O_2} von Untrainierten und Trainierten bei 10% Sauerstoffsättigung und konstanter Temperatur

Bohr-Koeffizienten			Sauerstoffdruck (kPa)	
			pH 7,4	pH 7,1
U T	BC_{CO_2}	0,55	1,33	1,96
	BCFA	0,32	1,33	1,65
T R	BC_{CO_2}	0,77	1,73	2,94
	BCFA	0,50	1,73	2,15

steileren Sauerstoffbindungskurve, der leicht erhöhten DPG-Konzentration und des vergrößerten Bohr-Koeffizienten erreichen die TR um bis zu 0,9 kPa (7 Torr) höhere Sauerstoffdrücke als die UT. Diese Unterschiede bei konstanter Sättigung liegen in der gleichen Größenordnung, wie sie früher von uns in vivo beobachtet wurden (Böning u. Mitarb. 1975). Der größere Diffusionsdruck von den Kapillaren zu den Mitochondrien dürfte sicherlich dazu beitragen, daß der anaerobe Stoffwechsel bei TR erst bei wesentlich höheren Leistungen als bei UT einsetzt.

Eine eindeutige Ursache für diese Trainingseffekte ist bisher nicht nachzuweisen. Vergleicht man verschiedene Säugetierarten, so nimmt der Bohr-Koeffizient mit wachsender Stoffwechselintensität zu (Hilpert u. Mitarb. 1963). Dies beruht wahrscheinlich zum Teil auf Änderungen am Hämoglobinmolekül. Da es auch innerhalb einer Art und auch beim Menschen verschiedene Molekülfraktionen gibt, haben wir die Hämoglobine von Sportlern elektrophoretisch aufgetrennt.[1] Es zeigten sich aber keine Unterschiede zu untrainierten Normalpersonen. Weiterhin könnte das innere Milieu der Erythrozyten, also z.B. der Elektrolytgehalt, durch Training beeinflußt sein. Bisher haben wir jedoch keine signifikanten Änderungen von Elektrolytkonzentrationen gefunden. Einen Hinweis auf das intrazelluläre Milieu gibt auch der erythrozytäre pH. Er kann mehr oder weniger vom pH im Blutplasma abweichen und dadurch Änderungen des Bohr-Effekts vortäuschen. Berechnungen des Bohr-Effekts für den intraerythrozytären pH ergaben jedoch unveränderte Trainingseinflüsse.

Die Abweichungen bei den Sportlern bei niedrigen Sättigungen sprechen dafür, daß entweder die Bindung von 2,3-Diphosphoglycerat oder von CO_2 in Form von Carbamat an das Hämoglobin verändert ist. Möglicherweise liegt der Schlüssel in einer Verringerung des Erythrozytenalters. Es gibt Hinweise in der Literatur, daß Muskelarbeit zu intravasaler Hämolyse führt (Vanzetti und Valente 1965). Eine kompensatorische Neubildung bei Athleten würde das mittlere Erythrocytenalter herabsetzen. Junge

---

1 Für die Durchführung dieser Messungen danken wir Frau Priv. Doz Dr. R. Baumann und Herrn Haller

Zellen aber haben steilere Bindungskurven und leicht erhöhte DPG- und ATP-Konzentrationen, also gleiche Änderungen, wie wir sie bei Sportlern beobachtet haben. Vielleicht sind auch erhöhte Bohr-Koeffizienten Eigenschaften solcher junger Zellen.

Literatur

Böning D, Draude W, Trost F, Meier U (1978) Interrelation between Bohr and temperature effects on the oxygen dissociation curve in men and women. Resp Physiol 34:195–207

Böning D, Schweigart U, Tibes U, Hemmer B (1975) Influences of exercise and endurance training on the oxygen dissociation curve of blood under in vivo and in vitro conditions. Eur J Appl Physiol 34:1–10

Braumann K-M, Böning D, Trost F (1979) Oxygen dissociation curves in trained and untrained subjects. Eur J Appl Physiol 42:51–60

Garby L, Robert M, Zaar B (1972) Proton- and carbamino- linked oxygen affinity of normal human blood. Acta Physiol Scand 84:482–492

Hilpert P, Fleischmann RG, Kempe D, Bartels H (1963) The Bohr effect related to blood and erythrocyte pH. Am J Physiol 205:337–340 (1963)

Meier U, Böning D, Rubenstein HJ (1974) Oxygenation dependent variations of the Bohr coefficient related to whole blood and erythrocyte pH. Pflügers Arch 349:203–213

Rasmussen B, Klausen K, Clausen JP, Trap-Jensen (1975) Pulmonary ventilation, blood gases and blood pH after training of the arms or the legs. J Appl Physiol 38:250–256

Shappell SD, Murray JA, Bellingham AJ, Woodsen RD, Detter JC, Lenfant C (1971) Adaptation to exercise: Role of hemoglobin affinity for oxygen and 2,3-Diphosphoglycerate. J Appl Physiol 30:827–837

Vanzetti G, Valente D (1965) A sensitive method for the determination of hemoglobin in plasma. Clin Chim Acta 11:442–446

Varnauskas E, Bergmann H, Honk P, Björntrop P (1966) Haemodynamic effects of physical training in coronary patients. Lancet II:8–12

Die Bedeutung hoher Milchsäurekonzentrationen für den osmotischen Druck im Blut

D. Böning, N. Maassen

Die Osmolalität ist eine wichtige physiologische Größe, die in engen Grenzen konstant gehalten wird. Schon 1% Abweichung, d.h. 3 mosmol/kg H_2O, löst Gegenregulationen über das Durstgefühl und Änderungen der Nierenfunktion aus. Andererseits kommt es bei schwerer Muskelarbeit zu erheblichem Anstieg, der nach eigenen Messungen bis zu 40 mosmol/kg H_2O im Blut betragen kann. Zwei Ursachen liegen dem zugrunde:

1. Im arbeitenden Muskel entstehen zahlreiche Metabolite, die Wasser aus dem Blut abziehen; da eine Differenz von 1 mosmol/kg H_2O zwischen zwei Flüssigkeitsräumen einem Filtrationsdruck von ca. 2,4 kPa (18 Torr) entspricht, sollte man eigentlich fatale Folgen für das Blutvolumen erwarten.
2. Die Diffusion von CO_2 in das Blut erhöht dort ebenfalls den osmotischen Druck. Die drei Molekülformen CO_2, H_2CO_3 (Kohlensäure) und HCO_3^- (Bikarbonat) sind osmotisch wirksam, im Gegensatz zum Carbamat, das an Protein gebunden ist und daher kein zusätzliches Teilchen bildet. Da Carbamat nur gering vom pCO_2 abhängt, sollte der Verlauf der Osmolalitätsänderung bei Erhöhung des pCO_2 ähnlich wie eine CO_2-Bindungskurve aussehen.
   Ein weiterer Faktor, der die Osmolalität bei Arbeit im Blut erhöht, ist die eindiffundierende Milchsäure (MS). Diese beiden Faktoren halten den Flüssigkeitsabstrom in Grenzen.

Im venösen Blut, das die arbeitende Muskulatur verläßt, sind CO_2-Partialdrücke bis zu 90 Torr und Milchsäurekonzentrationen von 25 mmol/1 gemessen worden (Doll u. Keul 1968; Kindermann u. Keul 1977).
Wir haben in vitro die quantitativen osmotischen Auswirkungen von Änderungen dieses Ausmaßes untersucht.

Methoden

Blut, dem 10 oder 20 mmol/l Milchsäure zugesetzt war, wurde mit den in Tabelle 1 angegebenen Gasgemischen äquilibriert, um vergleichbare pH-Bereiche zu erhalten.
Als zusätzlichen Faktor haben wir die O_2-Sättigung (S_{O_2}) untersucht, da bei schwerer Arbeit bis zu 90% des Sauerstoffs ausgeschöpft werden (s. z.B. Böning u. Mitarb. 1975). Dazu wurde Blut mit den in der Tabelle angegebenen CO_2-Konzentrationen in reinem N_2 äquilibriert.

Tabelle 1. Äquilibrierungsgasgemische in den einzelnen Milchsäurestufen

		% CO_2 in Luft pH: $\bar{x}$						% CO_2 in N_2
		7.425	7.354	7.270	7.193	7.120	7.055	
	0	4.55	6	8	10	–	–	10
[MS]	10	2	3	4.55	6	–	–	6
(mmol/l)								
	20	–	–	0.5	2	3	4.55	2

Meßgrößen waren Osmolalität im wahren Plasma (kryoskopisch), pH, Milchsäurekonzentrationen im Vollblut (enzymatisch) und Sauerstoffsättigung (spektrophotometrisch).

Ergebnisse und Diskussion

In Abb. 1 ist die Osmolalität in Abhängigkeit vom pCO_2 dargestellt. Betrachten wir zunächst die Kurve ohne Milchsäurezugabe. Die Form ähnelt der klassischen CO_2-Bindungskurve. In der Tat sind die Änderungen des gebundenen CO_2 und die Osmolalitätszunahme ungefähr gleich. Ein Anstieg von ca. 5,3 kPa (40 Torr) erhöht die Osmolalität um ca. 7 mosmol/kg H_2O. Gibt man jetzt 10 bzw. 20 mmol/l Milchsäure zu, so würde man eine Osmolalitätssteigerung von mindestens 10 bzw. 20 mosmol/kg H_2O

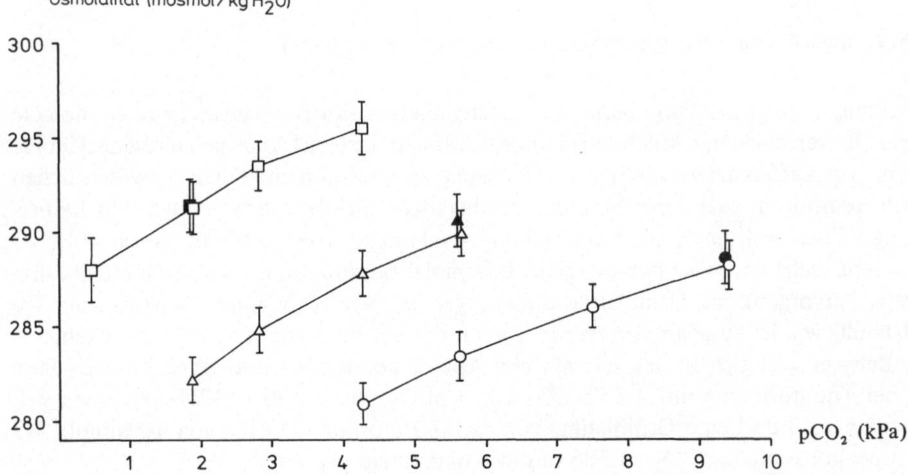

Abb. 1. Osmolalität ($\bar{x}$ ± S.E.) in Abhängigkeit vom pCO_2 (n = 10). o, △, □, bedeuten 0, 10 bzw. 20 mmol/l Milchsäurezugabe. Ausgefüllte Symbole stellen desoxigeniertes Blut dar. (S_{O_2} = 1,7 ± 0,4%)

erwarten. Die Zunahme bei konstantem pCO_2 beträgt jedoch nur ca. 7 mosmol pro 10 mmol zugegebener Milchsäure. Das hat folgenden Grund: bei der Pufferung der MS wird HCO_3^- zu CO_2 umgewandelt und verläßt in dieser Form das Blut. Der CO_2-Gehalt sinkt und damit auch die Osmolalität.

Im desoxigenierten Blut tritt bei gleichem pCO_2 keine wesentliche Osmolalitäts-änderung auf.

Zu erwarten wäre wegen der um ca. 3 mmol erhöhten Bikarbonatbildung im desoxigeniertem Blut (Siggaard-Andersen 1974) ein osmotischer Effekt; dies wird offensichtlich durch Bindung vorher freien 2,3-Diphosphoglycerats an Desoxihämoglobin (Benesch u. Benesch 1969) ausgeglichen.

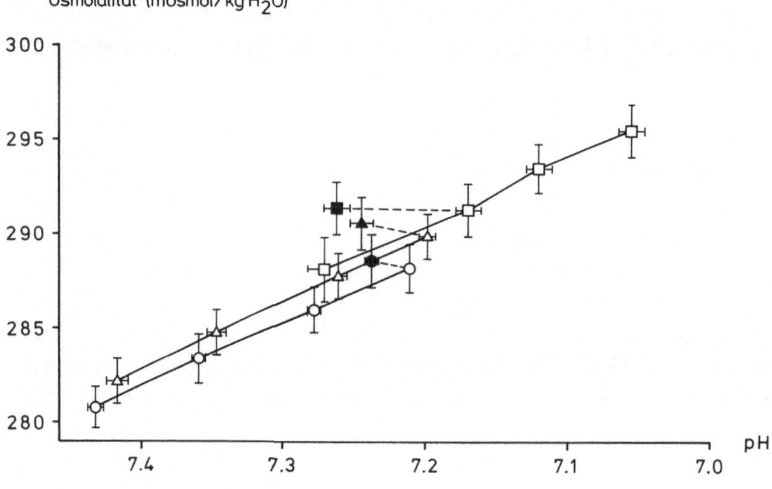

Abb. 2. Osmolalität in Abhängigkeit vom pH (Symbole wie in Abb. 1)

Abbildung 2 zeigt die Osmolalität in Abhängigkeit vom pH. Überraschend ist, daß die Werte für verschiedene Milchsäurekonzentrationen fast auf eine gemeinsame Gerade fallen. (Die Differenzen zwischen den Konzentrationsstufen entstehen im wesentlichen durch osmotisch wirksame Stabilisatorsubstanzen in der verwendeten Milchsäure-lösung.) Eine bestimmte pH-Verschiebung unabhängig davon, ob sie durch MS oder CO_2 verursacht ist, löst etwa die gleiche Osmolalitätsänderung aus. Durch Milchsäure-zugabe hervorgerufene Osmolalitätsänderungen können also durch Abgabe von CO_2 vollständig wieder ausgeglichen werden, wenn der pH zum Anfangswert zurückkehrt.

Ein Beispiel läßt sich in den Kurven von Abb. 2 ablesen. In Blut ohne Zusatz haben wir bei Äquilibrierung mit 4,55% CO_2 einen pCO_2 von 4,3 kPa (32 Torr), einen pH-Wert von 7,43 und eine Osmolalität von ca. 280 mosmol. Zugabe von 10 mmol/l MS führt bei konstantem pCO_2 zu 288 mosmol und einem pH von 7,26.

Ursprüngliche Osmolalität und ursprünglicher pH können hergestellt werden, wenn man den pCO_2 auf ca. 1,9 kPa (14 Torr) senkt. Der osmotische Effekt der Milchsäure wird also durch die CO_2-Abgabe quantitativ kompensiert.

Desoxigeniertes Blut ist bei konstantem pCO_2, der durch die gestrichelten Linien angedeutet ist, alkalischer als oxigeniertes Blut. Man braucht also, um den gleichen pH einzustellen, einen höheren pCO_2; dann enthält das Blut mehr gelöste Teilchen, und es ergibt sich daher eine höhere Osmolalität bei konstantem pH.

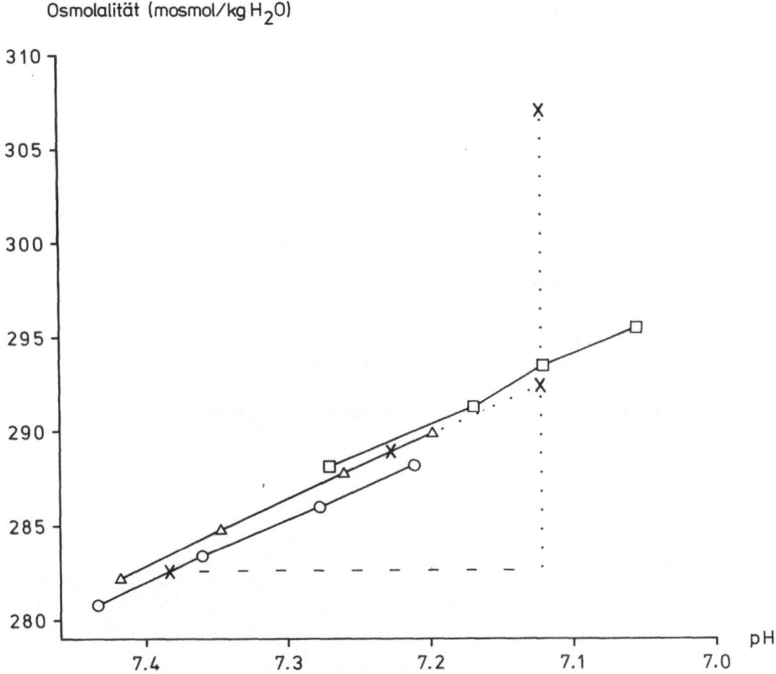

Abb. 3. Abb. 2 ergänzt durch Daten aus Bestimmungen der $\dot{V}_{O_2}$ max. an 8 20–30jährigen Männern (x). Erläuterungen s. Text

In Abb. 3 sind die Zusammenhänge noch einmal dargestellt, dieses Mal ergänzt durch Daten aus Versuchen zur Bestimmung der maximalen O_2-Aufnahme. Es handelt sich hier allerdings nicht um Blut aus der arbeitenden Muskulatur, sondern aus einer Cubitalvene bei Fahrradergometerarbeit. Die venöse Osmolalität steigt von 282,5 mosmol/kg H_2O bei pH 7,37 auf 307 mosmol/kg H_2O bei pH 7,12. In vitro erreicht man bei gleichem pH und gleicher Milchsäurekonzentration (ca. 10 mmol/l, Verlängerung der mittleren Kurve) nur 292 mosmol/kg H_2O.
Die Differenz zwischen diesem und dem In-vivo-Osmolalitätswert kommt im wesentlichen durch die Nettowasserverschiebung aus dem Blut in die arbeitende Muskulatur zustande. Arteriell, also nach der Lungenpassage, liegt der pH-Wert bei 7,23, der pCO_2 ist um 4,3 kPa (32 Torr) auf 4,5 kPa (34 Torr) gefallen. Das bedeutet nach unseren In-vitro-Untersuchungen, daß die Osmolalität um ca. 4 mosmol gesenkt wird. Durch die respiratorische Kompensation der Arbeitsazidose wird also nicht nur die Abweichung des pH, sondern auch der Osmolalität verringert. 4 mosmol sind ca.

13% des gesamten Osmolalitätsanstiegs und ca. 50% des Anstiegs aufgrund von Laktat-
erhöhung und pCO_2-Anstieg. Würde man Blut direkt aus der arbeitenden Muskulatur
untersuchen, so wären die Effekte wegen der stärkeren Ansäuerung noch größer.
Unsere Befunde zeigen, daß Säure-Basen-Gleichgewicht und Osmolalität enge Beziehungen aufweisen und daß Reaktionen des Organismus im Sinne der pH-Homö-
ostase auch Schwankungen der Osmolalität verringern.

Literatur

Benesch R, Benesch RE (1969) Intracellular organic phosphates as regulators of oxygen release by
    haemoglobin. Nature 221:618−688
Böning D, Schweigert U, Tibes U, Hemmer B (1975) Influences of exercise and endurance training
    on the oxygen dissociation curve of blood under in vivo and in vitro conditions. Eur J Appl
    Physiol 34:1−10
Doll E, Keul J (1968) Zum Stoffwechsel des Skelettmuskels II. Sauerstoffdruck, Kohlensäure-
    druck, pH, Standardbicarbonat und base excess im venösen Blutt der arbeitenden Muskulatur.
    Untersuchungen an Hochleistungssportlern. Pflügers Arch 301:214−229
Kindermann W, Keul J (1977) Anaerobe Energiebereitstellung im Hochleistungssport. Hoffmann,
    Schorndorf
Siggaard-Andersen (1974) The acid-base status of the blood. Munksgaard, Copenhagen

Neue Möglichkeiten zur Bestimmung des Sauerstoffdrucks im arteriellen Blut durch nichtinvasive perkutane Messungen an Hochleistungssportlern

J.M. Steinacker, R.E. Wodick

Einleitung

Zum Verhalten des arteriellen Sauerstoffdrucks bei Belastung finden sich in der Literatur unterschiedliche Angaben. Schwarz und Fabel (1976) stellen einen Anstieg des pO_2 fest, Woitowitz und Woitowitz (1970) finden wiederum keine statistisch signifikante Veränderung des pO_2 bei Belastung. Auch über einen Abfall des pO_2 unter Belastung wird berichtet (Hollmann 1963; Doll u. Mitarb. 1966; Bjurstedt u. Wigertz 1971; Keul und Doll 1973). Diese Arbeiten unterscheiden sich in der Art der Belastung, in der Auswahl der untersuchten Kollektive, in der Abnahme der Blutproben und der Verarbeitung der Meßergebnisse. Bjurstedt und Wigertz (1971) sowie Schwarz und Fabel (1976) haben Verlaufsmessungen des arteriellen Sauerstoffdrucks durchgeführt. Diese Messungen erfolgen mit kontinuierlicher Absaugung von Blut aus einem Verweilkatheder und sofortiger Messung mit verschiedenen Elektrodensystemen.
In der Arbeitsmedizin wird das Verhalten des pO_2 unter Belastung zur Beurteilung von Lungenfunktionsstörungen herangezogen. Ein statistisch signifikanter Abfall des pO_2 unter Belastung wird bei Lungenkranken von Hertz (1965) beschrieben. Es ist aber auch bekannt, daß gesunde Leistungssportler einen stärkeren Abfall des pO_2 unter Belastung zeigen (Hollmann 1963; Doll u. Mitarb. 1966; Keul und Doll 1973).
Von Lübbers und Huch wurde versucht, die von ihnen entwickelte Methode der transkutanen pO_2-Messung auch unter gewissen körperlichen Belastungen anzuwenden (Huch et al. 1974).
Ziel unserer Arbeit ist es, diese kutane Messung des Sauerstoffdrucks während Fahrradergometrie systematisch an Hochleistungssportlern zu erproben.[1]
Die transkutane pO_2-Messung beruht auf geschickter Ausnutzung der Gefäßversorgung der Haut. Nach Lübbers (1978) muß die in der Zeiteinheit vom Blut angelieferte O_2-Menge $\dot{T}_{O_2}$ den Sauerstoffverbrauch $\dot{A}_{O_2}$ der Haut decken:

$$\dot{A}_{O_2} = \dot{T}_{O_2} \tag{1}$$

Die in der Zeiteinheit angelieferte O_2-Menge ist das Produkt aus der mittleren O_2-Konzentrationsänderung Δc_{O_2} im Gewebe mal dem Fluß F in den Kapillaren:

---

1 Wir danken Herrn Prof. Lübbers in diesem Zusammenhang für seine Hilfe und seine sehr fruchtbringende Beratung bei diesen Untersuchungen.

$$\dot{T}_{O_2} = \Delta c_{O_2} \cdot \dot{F} \tag{2}$$

Die O_2-Konzentrationsänderung Δc_{O_2} in der Haut ist um so kleiner, je höher das Sauerstoffangebot ist, denn aus Gl. (1) und (2) folgt

$$\Delta c_{O_2} = \frac{\dot{A}_{O_2}}{\dot{F}} \tag{3}$$

Bei einer Erhöhung von $\dot{F}$ wird der Konzentrationsabfall im Gewebe kleiner und man kann den Sauerstoffdruck an der Oberfläche der Haut erhöhen. Den Fluß kann man auf zwei Arten verstärken: entweder durch Erhöhung des Perfusionsdrucks, der abhängig vom Blutdruck ist, oder durch Erniedrigung des Gefäßwiderstands durch Dilatation.

Am besten erreichen wir eine hohe Flußsteigerung durch eine starke Dilatation der Kapillaren, so daß in diesem Bereich kleine Flußänderungen ΔF nach Gl. (3) kaum eine Änderung des Sauerstoffdrucks über der Haut bewirken. Dies ist in Abb. 1 dargestellt. Diesen Bereich der exzessiven Dilatation erreichen wir durch Erwärmung der Haut auf 45 °C mit einer in den Meßwertaufnehmer eingebauten Heizung. Der an der Hautoberfläche erreichte pO_2 wird polarographisch mit einer von Lübbers,

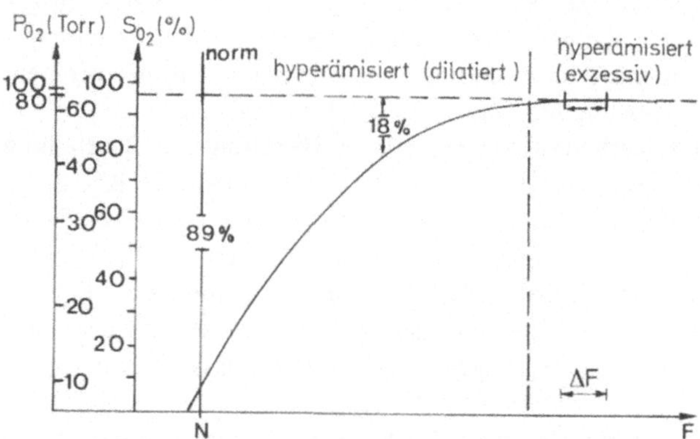

Abb. 1. Beziehung zwischen dem Fluß F und dem Sauerstoffdruck pO_2 und der Sauerstoffsättigung $S(O_2)$, s. dazu Gl. (3) (Nach Lübbers 1978)

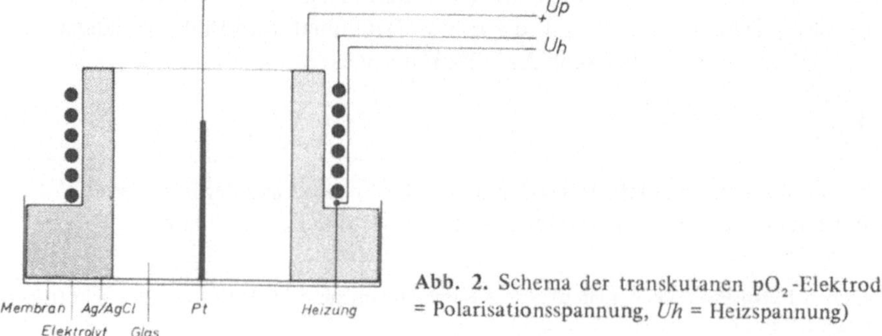

Abb. 2. Schema der transkutanen pO_2-Elektrode (*Up* = Polarisationsspannung, *Uh* = Heizspannung)

Huch und Huch modifizierten Clark-Elektrode (Huch et al. 1973; Lübbers 1978) der Fa. Hellige gemessen. Den schematischen Aufbau zeigt Abb. 2. Der Sauerstoff diffundiert durch eine 25 μm dicke Teflonmembran zu einer feinen, in Glas eingeschmolzenen Platinkathode, die ringförmig von einer Ag/AgCl-Anode umgeben ist.

Der entstehende Strom ist weitgehend proportional zu dem pO_2 über der Membran. Die zur Erhaltung des Temperatursollwerts erforderliche Heizleistung wird während der Messung mitregistriert. Sie hängt von der lokalen Perfusion ab, die wiederum bei maximal weitgestellten Kapillaren nur eine Funktion des Blutdrucks ist.

Mit der geschilderten Elektrode können bei Kindern sehr gute Meßergebnisse erzielt werden (Huch u. Mitarb. 1973). Bei älteren Probanden mit dickerem Hautgewebe sind zwar auch gewisse Messungen gemacht worden (Lübbers 1978), die Methode hat sich aber wegen der durch die Hautdicke bedingten Schwierigkeiten noch nicht allgemein durchsetzen können.

Um bessere und vor allem konstante Bedingungen an der Meßstelle zu schaffen, konstruierten wir auf Anregung von Lübbers eine zusätzliche Heizplatte mit Thermostat, die durch eine Vergrößerung der Heizfläche weitgehend Umwelteinflüsse am Meßort ausschalten soll (Abb. 3). Damit halten wir den Fluß unter der Elektrode konstanter, als mit der kleinen Elektrode allein.

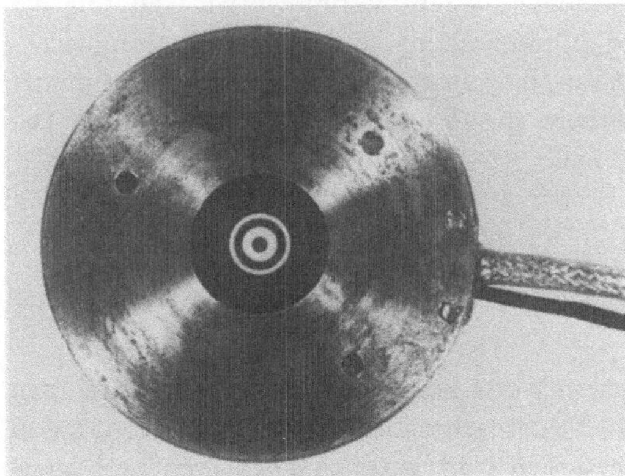

Abb. 3. pO_2-Elektrode und Heizplatte

Methodik

Nach Infiltration der Haut über der Arteria radialis mit einem Lokalanästhetikum wird eine Dauerkanüle in die Arteria radialis gelegt. Die Proben werden nach der Blutentnahme in Eiswasser gelegt und am Ende der Belastung mit einem Blutgasanalysegerät analysiert. Die erhaltenen Meßwerte werden nach der von Severinghaus (1966) angegebenen Formel temperaturkorrigiert:

$$\log \Delta pO_2 = 0{,}031 \, \Delta T \tag{4}$$

Wenn pg der gemessene und pk der korrigierte Meßwert ist, so kann man schreiben:

$$\log \frac{pk}{pg} = 0{,}031 \; \Delta T \tag{5}$$

Aufgelöst nach pk ergibt sich für kleine Temperaturdifferenzen:

$$pk = pg + 0{,}07 \; \Delta T \times pg \tag{6}$$

Diese Formel gilt nur bis 90% Sauerstoffsättigung. Bei höheren Sättigungswerten muß der Einfluß des gelösten Sauerstoffs nach dem bei Severinghaus angegebenen Hilfsdiagramm berücksichtigt werden.

Die Elektrode ist in der oberen Thoraxhälfte im Bereich der hinteren Axillarlinie mit einem Klebering fixiert. Als Meßtemperatur werden 45 °C verwendet. Die Haut um die Elektrode herum wird mit der beschriebenen Heizplatte auf 40 °C temperiert. Kontinuierlich schreiben wir den pO_2, die Heizleistung, die Körpertemperatur und die Belastungsstufe auf.

Die Probanden werden nach einer Ruhephase, in der sich der angezeigte transkutane Sauerstoffdruck stabilisiert, auf einem Fahrradergometer im Sitzen belastet. Die Belastung wird in Zeitintervallen von jeweils 3 min um 1 W/kg Körpergewicht bis zur völligen Erschöpfung gesteigert. Mit einem offenen System bestimmen wir weiterhin die spirometrischen Daten wie O_2-Aufnahme, Atemminutenvolumen und Atemfrequenz.

Zu den gemessenen Werten ist zu bemerken, daß unsere Labors in 640 m Höhe über dem Meeresspiegel liegen und somit unsere pO_2-Werte etwas erniedrigt sind. Die Raumtemperaturen liegen bei etwa 23–24 °C.

Ergebnisse

Nach Korrektur unserer arteriell gemessenen Werte können wir den Vergleich mit den transkutan gemessenen Werten ziehen. Es findet sich dabei eine sehr gute Korrelation der gemessenen Wertepaare: Bei 25 gemessenen Wertepaaren fanden wir eine Regressionsgerade

$$y = 0{,}99 \, x - 14{,}9$$

mit einem errechneten Korrelationskoeffizienten von 0,90 (Abb. 4).

Bei einer Verlaufsmessung finden wir z.B. (Abb. 5, 25jähriger Ruderer, 90 kg, belastet bis 450 W) eine konstante Differenz zwischen den gemessenen Werten von ca. 14 Torr. Nur beim Anstieg des pO_2 nach Beendigung der Belastung wird die Differenz zwischen den hohen arteriellen und den transkutanen Werten kurzfristig größer.

Bei einem Weltklasseruderer, 87 kg, belastet bis 435 W, entsprechend 5 W/kp (nicht voll ausbelastet) sehen wir ebenfalls ein ähnliches Verhalten des Sauerstoffdrucks (Abb. 6).

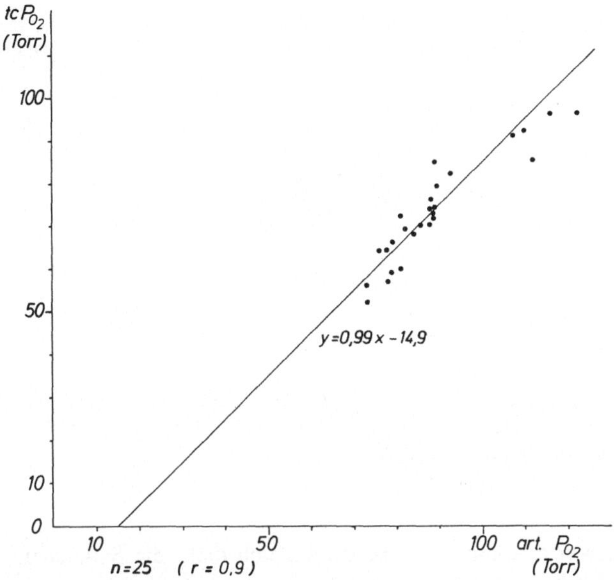

Abb. 4. Vergleich zwischen arterieller *(Abzisse)* und transkutaner pO_2-Messung *(Ordinate)*

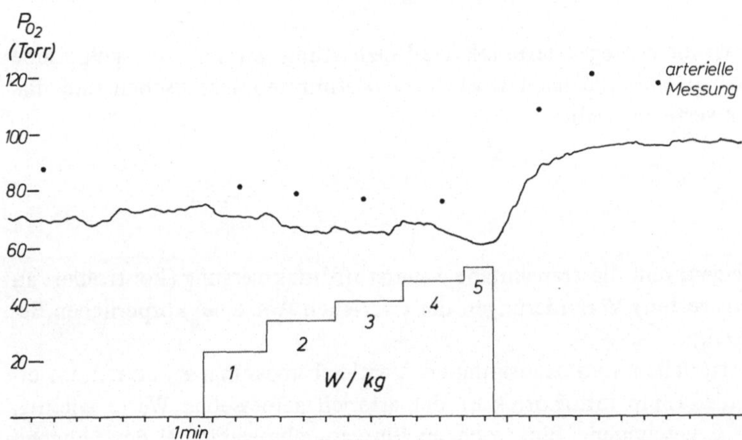

Abb. 5. Verlaufsmessung des pO_2 (Durchgezogene *Kurve*: kutane pO_2-Messung, *Punkte*: arterielle Vergleichsmessungen, dazu Belastungsstufen = W/kg Körpermaße. *Abzisse*: Zeit)

Nach einem initialen Abfall des Sauerstoffdrucks zu Beginn einer bestimmten Belastungsstufe erfolgt ein langsamer Wiederanstieg, der bei der nächsten Belastungsstufe durch einen erneuten Abfall wieder abgebremst wird. Dabei sinkt der arterielle Sauerstoffdruck langsam ab. Nach Beendigung der Belastung erfolgt ein steiler Wiederanstieg

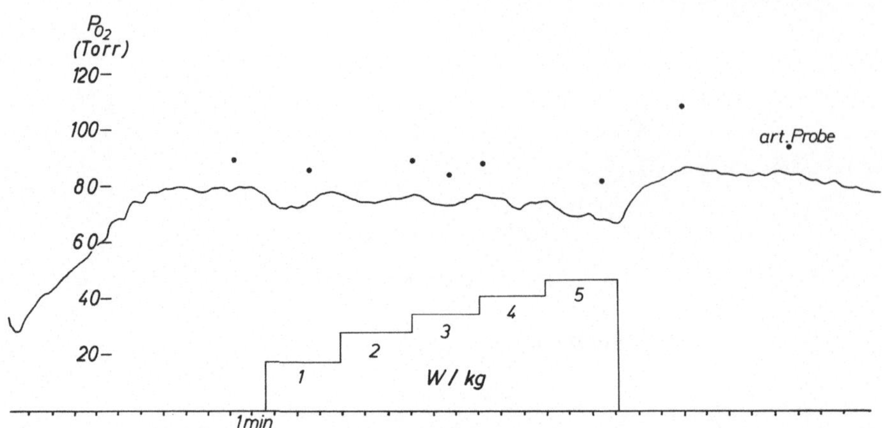

Abb. 6. Verlaufsmessung des pO_2 (Erläuterungen s. Abb. 5)

auf höhere Werte als die Ruhewerte, danach normalisieren sich dann die Sauerstoff-druckwerte innerhalb von ca. 15 min.

Wir können weiterhin zeigen (Abb. 7), daß die Änderungen des Sauerstoffdrucks mit den Veränderungen der Sauerstoffaufnahme zusammenhängen. Schwankungen der Sauerstoffaufnahme spiegeln sich in gegensinnigen Veränderungen des Sauerstoff-drucks im Blut.

Auf Abb. 8 haben wir die mitregistrierte relative Heizleistung während der Meßperiode aufgezeichnet, daneben sind die nach Riva-Rocci bestimmten systolischen und dia-stolischen Blutdruckwerte angegeben.

Diskussion

Diese Arbeit soll zeigen, daß die transkutane Sauerstoffdruckmessung (kontrolliert an arteriellen Vergleichswerten) Veränderungen der arteriellen Werte bei körperlichen Be-lastungen richtig anzeigt.

Wenn wir unsere arteriellen und transkutanen Vergleichsmessungen betrachten, er-scheint besonders die Temperaturkorrektur der arteriell gemessenen Werte wichtig. Wenn eine bei 38 °C gewonnene Blutprobe im Blutgasanalysegerät bei den üblichen 37 °C gemessen wird, macht das bei 100 Torr Meßwert 6 Torr Differenz aus. Wenn man diese Korrektur nicht durchführt, unterschätzt man die arteriell gemessenen pO_2-Werte ganz erheblich, da sich bei starken Belastungen Temperaturerhöhungen von 1–2 °C ergeben können. Holmgren und McIlroy (1964) haben über die Temperatur-einflüsse auf arterielle Blutproben berichtet, während andere Untersucher diese Ge-setzmäßigkeiten häufig nicht berücksichtigen.

Aus 25 gemessenen Wertepaaren haben wir eine gute Übereinstimmung zwischen trans-kutanen und arteriellen Werten errechnet (Abb. 4), dies zeigen auch die gezeigten Ver-

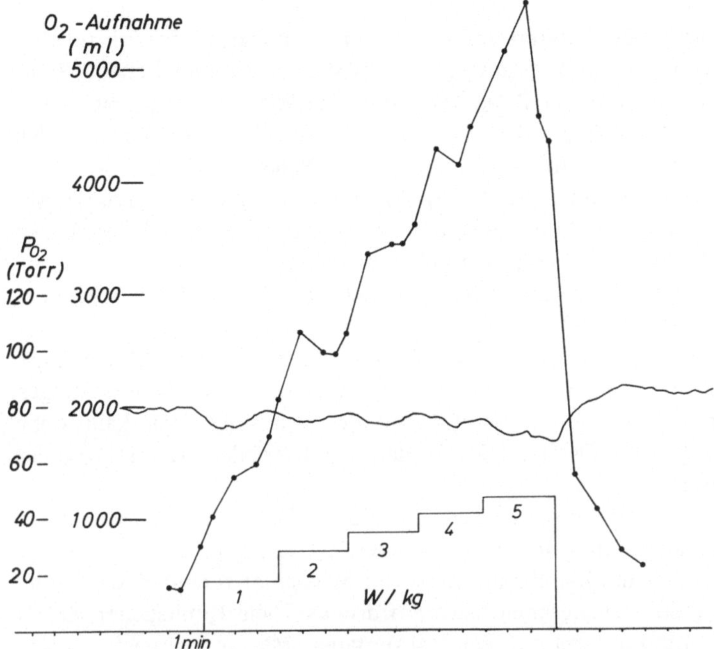

Abb. 7. Verlauf von pO_2 und O_2-Aufnahme (s. Erläuterungen der Abb. 5 u. 6, hier ist zusätzlich die Sauerstoffaufnahme eingezeichnet)

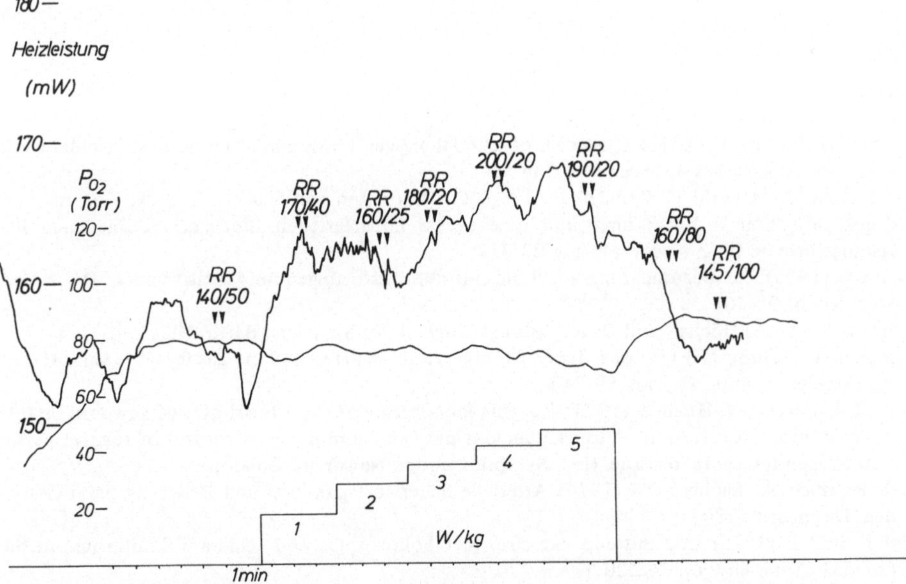

Abb. 8. Kutaner Sauerstoffdruck, relative Heizleistung und Blutdruck (s. Erläuterungen der Abb. 5 u. 6, hier wurden zusätzlich die Heizleistung und die nach Riva-Rocci gemessenen Blutdruckwerte eingezeichnet)

laufskurven (Abb. 5 und 6). Bei unseren Verlaufsmessungen finden wir im Prinzip ähnliches Verhalten wie Bjurstedt und Wigertz (1971) und Schwarz und Fabel (1976). Nach einem Abfall bei Änderung der Belastung erfolgt ein Wiederanstieg (Abb. 5 und 6). Ein gegensinniges Verhalten findet sich in der O_2-Aufnahme (Abb. 7). Der von vielen Untersuchern beobachtete starke Anstieg des pO_2 nach Belastung (Doll et al. 1966; Keul und Doll 1973; Schwarz und Fabel 1976) läßt sich damit auch erklären. Bei Abbruch der Belastung besteht ein hohes Angebot an Sauerstoff, während der Bedarf schneller zurückgeht, dadurch erhöht sich der pO_2 sehr stark.

Ein blutdrucksynchrones Verhalten der Heizleistung wie in Abb. 8 findet sich bei konstanten Bedingungen an der Meßstelle.

Zusammenfassend stellen wir fest: Die transkutane Messung zeigt zwar nicht den Absolutwert des Sauerstoffdrucks an, registriert dagegen zuverlässig seine Schwankungen und erlaubt somit eine Verlaufskontrolle während der Belastung. Man kann ohne großen Aufwand über längere Zeit gute Kontrollen des arteriellen Sauerstoffdrucks nicht-invasiv durchführen.

Durch die Zusatzheizung erreichen wir eine gleichmäßigere Weitstellung der Kapillaren im Meßbereich und schalten Umwelteinflüsse weitgehend aus. Dies ist sehr wichtig, denn jede starke Änderung des kapillären Flusses im Meßgebiet verändert die Bedingungen für die Messung des transkutanen Sauerstoffdrucks. Viele Untersucher, die an Erwachsenen negative Erfahrungen mit der transkutanen Messung gemacht haben, berücksichtigen diese Gesetzmäßigkeiten unseres Ermessens nach nicht ausreichend.

Literatur

Bjurstedt H, Wigertz O (1971) Dynamics of arterial oxygen tension in response to sinusoidal work load in man. Acta Physiol Scand 82:236

Doll E, Keul J, Maiwald C, Reindell H (1966) Das Verhalten von Sauerstoffdruck, Kohlensäuredruck, pH, Standardbicarbonat und base excess im arteriellen Blut bei verschiedenen Belastungsformen. Int Z Angew Physiol 22:327

Hertz CW (1965) Zur Begutachtung von Lungenfunktionsstörungen im Arbeitsversuch. Dtsch Med Wochenschr 90:461

Hollmann W (1963) Höchst- und Dauerleistungsfähigkeit des Sportlers. Barth, München

Holmgren A, McIlroy MB (1964) Effect of temperature on arterial blood gas tensions and pH during exercise. J. Appl. Physiol. 19:243

Huch R, Lübbers DW, Huch A (1973) Routine monotoring of the arterial pO_2 of newborn infants by continuous registration of transcutaneous pO_2 and simultaneous control of relative perfusion oxygen transport to tissue. (Int. Symp.). Plenum, New York London

Huch R, Huch A, Lübbers DW (1974) Arterielle Sauerstoffspannung und Belastung beim Gesunden. Diagnostik 7:803

Keul J, Doll E (1973) Intermittend exercise: Metabolites, pO_2 and acid-base Equilibrium in the blood. J. Appl. Physiol. 34:220

Lübbers DW (1978) Die Sauerstoffversorgung der Warmblütlerorgane unter normalen und pathologischen Bedingungen. Westdeutscher Verlag, Opladen Wiesbaden. Rheinisch-Westf. Akademie der Wissenschaften, Vorträge N 272

Schwarz W, Fabel H (1976) Das arterielle Sauerstoffdruckprofil unter Belastung und in der Erholungsphase — fortlaufende Sauerstoffpartialdruckmessung bei Lungengesunden und Bronchitikern. Pneumonologie [Suppl] Bd 5 217
Severinghaus JW (1966) Blood gas calculator. J Appl Physiol 21:1108
Woitowitz H-J, Woitowitz R (1970) Zum Streubereich der arteriellen Blutgaswerte lungengesunder, berufstätiger Männer und Frauen vor und während dosierter Ergometerbelastung. Med Klin 65 8:349

Modell einer Trainingsberatung bei 400-m-Hürdenläufern

K.H. Graff, H.P. Münster, H. Weicker

Bei der Betreuung unserer Leistungssportler wird im Hinblick auf die Optimierung der Trainingsprozesse die spezifische Beratung aufgrund subtiler Leistungsprüfungen gefordert. Grundbedingung für die Gewinnung trainingsmethodisch verwertbarer Informationen ist die Auswahl geeigneter Testmethoden unter Berücksichtigung des sportmotorischen Bedingungsgefüges [13]. Insbesondere bei Sportarten mit komplexem sportmotorischem Anforderungsprofil erscheint die Gewinnung trainingstechnisch umsetzbarer Informationen nur gewährleistet durch integrierendes, interdisziplinäres Vorgehen, d.h. durch Einbeziehung biomechanischer, leistungsphysiologischer und trainingswissenschaftlicher Erkenntnisse in die Urteilsbildung [14, 16]. Unter diesen Aspekten haben wir uns die leichtathletische Disziplin „400-m-Hürdenlauf" herausgegriffen, deren übergreifendes Anforderungsprofil [2] uns als geeignet erschien zur Untersuchung der obengenannten Problematik.

Ziel unseres Vorgehens war:

1. die Aufstellung von Normwerten im Sinne von Sollwertorientierungshilfen als allgemeingültige Kriterien des 400-m-Hürdenlaufs,
2. die Erfassung der individuellen Merkmalsausprägung des einzelnen Athleten,
3. die Aufstellung eines Prioritätenkatalogs im trainingsmethodischen Vorgehen durch die Konzeption eines disziplinspezifischen Trainingsberatungsbogens,
4. die Vermittlung der Ergebnisse in für Trainer und Athleten allgemeinverständlicher Form (= Transparenz der Ergebnisse)

Entsprechend unseren Zielvorstellungen ergab sich das folgende methodische Vorgehen:

1. Sportmedizinisch-leistungsphysiologische Untersuchungen (Labor- und Feldbelastung),
2. Biomechanische Untersuchungen (Teilzeit- und Technikanalysen),
3. Trainingswissenschaftliche Erhebungen (Trainings- und Wettkampfgestaltung),
4. Erstellung individueller Auswertungsbögen für Trainer und Athleten (Vergleich individueller mit kollektiven Daten, Trainingsberatung),
5. Nachbesprechung mit allen Teilnehmern.

Die Auswahl geeigneter Meßgrößen aus den sportmedizinischen, biomechanischen und trainingswissenschaftlichen Untersuchungen sollte die Erstellung individueller Auswertungsbögen für Trainer und Athleten ermöglichen. Eine Nachbesprechung mit allen Teilnehmern nach einer zeitlichen Distanz von knapp einem halben Jahr zum Untersuchungszeitpunkt wurde für wichtig erachtet, um das Umsetzen der ge-

Tabelle 1. Angewandte Prüfverfahren und Meßdaten

Fachdisziplin	Methode	Meßdaten
Leistungsphysiologie	Aerobe- und anaerobe Kapazität	Hämodynamische und metabolische Parameter
Biomechanik	Videoband Lichtschranken	Teilzeiten Technik Schrittlänge Schrittfrequenz Geschwindigkeit
Trainingswissenschaft	Fragebogen	Trainings- und Wettkampfstruktur

wonnenen Erkenntnisse in die praktische Trainingsarbeit zu überprüfen. Anhand einer kritischen Analyse unseres gesamten Vorgehens sollten dann Richtlinien für weitere Untersuchungen erstellt werden. Dabei sah unsere Konzeption den Einsatz der in Tabelle 1 dargestellten Prüfverfahren aus den Bereichen Leistungsphysiologie, Biomechanik und Trainingswissenschaft vor. Von den insgesamt 11 teilnehmenden Läufern konnten schließlich nur noch 8 Athleten aus Gründen der Homogenität in die Gesamtbetrachtung einbezogen werden. Die Charakterisierung des Kollektivs nach Alter, Test- und Jahresbestleistung ist Tabelle 2 zu entnehmen.

Tabelle 2. Mittelwerte (x) Minima (Min.) Maxima (Max.) von Alter, Jahresbestleistung (JB) und Testleistung (TL)

	N	Alter	400-m-Hürden-JB	400-m-Hürden-TL
Min.		19	49,94 s	51,17 s
x	8	23	51,81 s ± s = 0,92	53,50 s ± s = 1,51
Max.		31	52,94	55,13

Untersuchungszeitpunkt war das erste Wochenende im Oktober 1979. Dies war der von Trainer und Athleten als frühestmöglich erachtete Zeitpunkt unmittelbar nach Ablauf der Wettkampfsaison. Abbildung 1 zeigt unsere Vorgehensweise im einzelnen.
Eine allgemeine Gesundheitsüberprüfung nach den üblichen sportmedizinischen Richtlinien [4] fand innerhalb eines Zeitraums von 3 Wochen, bezogen auf die Feldbelastung, statt. Zum gleichen Zeitpunkt wurde eine ergospirometrische Laufbandbelastung mit Ermittlung der anaeroben Schwelle nach der üblichen 4-mmol-Schwellenmethode durchgeführt [11, 12, 15, 6]. Die Bestimmung der Ausdauerleistungsfähigkeit anhand dieser Untersuchung erschien bei 400-m-Hürdenläufern aus zwei Gründen sinnvoll. Einerseits zur Differenzierung von sogenannten Sprinter-und Stehertypen, andererseits zur Festlegung von Trainingsintensitäten im Ausdauerbereich [5]. Im Rahmen der zweitägigen

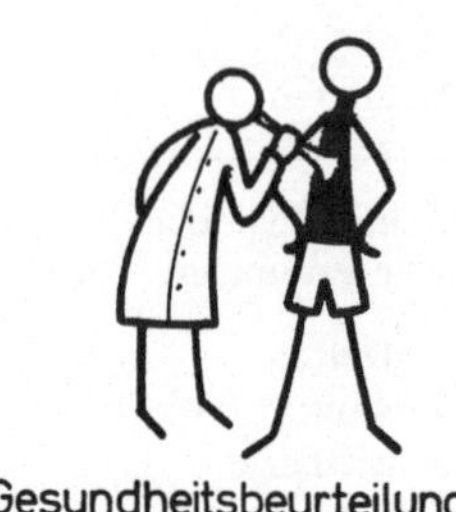

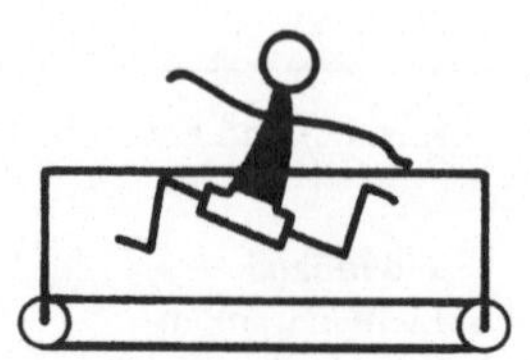

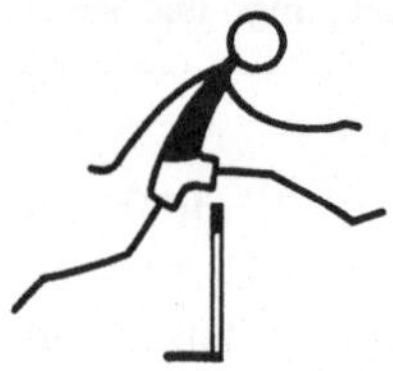

Abb. 1. Leistungsdiagnostik 400-m-Hürden

Feldbelastung wurde am ersten Tag eine wettkampfnahe Laufbelastung über die 400-m-Hürdenstrecke durchgeführt. Blutproben (arteriovenöses Mischblut) wurden zur Bestimmung der maximalen Laktatwerte in der 3., 6. und 9. Nachbelastungsminute entnommen. Der gesamte Lauf wurde mittels Videoanlage aufgezeichnet . (Abb. 2). Durch die Anwendung eines speziellen Markierungssystems an der 4., 7. und 10. Hürde sowie durch die Möglichkeit der Einzelbildbetrachtung und die Einblendung der laufenden Zeit mittels Timer konnte später durch Detailanalysen auf den einzelnen Teilstrecken das Schrittfrequenzmuster, die Schrittlänge sowie die Geschwindigkeit auf den einzelnen Teilstrecken (100, 200, 300 m; 1.–10. Hürde) ermittelt werden.
Am zweiten Tag der Feldbelastung wurde je ein Lauf über die 200- und 300-m-Hürdenteilstrecke durchgeführt, mit der Maßgabe, jeweils das Lauftempo im Bereich der 400-m-Hürdendurchgangszeit zu wählen. Laktatproben wurden wiederum in der 3., 6. und 9. Minute nach dem Lauf entnommen. Durch dieses Vorgehen hofften wir, Hinweise zu erhalten über das Laktatverhalten in den verschiedenen Stadien des Rennens (nach 200, 300 und 400 m).
Im Rahmen der 300-m-Hürdenteilstrecke wurden an der 3. Hürde Lichtschrankenmessungen durchgeführt (Abb. 3). Wir gingen davon aus, daß durch die Bestimmung der mittleren Geschwindigkeit auf zwei gleich großen Streckenabschnitten, einmal unter

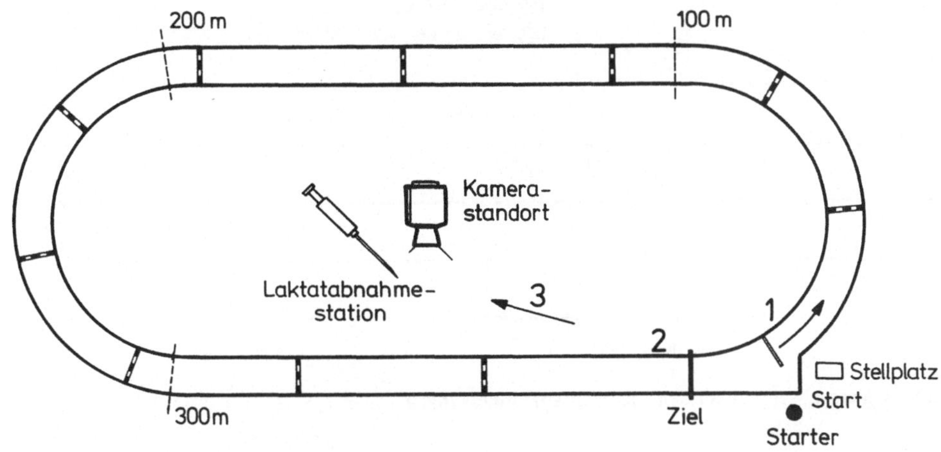

Ablauf :   1 der Läufer startet,
           2 er erreicht das Ziel
           3 und wird zur Laktatabnahme
              geführt

Abb. 2. Aufbau der Versuchsanlage am 1. Tag

Einbeziehung der Hürde, zum andern als Flachlaufstück, sich im Differenzbetrag der Geschwindigkeiten der Zeitverlust an der Hürde darstellt.

Im Rahmen der aufgezeigten Untersuchungen haben wir eine Fülle von Daten erhoben. Im einzelnen sahen wir vor, die Beziehung von Meßgrößen biomechanischer Art (Geschwindigkeits-, Schrittlängen-, Schrittfrequenz- und Teilzeitverläufe) zu Meßgrößen leistungsphysiologischer Art (Laktatwerte in verschiedenen Stadien des Rennens) zu untersuchen. Die trainingswissenschaftlichen Erhebungen sollten den notwendigen Bezug zur Trainings- und Wettkampfpraxis herstellen und eine Ursache-Wirkung-Analyse ermöglichen [7].

Durch die begrenzte Zahl der Probanden war im Hinblick auf allgemeingültige Aussagen eine Betrachtungsweise nach strengen formalstatistischen Kriterien kaum erlaubt. Hinweise auf allgemeine Gesetzmäßigkeiten können nur als Tendenzen aufgefaßt werden. Aus den genannten Gründen ist auch nur ein Teil der Daten einer genaueren statistischen Überprüfung zugeführt worden. Der andere Teil der Daten hat nur für die individuelle Trainingsberatung Bedeutung erlangt. Die wichtigsten der gewonnenen Erkenntnisse seien im folgenden dargestellt.

Das Mittel der Laktatkonzentration lag nach dem 400-m-Hürdentestlauf bei 21,2 mmol/l. Die maximalen Konzentrationen wurden überwiegend in der 6. bzw. 9. Minute gemessen. Der höchste Einzelwert lag bei 27,08 mmol/l! Der Laktatanstieg nach der Hälfte der Laufstrecke beträgt etwa 55%, nach 3/4 der Distanz etwa 80% der Gesamtzunahme, nimmt man die Laufzeiten der 200-m- und 300-m-Hürdentestläufe als Richtwerte für die Durchgangszeiten beim 400-m-Hürdenrennen. Die während des

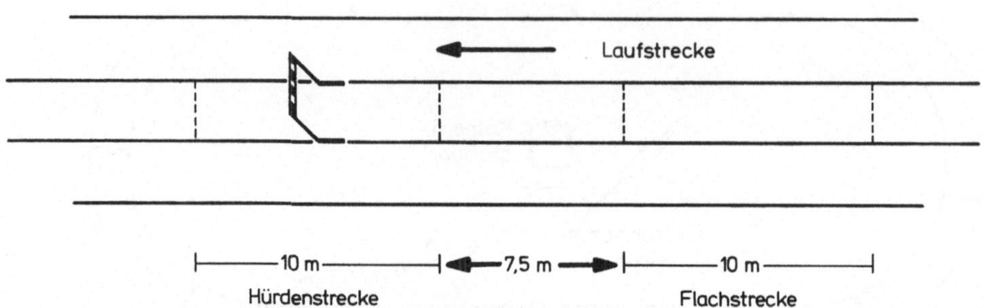

Abb. 3. Versuchsaufbau zu den Lichtschrankenmessungen

400-m-Hürdenlaufs gemessenen Durchgangszeiten waren im Mittel um 0,88 s (200 m) bzw. 0,73 s (300 m) langsamer als die Testlaufzeiten (Tabelle 3). In Tabelle 4 sind die Zusammenhänge der biomechanischen Daten zusammengestellt. Besonders fällt der nahezu perfekte Zusammenhang zwischen der komplexen Laufzeit und der dritten 100-m-Teilstrecke auf. Dies ist um so interessanter, als bei der Überprüfung der Zu-

Tabelle 3. Mittelwerte und Standardabweichungen der Testzeiten über 400-, 300- und 200-m-Hürden sowie der maximalen Laktatwerte auf den gleichen Strecken. Prozentualer Anteil der mittleren Laufzeiten und Laktatkonzentrationen der Teilstrecken an der Gesamtstrecke

	400-m-Hürden	300-m-Hürden	%-Gesamt	200-m-Hürden	%-Gesamt
Laufzeit (s)	53,30 $\pm s = 1,507$	38,20 $\pm s = 1,644$	71,4	24,50 $\pm s = 1,065$	45,8
Laktat (mmol/l)	21,99 $\pm s = 3,402$	18,27 $\pm s = 1,605$	83,1	12,80 $\pm s = 1,085$	58,2

Tabelle 4. Zusammenhänge der biomechanischen Meßgrößen

1.	$T_{400HÜ}$-JB	$-$	$T_{400HÜ}$-TL	:	$R = 0,77$	$(p \leqslant 0,01)$
2.	$T_{400HÜ}$-JB	$-$	T_{400M}	:	$R = 0,89$	$(p \leqslant 0,01)$
3.	$T_{400HÜ}$-JB	$-$	T_{200M}	:	$R = 0,77$	$(p \leqslant 0,05)$
4.	$T_{400HÜ}$-TL	$-$	$T_{200HÜ}$	:	$R = 0,71$	$(p \leqslant 0,01)$
5.	$T_{400HÜ}$-TL	$-$	$\Delta T_{200-100HÜ}$	:	$R = 0,76$	$(p \leqslant 0,01)$
6.	$T_{400HÜ}$-TL	$-$	$T_{HÜ7}$	:	$R = 0,76$	$(p \leqslant 0,01)$
7.	$T_{400HÜ}$-TL	$-$	$\Delta T_{200-100HÜ}$	:	$R = 0,79$	$(p \leqslant 0,01)$
8.	$T_{400HÜ}$-TL	$-$	$\Delta T_{300-200HÜ}$	:	$R = 0,96$	$(p \leqslant 0,01)$

JB = Jahresbestleistung, TL = Testleistung, HÜ = Hürde

Tabelle 5. Zusammenhänge biomechanischer mit biochemischen Meßgrößen

1.	$T_{400HÜ}$-TL	–	$Lakt_{400HÜ}$-TL	:	R = 0,22	
2.	$T_{400HÜ}$-TL	–	$\Delta Lakt_{400-300HÜ}$	:	R = 0,13	
3.	$Lakt_{400HÜ}$-TL	–	T-Auslauf	:	R = 0,13	
4.	$Lakt_{400HÜ}$-TL	–	Schrittlänge	:	R = 0,22	
5.	$Lakt_{400HÜ}$-TL	–	Schrittfrequenz	:	R = 0,24	
6.	$Lakt_{400HÜ}$-TL	–	$T_{300HÜ}$-Zw.	:	R = 0,09	
7.	$\Delta Lakt_{300-200HÜ}$	–	$\Delta T_{300-200HÜ}$	:	R = 0,61	(p $\leqslant$ 0,05)
8.	$\Delta Lakt_{400-300HÜ}$	–	T-Auslauf	:	R = 0,15	
9.	$\Delta Lakt_{400-200HÜ}$	–	$\Delta T_{400-200HÜ}$	:	R = 24	

TL = Testleistung, ZW = Zwischenzeit, HÜ = Hürde

sammenhänge biomechanischer mit biochemischen Meßgrößen (Tabelle 5) die Laufzeit auf dem dritten 100-m-Teilstück mit der Höhe des Laktatanstiegs (ausgedrückt durch den Differenzbetrag Δ Laktat 300–200Hü) negativ korreliert. Trainingspraktische Konsequenz aus dieser Erkenntnis wäre, im Hinblick auf eine Leistungsverbesserung ein weitaus größeres Augenmerk auf die Verbesserung der dritten Teilstrecke beim 400-m-Hürdenläufer zu legen. Ursprünglich waren von uns weitere Zusammenhänge zwischen der Laufleistung und dem maximalen Laktatspiegel im Blut erwartet worden, wobei wir von der Überlegung ausgingen, daß der Milchsäureanstieg einerseits als Ausdruck einer hohen anaeroben Kapazität, andererseits als globaler Gradmesser der „Übersäuerung" und damit Ermüdung angesehen werden kann.
Infolge geringer Stichprobenzahl sowie großer individueller biologischer Schwankungsbreite ergaben sich jedoch in dieser Hinsicht keine verwertbaren Informationen.
In diesem Zusammenhang sei erwähnt, daß die Bestimmung der sogenannten anaeroben Schwelle zur Differenzierung des Ausprägungsgrads der aeroben Kapazität nicht beitrug. Der im Rahmen der spiroergometrischen Laufbandtests bestimmte Intensitätsbereich für die empfohlene Laufgeschwindigkeit im Ausdauerbereich widersprach teilweise erheblich dem im Training praktisch Möglichen. Diese Erfahrung haben mittlerweile sicher viele Athleten mit den bisher üblichen leistungsdiagnostischen Empfehlungen gemacht.
Der 400-m-Hürdenlauf ist ein „Zwangslauf" [9] bei dem die Laufgestaltung (Geschwindigkeit, Schrittfrequenz, Schrittlänge . . .) geprägt ist durch die 10 Hürden bzw. durch den Abstand zwischen den Hürden [1]. Ein Vergleich der Geschwindigkeits-, Schrittfrequenz- und Schrittlängendifferenzen mit der komplexen 400-m-Hürdentestleistung erbringt nur bei letzterer einen linearen Zusammenhang (Differenzen zwischen jeweils maximaler und minimaler Teilstreckengeschwindigkeit, -schrittfrequenz, -schrittlänge). Obwohl wir uns der Problematik einer verallgemeinernden Aussage wohl bewußt sind, so läßt diese Darstellung (Abb. 4) doch zumindest einen Trend erkennen. Läufer der mittleren nationalen Leistungsklasse laufen meist einen konstanten 15-Schritt-Rhythmus. Dies könnte einen leistungslimitierenden Faktor darstellen, da hierbei die erste Rennhälfte, um den Rhythmus zu halten, meist mit „angezogener Bremse" gelaufen werden muß. Größere Verbesserungen der Laufleistung sind in solchen Fällen

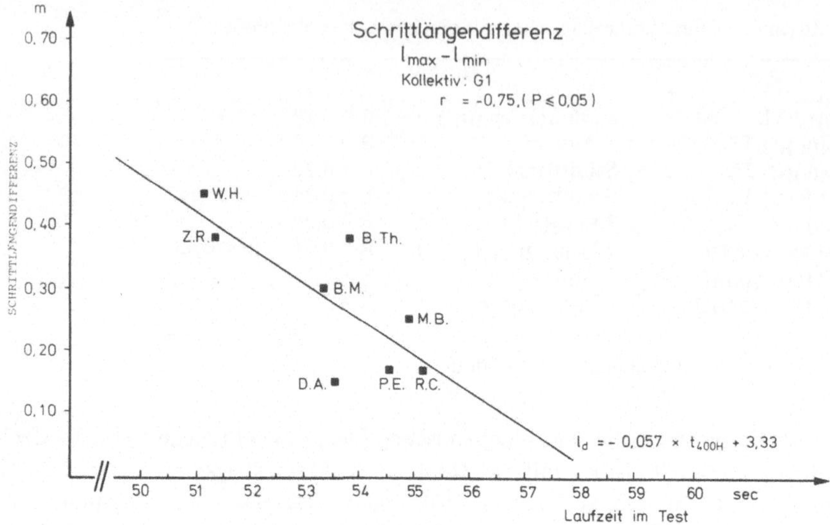

Abb. 4. Korrelation der Schrittlängendifferenzen mit der komplexen 400-m-Hürdentestleistung

wohl nur über Veränderungen der Rhythmusgestaltung zu erreichen (z.B. 14er Rhythmus).

Eine Bestätigung erfährt die eben beschriebene Beobachtung in der Individualbetrachtung der Geschwindigkeits-, Schrittlängen- und Schrittfrequenzverläufe (Abb. 5). Während der untere Anteil der Abbildung die Verläufe bei einem Läufer der internationalen Leistungsklasse darstellt, mit hohem Geschwindigkeitslevel zu Beginn des Rennens

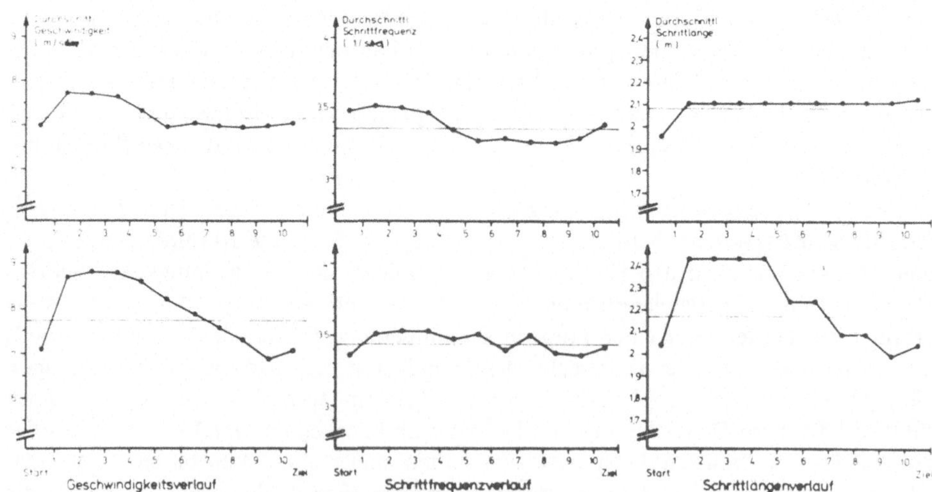

Abb. 5. Durchschnittliche Geschwindigkeiten, Schrittfrequenzen und Schrittlängen bei einem Läufer der nationalen (*oben*) und der internationalen (*unten*) Leistungsklasse

Tabelle 6. Trainingsberatungsbogen

1.	Medizin u. Untersuchungsbefund	– Intern.
		– Orthop.
		– Empfohlene Maßnahmen
2.	Ausdauervermögen	– Allgem. Ausd. (AT)
		– Spezielle Ausd.
3.	Technikbeurteilung	– Gesamtbewegung
		– Teilbewegung
		– Meth. Maßnahmen zur Fehlerbeseitigung
4.	Laufgestaltung	– Geschwindigkeitsverlauf
		– Rhythmusgestaltung
		– Schrittverlauf, Schrittfrequenz
5.	Wettkampfverhalten	– Saisonale Wettkampfgestaltung
		– Training vor und nach Wettkämpfen
6.	Trainingsaufbau	– Globale Kritik
7.	Gesamtbeurteilung und Prognose	

und entsprechend großer Schrittlänge, bedingt durch den 13-Schritt-Rhythmus, sowie einem steilen Abfall der beiden Größen ab der 5. Hürde, verläuft das Geschwindigkeits- und vor allem Schrittlängenprofil bei dem zweiten Läufer (nationale Klasse), dargestellt im oberen Teil der Abbildung, eher gleichförmig. Zur Verbesserung der Laufzeit würde man im zweiten Fall sicher das mutigere „Angehen" bzw. die Schulung der Grundschnelligkeit fordern. Zu den für die Trainingsberatung genutzten, jedoch nicht näher auswertbaren Ergebnissen gehörte die Technikbeurteilung durch ein Expertenteam. Ausgehend von der im eigens konzipierten Technikbeurteilungsbogen negativ abgegrenzten „Idealtechnik" wurde das individuelle Technikverhalten nach erarbeiteten Kriterien beurteilt (auf Einzelheiten muß in diesem Rahmen verzichtet werden). Es ist dabei jeweils versucht worden, die kausale Fehlerquelle zu ermitteln. Neben der individuellen Beratung konnten auch typische Fehler herausgearbeitet werden.
Alle relevanten Ergebnisse und individuellen Leistungsdaten wurden den Athleten in schriftlicher Form in dem von uns konzipierten Trainingsberatungsbogen mitgeteilt. Dabei wurde eine Überfütterung mit nicht leistungsrelevanten Daten bewußt vermieden (Tabelle 6).
Im Hinblick auf die Wertigkeit von Prüfmethoden und Meßgrößen für die Nutzung als leistungsdiagnostisches Prüfverfahren der Disziplin 400-m-Hürdenlauf ergaben sich im Rahmen unserer Untersuchung folgende Erkenntnisse:
1. Die Analyse des Laufrhythmus (Schrittlängen-, Schrittfrequenzvergleiche) ermöglicht das Erkennen von Schwächen in der Renneinteilung sowie der sie bedingenden konditionellen Grundlagen.

2. Die Geschwindigkeitsgestaltung im Rennverlauf, dargestellt durch Teilzeiten und Geschwindigkeitsverläufe auf den Teilstrecken, gestattet, in Verbindung mit der Auswertung des trainingstechnischen Vorgehens des einzelnen Athleten, Hinweise zur Schwerpunktsetzung der Trainingsmittel.

3. Unter Beachtung der individualtypischen Merkmalsausprägung gestattet die Korrektur einer „fehlerhaften" Hürdentechnik eine Verminderung des Zeitverlusts durch die Hürde.

4. Laufzeit und Laktatverhalten im dritten 100-m-Teilstück geben Hinweise zur Schwerpunktsetzung bei der Auswahl von Trainingsmitteln der „speziellen Ausdauer".

5. Die Bestimmung des allgemeinen Ausdauerniveaus erscheint für die Trainingsarbeit sinnvoll, wenn auch in der Methode noch nicht endgültig gelöst.

Als Prüfmethode erschienen uns Magnetbandaufzeichnung sowie die Bestimmung metabolischer Größen im Rahmen von Labor- und Feldbelastungen als hinreichend. Die Lichtschrankenmessungen brachten zumindest im Rahmen unserer Untersuchungen keine zusätzlichen Informationen. Auf eine Darstellung der Ergebnisse wurde deshalb verzichtet.

Geht man davon aus, daß die gesamte Feldbelastung im Rahmen einer Lehrgangsmaßnahme an einem Wochenende durchgezogen werden kann sowie die übliche Gesundheits- und Laboruntersuchung sich durchaus im unmittelbaren Zeitraum um den Zeitpunkt der Feldbelastung koordinieren läßt, bleiben auch die Gütekriterien der Leistungsdiagnostik, nämlich Ökonomie und Praktikabilität [8], durchaus gewahrt.

Literatur

1. Alabin W, Maischutowitsch M (1975) Der Geschwindigkeitsverlauf im 400m-Hürdenrennen. LdLA 26:26
2. Alabin W, Maslowskij E, Maischutowitsch M (1972) Die Konditionseigenschaften von 400m-Hürdenläufern. LdLA 23:38
3. Beulke H (1980) Systemkritische Aspekte der Informationsbeziehungen zwischen Sportwissenschaft und Trainingspraxis. Leistungssport 3–9
4. DSB-Bundesausschuß Leistungssport (Hrsg) (1977) Ausdauertraining – Informationen zum Training. Beiheft zu LSP 4
5. DSB-Bundesausschuß Leistungssport (Hrsg) (1977) Ausdauertraining – Informationen zum Training. Beiheft zu LSP 9
6. Gaisl G (1979) Der aerob-anaerobe Übergang und seine Bedeutung für die Trainingspraxis. LSP 9:4, 235–243
7. Helbig A, Spilker J, Thul W (1975) 400m-Hürdenlauf. LdLA 26:48–51
8. Israel S (1979) Sportmedizinische Positionen zu Leistungsprüfverfahren im Sport. Med u Sport 19:1/2, 28–37
9. Jonath U (Hrsg) (1973) Praxis der Leichtathletik. Berlin
10. Jonath U (1968) Testmethoden für den 400m-Hürdenläufer (und Mittelstrecker). LdLa 19:9
11. Keul J, Kindermann W, Simon G (1978) Die aerobe und die anaerobe Kapazität als Grundlage für die Leistungsdiagnostik. LSP 8:1, 22–32
12. Keul J, Simon G, Berg A, Dickhuth H, Goerttler I, Kübel R (1979) Bestimmung der individuellen anaeroben Schwelle zur Leistungsbewertung und Trainingsgestaltung. Dtsch Z Sportmed 7; 212–218

13. Letzelter H, Letzelter M (1979) Zum Einfluß von Kondition und Technik beim 400m-Hürdenlauf der Männer und Frauen. LSP 9:1, 12–19
14. Letzelter M (1979) Leistungsdiagnostik und Trainingsberatung. LdLA 30:1–4
15. Mader A, Liesen H, Heck H, Philippi H, Rost R, Schürch P, Hollmann W (1976) Zur Beurteilung der sportartspezifischen Ausdauerleistungsfähigkeit im Labor. Sportarzt u Sportmed 4:80–88; 5:109–112
16. Tschiene P (1980) Trainingssteuerung ohne Systemansatz unmöglich! Leistungssport 10–16

Zur Wirksamkeit von Dopingpräparaten an der Grenze menschlicher Leistungsfähigkeit –
Koinzidenzstudie anhand der Leistungsentwicklung seit Einführung der Dopingkontrollen

J. Monnerjahn, H.-V. Ulmer

Bereits im Jahr 1952 definierte der Deutsche Sportbund Doping wie folgt: „Die Einnahme eines jeden Medikamentes — ob es wirksam ist oder nicht — mit der Absicht einer Leistungssteigerung ist als Doping zu bezeichnen" (Deutscher Sportbund 1970). Auch in den neueren Definitionen wird stets davon ausgegangen und beim Sportler ein entsprechender Eindruck erweckt, daß durch Anwendung bestimmter Pharmaka eine Steigerung der Leistungsfähigkeit zu erreichen sei. Auf dieser Annahme beruhen auch die gebräuchlichen Dopinglisten (s. Donike 1977). Es werden also für den Sportler zumeist in Medikamenten enthaltene spezielle Substanzen zu Dopingmitteln erklärt, verboten und auch entsprechende Kontrollen durchgeführt, weil man davon ausgeht, daß diese Substanzen einen unfairen sportlichen Vorteil bringen.

Einmütigkeit hierin liegt allerdings bei den Sportmedizinern nicht vor. Namhafte Vertreter bezweifeln, daß Dopingpräparate zu besseren Leistungen führen. So schreibt Prokop (1976) zumindest den klassischen Dopingmitteln eine sehr unsichere oder gar zweifelhafte Wirkung zu, die nichts weiter sei als ein „einfacher autosuggestiver Scheinmitteleffekt". Andere Wissenschaftler bezweifeln sogar den Beitrag der Anabolika zur Verbesserung von Spitzenleistungen (Übersicht bei Karcher 1980).

Keine Seite konnte bis jetzt ihren Standpunkt zur Wirksamkeit von Dopingmitteln überzeugend beweisen, weil viel zu wenig über die tatsächliche Wirksamkeit von Dopingmitteln bei Spitzensportlern bekannt ist. Aus der Einsicht heraus, daß die Klärung dieser Frage experimentell kaum zu erbringen sein wird, beschreibt Donike (1977) folgende Auswege:

1. Man schließt vom Nachweis eines leistungssteigernden Effekts in Labortests, wo, wenn überhaupt, nur Durchschnittssportler zur Verfügung stehen, auf eine ähnliche Wirksamkeit bei Spitzensportlern.
2. Ferner wählt man einen pharmakologischen Vergleich, indem man fragliche Substanzen rein theoretisch mit geeigneten Standardsubstanzen vergleicht, die typische, als Dopingreaktionen erwünschte Eigenschaften beinhalten (wie z.B. „Verbesserung der spontanen, koordinierten Bewegung, als die typischste und charakteristischste Eigenschaft von Dopingmitteln"; Donike 1977).

Der angeblich leistungssteigernde Effekt von Dopingpräparaten ließ sich in zahlreichen kritischen Laborexperimenten nicht beweisen (Ulmer u. Schlott 1977). Wenn es nun schon so schwierig ist, an Durchschnittssportlern in Laborversuchen einen leistungssteigernden Effekt von Pharmaka nachzuweisen, dann ist eine Projektion auf Verhältnisse im Spitzensport noch problematischer.

Eine andere Möglichkeit, die Frage nach der Wirksamkeit von Dopingmitteln im Spitzensport zu beantworten, besteht darin, die Entwicklung sportlicher Spitzenleistungen in zeitlichem Zusammenhang zur Einführung von Dopingkontrollen zu analysieren.

Dabei können folgende Kriterien gelten:

1. Ein leistungssteigernder Effekt klassischer Dopingmittel sollte mit Einführung systematischer Dopingkontrollen im Jahr 1972 einen Knick in der Leistungsentwicklung zur Folge haben.
2. Ein leistungssteigernder Effekt der Anabolika sollte mit Einführung systematischer Anabolikakontrollen im Jahr 1976 einen Leistungsknick bewirken.

Zeigt sich in den jeweiligen Zeitbereichen aber eine ungestörte Leistungsentwicklung, so waren entweder die Kontrollen ineffektiv oder die Präparate unwirksam.

Betrachten wir zunächst die Ergebnisse hinsichtlich der Anabolika. Als Beispiel wurden das Kugelstoßen der Männer und der Zweikampf im Gewichtheben der Superschwergewichtsklasse ausgewählt:

1. Kugelstoßen der Männer: In Abb. 1 wird deutlich, daß im Anfangsteil der Leistungskurve die Goldmedaille bei Olympischen Spielen jeweils gleichbedeutend mit einem neuen olympischen Rekord war, bis erstmals 1976 in Montreal, als auch an Anabolika kontrolliert wurde, dies nicht mehr zutraf. Die Leistung des Olympiasiegers (Udo Beyer) lag sogar um fast einen Meter unter der Jahresweltbestleistung von 1976; sie war im gleichen Jahr von mehr als zehn Athleten überboten worden, freilich bei Wettkämpfen ohne Anabolikakontrollen.
2. Gewichtheben: Noch deutlicher ist beim Zweikampf der Superschwergewichtler ein Leistungsknick mit Einführung der Dopingkontrollen auf Anabolika zu erkennen (Abb. 2). Nachdem in den Jahren zuvor die Leistungen konsequent gestiegen waren,

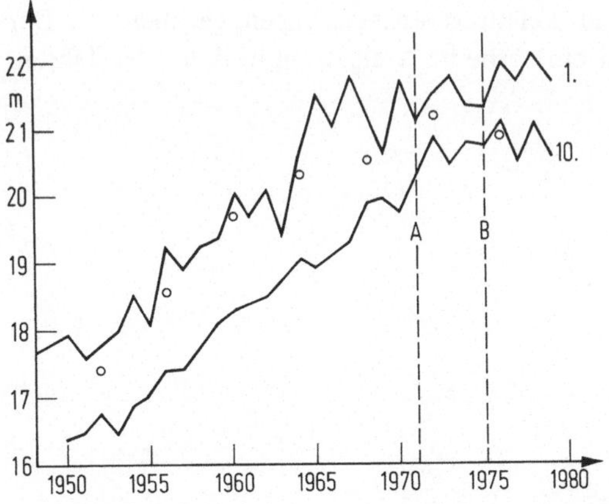

Abb. 1. Entwicklung der Kugelstoßleistung der Männer (Jahresweltbestenliste, Rang 1 und 10) (O = Olympiasiegerleistung; *A* = Einführung der Kontrollen auf klassische Dopingpräparate; *B* = Einführung der Kontrollen auf Anabolika)

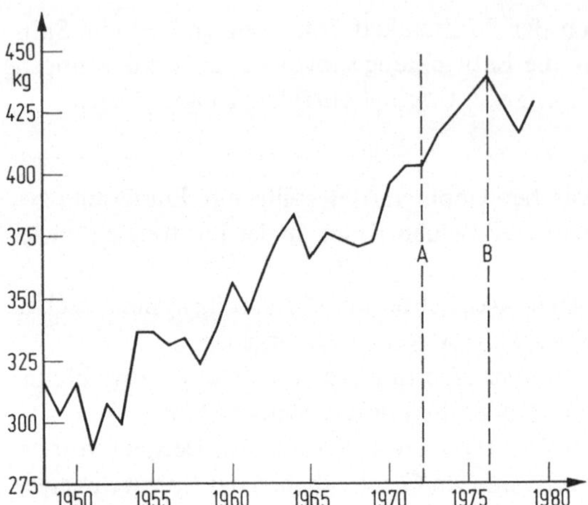

Abb. 2. Entwicklung der Zweikampfleistung im Superschwergewicht (Jahresweltbestenliste, Rang 1),
○, A und B siehe Abb. 1

wurden die Ergebnisse von 1976 bis heute nicht mehr erreicht. In diesem Zusammenhang soll erwähnt werden, daß sich im Gewichtheben seit 1977 jeder Weltrekordler einer Dopingkontrolle stellen muß.

Nun zu den Ausdauerdisziplinen und damit zum Bereich der klassischen Dopingmittel. Man kann hier davon ausgehen, daß zumindest in der Leichtathletik seit 1971 die Erstplazierten bei Europa- und Weltmeisterschaften und seit 1972 die Medaillengewinner bei Olympischen Spielen Dopingkontrollverfahren auf klassische Dopingsubstanzen unterzogen wurden.

1. 800-m-Lauf der Männer: Bei der Entwicklung der Jahresweltbestleistungen im 800-m-Lauf der Männer seit 1950 erkennt man unschwer (Abb. 3), daß mit einigen Schwankungen eine klare Tendenz zu Leistungsverbesserungen gegeben ist. Der Stagnation Ende der 60er Jahre folgt eine erneute Steigerung in den 70er Jahren.

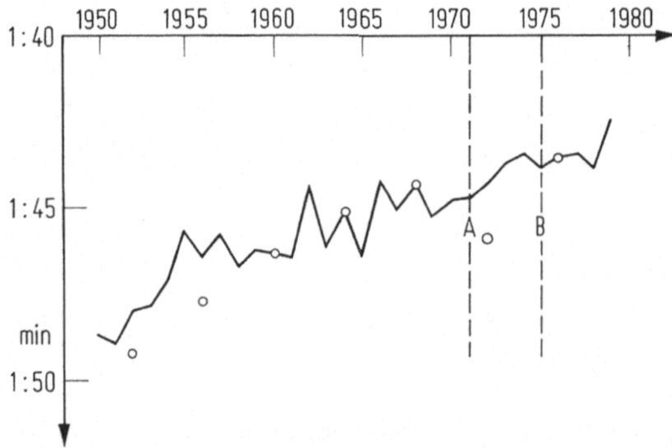

Abb. 3. Entwicklung der 800-m-Laufleistung der Männer (Jahresweltbestenliste, Rang 1), ○, A und B siehe Abb. 1

Dies zeigt, daß auch nach Dopingverbot bzw. -kontrollen bei großen Wettkämpfen neue Weltrekorde gelaufen wurden. Bei den Olympischen Spielen in Montreal verfehlte der Sieger Juantorena den derzeit bestehenden Rekord nur um 0,1 s; im Jahr 1979 verbesserte Coe in Oslo den Weltrekord auf 1 min 42,33 s.

2. 800-m-Lauf der Frauen: Wenn man von der Koreanerin Sin Kim Dan absieht, die zwar 1961–1964 jeweils Jahresbestleistung gelaufen ist, deren Rekorde aber wegen ihres umstrittenen Geschlechtsstatus von der IAF nicht als Weltrekorde anerkannt wurden, so ist auch hier durchweg eine steigende Tendenz zu verzeichnen (Abb. 4). 1972 wurden im 800-m-Lauf die Jahresweltbestleistung und 1976 der Weltrekord bei Olympischen Spielen gelaufen, also bei Wettkämpfen mit Dopingkontrollen.

3. 10000-m-Lauf der Männer: Auch die graphische Darstellung der Jahresweltbestleistungen im 10000-m-Lauf zeigt nach 1971, also nach Einführung von Dopingkontrollen, eine Fortsetzung des Leistungsanstiegs (Abb. 5). Vor allem die Kurven

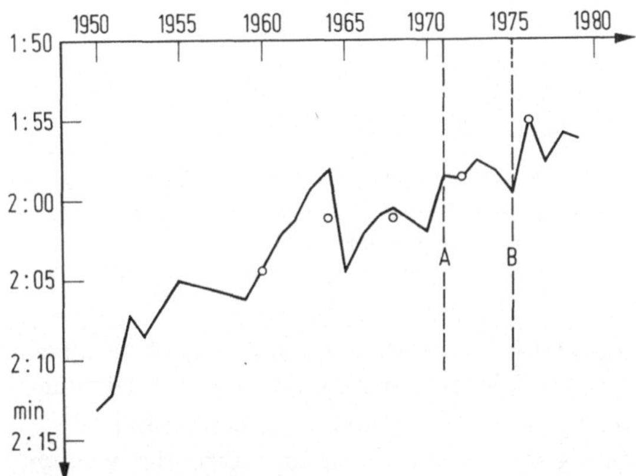

Abb. 4. Entwicklung der 800-m-Laufleistung der Frauen (Jahresweltbestenliste, Rang 1), ○, A und B siehe Abb. 1

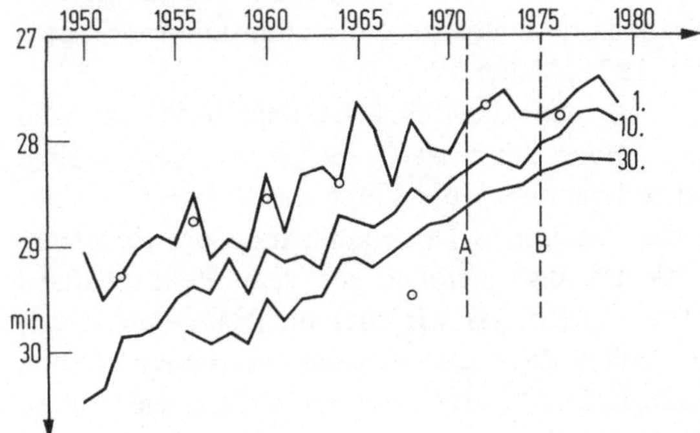

Abb. 5. Entwicklung der 10 000-m-Laufleistung der Männer (Jahresweltbestenliste, Rang 1, 10 und 30), ○, A und B siehe Abb. 1

der Rangplätze 10 und 30 geben eine konsequente Entwicklung besserer Laufzeiten wieder, unbeeinflußt durch die Einführung von Dopingkontrollen.

4. 1500-m-Freistilschwimmen der Männer: Entsprechendes gilt beim Schwimmen; am Beispiel der 1500-m-Strecke im Freistil der Männer zeigt sich ebenfalls eine ungestörte Entwicklung (Abb. 6). Auch nach Einführung der Dopingkontrollen wurden bei Olympischen Spielen und Weltmeisterschaften Weltrekorde geschwommen.

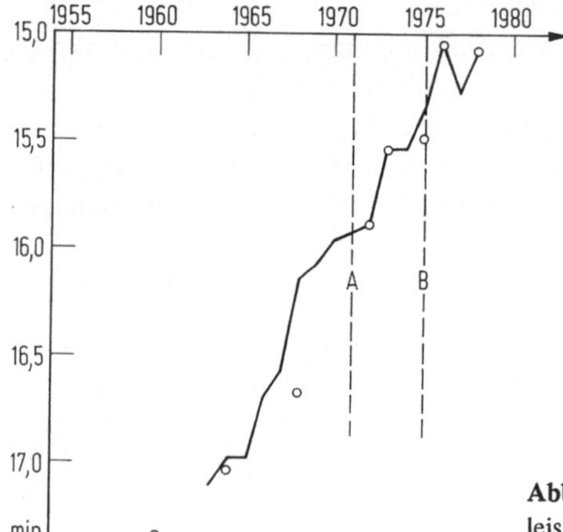

Abb. 6. Entwicklung der 1500-m-Freistil-Schwimmleistung der Männer (Jahresweltbestenliste, Rang 1, O, A und B siehe Abb. 1

Diskutiert man nun anhand dieser Koinzidenzstudie die Ausgangsfrage, ob und welchen Dopingpräparaten an der Grenze menschlicher Leistungsfähigkeit ein leistungssteigernder Effekt zukommen dürfte, so neigen die Autoren zu folgender Ansicht:

1. Obwohl Anabolika, wenn sie rechtzeitig vor einem Wettkampf abgesetzt werden, bei dem betreffenden Athleten nicht mehr nachweisbar sind, zeigt sich bei den hauptsächlich auf Maximalkraft ausgerichteten Sportarten ein typischer Leistungsknick mit Einführung der Kontrollen auf Anabolika. Daraus kann man schließen, daß Spitzenleistungen in den letzten Jahren vor Einführung der Dopingkontrollen in diesen Sportarten nur durch Anabolikaunterstützung bis unmittelbar vor dem Wettkampf möglich waren (Hollmann 1977; Mader 1977).

2. Ganz anders stellt sich die Situation bei den klassischen Dopingmitteln dar, also hinsichtlich der Ausdauerdisziplinen. Noch Jahre nach Einführung der Dopingkontrollen findet man eine ungestörte Leistungsentwicklung der Rekorde, die nur den Schluß zuläßt, daß entweder die klassischen Dopingpräparate bei Höchstleistungen nicht wirksam sind oder die Dopingkontrollen von allen Rekordhaltern in deren Sinn erfolgreich unterlaufen wurden. Da wir aber nicht annehmen, daß beim heutigen Stand der Dopingkontrollen diese systematisch unterlaufen werden können (s. Clasing u. Mitarb. 1974; Deutscher Sportärztebund 1977), neigen wir zu der These, daß die klassischen Dopingmittel für den Spitzensportler nicht den gewünschten Effekt bringen.

Eine größere Gewißheit wird man sicher erlangen können, wenn man in den nächsten Jahren die Leistungsentwicklung weiter unter diesem Gesichtspunkt verfolgt. Schon heute halten wir es allerdings für sinnvoll, den Schwerpunkt der Dopingdiskussion auf die Schädlichkeit dieser Präparate zu legen und weniger auf den zumindest sehr bestreitbaren leistungssteigernden Effekt im Spitzensport, wie es z.B. im Zusammenhang mit dem „Fairneßargument" der Fall ist (vgl. Becker 1972).

Zu begrüßen wäre, wenn in sämtlichen Disziplinen Rekorde nur anerkannt würden, wenn sie mit einer Dopingkontrolle verknüpft sind. Wenn sich dann unter Sportlern herumspricht, daß man auch ohne klassische Dopingpräparate Rekorde erbringen kann, dann wäre dies der beste Weg, um vom Aberglauben des Dopings wegzukommen.

Literatur

Becker W (1972) Doping – ein olympisches Problem. Ther Ggw 111:1184

Clasing D, Donike M, Klümper A (1974) Dopingkontrollen bei den Spielen der XX. Olympiade München 1972. Leistungssport 4:130, 192, 303

Deutscher Sportärztebund e.V. (ed) (1977) Der derzeitige Stand des Dopings in der Bundesrepublik und Empfehlungen an den DSB und das NOK zur Verhinderung des Doping aus sportärztlicher Sicht. Selbstverlag, Freiburg

Deutscher Sportbund (ed) (1970) Doping, pharmakologische Leistungssteigerung und Sport. Selbstverlag, Frankfurt

Donike M (1977) Doping, oder das Pharmakon im Sport. In: Hollmann W (Hrsg) Zentrale Themen der Sportmedizin, 2. Aufl. Springer, Berlin Heidelberg New York

Hollmann W (1977) Anabolika und die Grenzen des Hochleistungssports. Med Trib 12:33, 35

Karcher HL (1980) Anabolika – ein Mythos macht jetzt schlapp. Selecta 28:2712

Mader A (1977) Anabolika im Hochleistungssport. Leistungssport 7:136

Monnerjahn J (1978) Zum Doping und seiner Wirksamkeit im Sport – Eine Analyse über den Verlauf von Spitzenleistungen der Leichtathletik, des Gewichthebens und des Schwimmens unter dem Aspekt einer möglichen Auswirkung der Dopingkontrollen auf sportliche Höchstleistungen. Staatsexamensarbeit FB Sport, Universität Mainz

Prokop L (1976) Einführung in die Sportmedizin. Fischer, Stuttgart

Schlott K-D (1976) Zur Problematik des Nachweises eines Dopingeffektes in Labor- und Sportplatzversuchen. Diplomarbeit FB Sport, Universität Mainz

Ulmer H-V, Schlott K-D (1977) Zum Wirkungsmechanismus verschiedener Dopingmethoden unter Einschluß des Konzepts einer programmierten Leistungseinteilung. Leistungssport 7:76

Zur Bedeutung des Empfindens für Leistung und Bewegungsgeschwindigkeit aus der Sicht der Taktik bei sportlichen Höchstleistungen [1]

M. Lamberty, H.-V. Ulmer

Zusammenfassung

Im sportlichen Höchstleistungsbereich stellt sich unter anderem für Läufer während des Rennens das taktische Problem, ihre Leistung unter Nutzung vielfältiger individueller Voraussetzungen sinnvoll und zielgerecht einzuteilen. Eine solche Leistungseinteilung setzt voraus, daß über die während des Rennens erbrachte körperliche Leistung Rückmeldungen verarbeitet werden. Aus biomechanischer Sicht setzt sich Leistung aus den Faktoren Kraft und Bewegungsgeschwindigkeit zusammen, wobei durch Feinabstimmung dieser beiden Komponenten während zyklischer Bewegungsabläufe der Leistungseinsatz zustande kommt. Um die oben genannte Rückmeldung zu untersuchen, wurde das Empfinden für die Bewegungsgeschwindigkeit mit einer eigens dafür konstruierten Empfindungsskala näher untersucht. Dabei sollten 10 Versuchspersonen einerseits Ergometertretgeschwindigkeiten in Skalenwerte und andererseits Skalenwerte in Ergometertretgeschwindigkeiten umsetzen. Dieses Umsetzen gelang den Probanden sehr gut und vor allem sehr schnell. In einer Kombination mit dem ebenfalls schnell reagierenden Kraftempfinden ergäbe sich ein, im Gegensatz zum langsamen Borgschen Leistungsempfinden, schnelles Belastungsempfinden im engeren Sinn. Dadurch würde der Körper auch während kurzer Belastungszeiten in die Lage versetzt werden, Rückmeldungen über den Grad der Belastung = physikalische Leistung zu erhalten, um damit einen sinnvollen Leistungseinsatz zu bewerkstelligen.

1 Lamberty M, Ulmer H-V, (1980) Zur Bedeutung des Empfindens für Leistung und Bewegungsgeschwindigkeit für die Taktik bei sportlichen Höchstleistungen. Vortrag auf dem Symposium „Sport an der Grenze menschlicher Leistungsfähigkeit", Dtsch. Sportärztebund − Sektion Lehre und Wissenschaft an den Hochschulen, Kiel 1980. Leistungssport 10:464−469

Kardiorespiratorische Reaktionen jugendlicher Basketballspieler im Grenzbereich ihrer Leistungsfähigkeit

P. de Castro, E. Von-Eiff, M. Tröger, P.E. Nowacki

Einführung

Die Attribute der „Gießener Basketballschule" — Jugend, Kondition und Tempo — verhalfen der Bundesliga-Mannschaft des MTV Gießen seit 1965 zu 5 deutschen Meistertiteln und 4 Pokalsiegen. Noch erfolgreicher waren die Jugend- und Juniorenmannschaften dieses Vereins. Bei einer mehrjährigen Beobachtung dieser Jugendspieler, die neben dem Schulsport noch ganzjährig ein 6- bis 8stündiges Kraft- und Intervalltraining pro Woche absolvieren, fällt auf, daß relativ wenige der jungen Talente in die guten Männermannschaften kommen.
Nach Hollmann u. Hettinger (1976) bestimmen folgende Grundfaktoren bei gegebenem Alter und Geschlecht die Eignung für eine überdurchschnittliche Leistungsfähigkeit in einer bestimmten Sportart:

1. Körperbaumerkmale wie Länge, Gewicht und Proportionen,
2. Morphologie und Struktur der Organe,
3. chemischer Aufbau der Organe,
4. nervale und humorale Steuerung.

Im Basketball ist eine überdurchschnittliche Körperlänge ohne Übergewicht vorteilhaft. Die Beweglichkeit und das Koordinationsvermögen sollen dabei auch noch bei Spielern über 190 cm Körpergröße möglichst optimal sein.
Neben einem allgemeinen Ausdauer- und Krafttraining muß deshalb das sportartspezifische Training der Basketballspieler die Koordination, Schnelligkeit, Sprungkraft und das Spielverständnis entwickeln. Da im Basketball nur die effektive Spielzeit von 2 x 20 min zählt, dehnt sich die Gesamtspielzeit oft auf 1 1/2 Stunden aus, so daß mit Sicherheit auch eine besondere sportartspezifische Ausdauerleistungsfähigkeit für Basketballspieler erforderlich ist.
Gegen ein kinder- und jugendgemäßes Training zur Entwicklung der Schnelligkeit, Koordination und Flexibilität (Berndt u. Rehs 1975) wäre aus sportmedizinischer Sicht nichts einzuwenden. Von vielen Trainern werden jedoch Kinder und Jugendliche gerade im Alter von 12—16 Jahren schon einem intensiven Intervall- und Krafttraining unterzogen. Das ist sicher nicht richtig, da ein einseitiges Schnelligkeits- und Krafttraining zu keiner nennenswerten Verbesserung des kardiopulmonalen Systems führt und Schäden für die weitere Entwicklung nicht auszuschließen sind (Hollmann u. Hettinger 1976).

Deshalb sollte dem Ausdauertraining bei Jugendlichen, ganz besonders bei den Spielsportarten, ein weitaus größerer Anteil als bisher eingeräumt werden.

Das Ziel dieser Arbeit ist die Bestimmung der korporalen und kardiorespiratorischen Leistungsfähigkeit von jugendlichen, erfolgreichen Basketballspielern, mit dem Versuch festzustellen, ob durch das bisherige Basketballtraining, verbunden mit den vielen Wettkämpfen, häufig biologische Grenzbereiche überschritten werden.

Methodik

Untersucht wurden 31 hessische B-Jugend Basketballspieler im Alter von 15–16 Jahren. Die spiroergometrische Belastungsprüfung erfolgte in Form einer Fahrradergometrie im Sitzen nach dem körpergewichtsbezogenen Belastungsverfahren (Nowacki 1974).

Die Belastung begann bei 1 W/kg Körpergewicht und wurde alle 2 min um 1 W/kg KG bis zur Erschöpfung gesteigert (Abb. 1). Die registrierte Erholungsphase dauerte 5 min. Die üblichen biologischen Leistungsdaten: Atemminutenvolumen (AMV), Sauerstoffaufnahme ($\dot{V}_{O_2}$), Kohlendioxidausscheidung ($\dot{V}_{CO_2}$) und die Atemfrequenz (Af) wurden im offenen System pneumotachographisch nach E. Jaeger registriert. Die Herzschlagfrequenz wurde elektrokardiographisch mit dem Dreifachschreiber der Fa. Hellige (Multiskript SK 26) bestimmt, der Blutdruck auskultatorisch nach Riva Rocci. Folgende kardiorespiratorischen Quotienten wurden fortlaufend über einen angeschlossenen Computer (Olivetti P 652, MLU 600, CTU 1000 und Editor 4 ST) berechnet: Relative Sauerstoffaufnahme ($\dot{V}_{O_2}$/kg KG), Sauerstoffpuls ($\dot{V}_{O_2}$/Hf), Atemäquivalent (AÄ), respiratorischer Quotient (RQ) und das Atemzugvolumen (AZV).

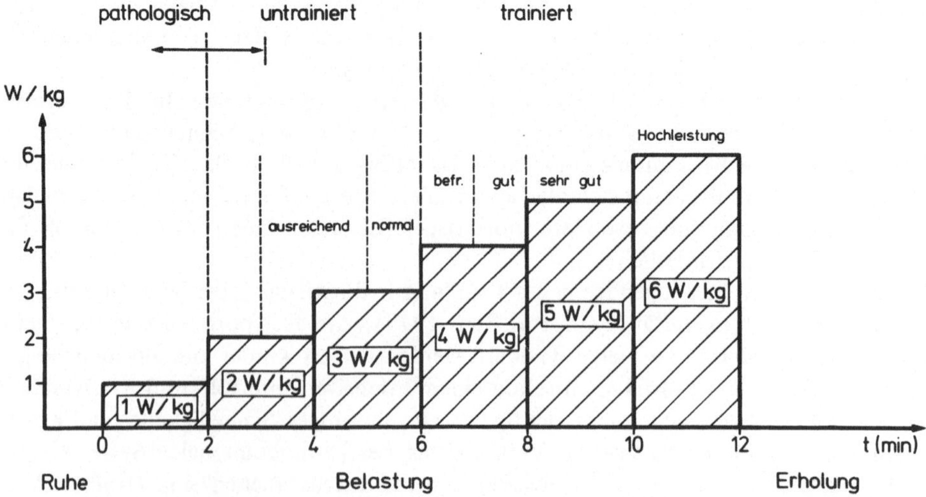

Abb. 1. Fahrradergometrie nach dem körpergewichtsbezogenen Belastungsverfahren nach Nowacki

Nach demselben Belastungsschema sind einfache Ergometrien mit elektrokardiographischer Herzfrequenzregistrierung und auskultatorischer Blutdruckmessung bei 153 jugendlichen Basketballspielern im Alter von 12,0–18,9 Jahren zur Berechnung der „physical working capacity" für die Herzfrequenz 170 (PWC_{170}) durchgeführt worden.

Ergebnisse und Diskussion

In Abb. 2 sind die Ergebnisse für die PWC_{170} von Basketballspielern verschiedener Altersgruppen dargestellt. Eine deutliche Zunahme der PWC_{170} mit zunehmendem Alter ist zu erkennen. Mit 12 Jahren beträgt sie 94 ± 40 W und mit 18 Jahren bereits 270 ± 58 W. Schon im Alter von 13 Jahren haben diese Spieler Werte, die über denen von gleichaltrigen Untrainierten und von Eishockeyspielern (Shkhvatsabaya 1977) liegen. Die PWC_{170} liegt immer deutlich über den Sollwerten von Burmeister u. Mitarb. (1972).

Die PWC_{170} für die Altersklasse von 15,0–17,9 Jahren (n = 99) ermöglicht den Vergleich mit erfolgreichen Jugendlichen in anderen Sportarten (Schäfer 1980). Die Basketballspieler liegen hier mit 226 ± 51 W an der Spitze (Abb. 3). Im gleichen Bereich der körperlichen Leistungsfähigkeit bewegen sich Handballspieler, Leichtathleten (Mehrkämpfer), Fußballspieler und Ruderer. Eine Mittelstellung nehmen Schwimmer, Volleyballspieler und Schulleistungssportler (6 h/Woche nur Schulsport) ein, während Tennisspieler und Geräteturner desselben Alters doch deutlich abfallen.

Die kardiozirkulatorische Reaktion der 31 sportlich erfolgreichsten hessischen B-Jugend-Basketballspieler (Abb. 4) kann durch das Verhalten der Herzschlagfrequenz

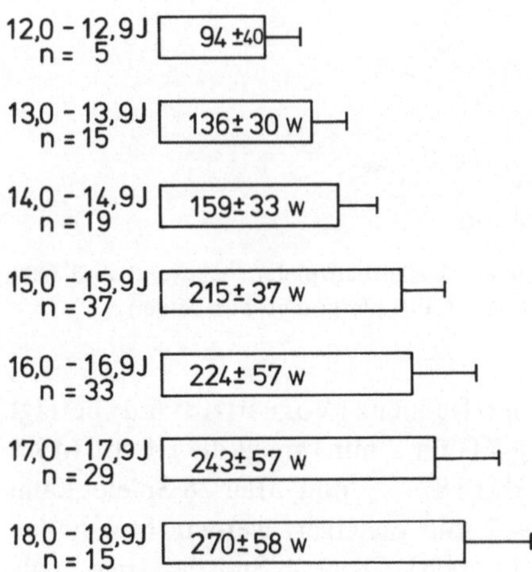

Abb. 2. Mittelwerte und Standardabweichungen der PWC_{170} (in Watt) von jugendlichen Basketballspielern in Abhängigkeit vom Alter

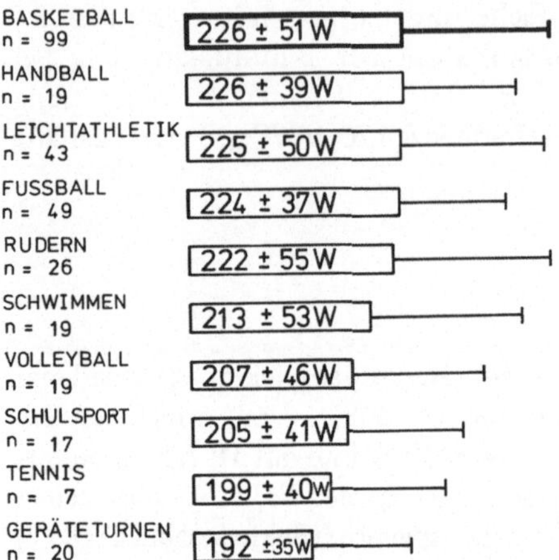

Abb. 3. Mittelwerte und Standardabweichungen der PWC_{170} von 15,0–17,9jährigen Basketballspielern im Vergleich mit erfolgreichen Athleten verschiedener Sportarten

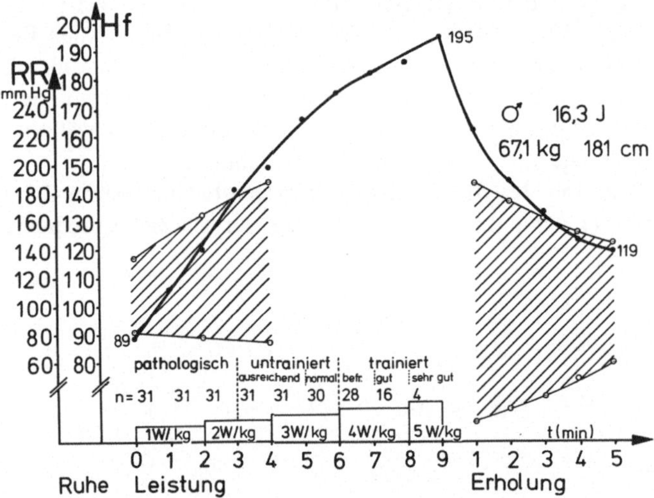

Abb. 4. Kardiozirkulatorische Reaktion von jugendlichen Basketballspielern während und nach erschöpfender Belastung nach dem W/kg-Verfahren auf dem Fahrradergometer im Sitzen

und des Blutdrucks beurteilt werden. Die Ruheherzfrequenz (Vorstartzustand) beträgt 89 ± 16/min. In der 4. Belastungsminute (2 W/kg KG für 2 min) steigt die Hf auf 149 ± 12/min an, das entspricht 80% der maximalen Hf (187 ± 7/min). Bei 28 Spieler kann die Belastung bis zu 4 W/kg KG für mindestens 1 min gesteigert werden, in 4 Fällen sogar bis zu 5 W/kg KG (sehr gut trainierter Bereich). Diese 4 Sportler (maximale Hf 195 ± 4/min) haben auch die besten biologischen Werte und liegend damit an der Spitze ihrer Mannschaft. Die kardiozirkulatorische Erholungsfähigkeit ist mit einer

Herzfrequenz von 119 ± 10 nach der 5. Erholungsminute als gut bis befriedigend zu bezeichnen. Das Blutdruckverhalten ist normal. In Ruhe ist der Blutdruck gleich 135/80 ± 15/5 mmHg und steigt bis 185/75 ± 25/20 mmHg in der 4. Belastungsminute. In der 5. Minute der Erholungsphase ist der Blutdruck auf 145/60 ± 20/15 mmHg zurückgegangen.

Die Abb. 5 zeigt die respiratorischen Reaktionen dieser Gruppe mit den Verlaufskurven für das Atemminutenvolumen, das Atemzugvolumen und die Atemfrequenz. Das maximale Atemminutenvolumen von 127 L bei 5 W/kg KG wird durch ein Atemzugvolumen von 2634 ml und die hohe Atemfrequenz von 51/min ermöglicht. Das maximale Atemminutenvolumen dieser Gruppe entspricht dem 12fachen des Ruhewerts. Diese Steigerung wird durch die Erhöhung der Atemfrequenz um das 3fache und des Atemzugvolumens um das 4fache gegenüber den Ruhewerten erreicht.

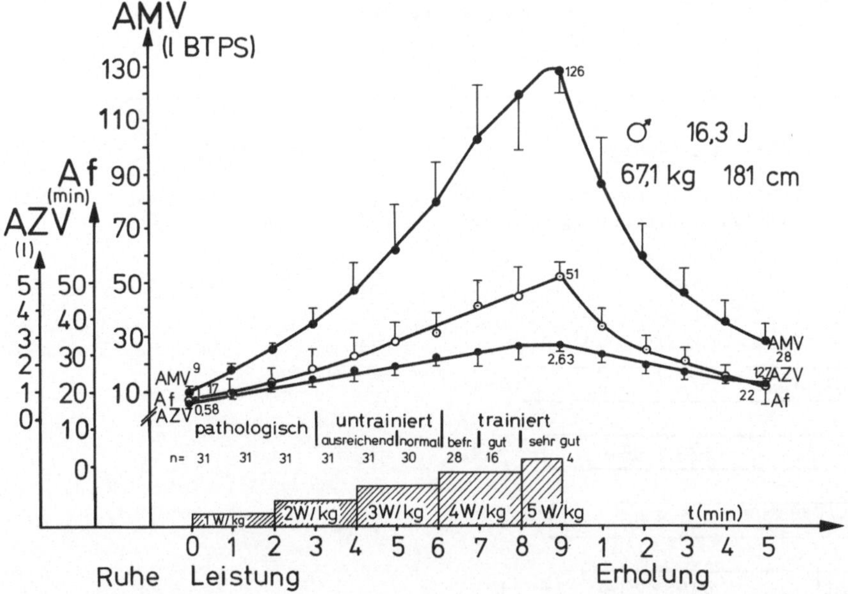

Abb. 5. Respiratorische Reaktionen von jugendlichen Basketballspielern während und nach erschöpfender Belastung nach dem W/kg-Verfahren auf dem Fahrradergometer im Sitzen

Die kardiorespiratorische Reaktion dieser Gruppe (Abb. 6) zeigt eine durchaus ökonomische Trainingsanpassung. Die besten Werte liegen bei 5 W/kg KG. Hier beträgt die maximale Sauerstoffaufnahme 4,1 l/min, die maximale relative Sauerstoffaufnahme 64 ml/min·kg KG und der Sauerstoffpuls 21,2 ml/Hf. Diese Werte unterstreichen die gute bis sehr gute kardiorespiratorische Leistungsfähigkeit der 4 leistungsstärksten Basketballspieler, die auch im Wettkampf dominieren. Die kardiorespiratorischen Leistungsparameter sind jedoch integrale Daten, die allein keine Rückschlüsse auf die Größe der aeroben und anaeroben Kapazität erlauben.

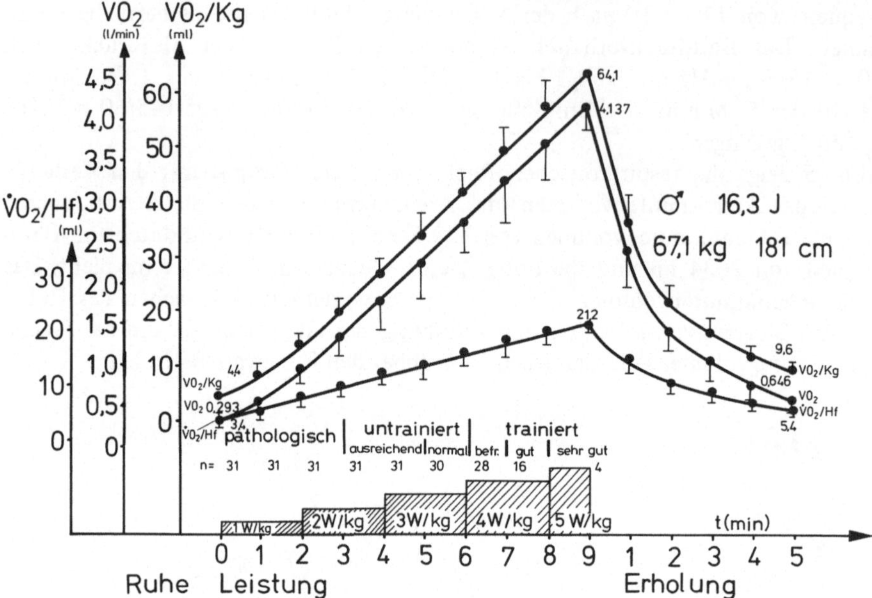

Abb. 6. Kardiorespiratorische Reaktionen von jugendlichen Basketballspielern während und nach erschöpfender Belastung nach dem W/kg-Verfahren auf dem Fahrradergometer im Sitzen

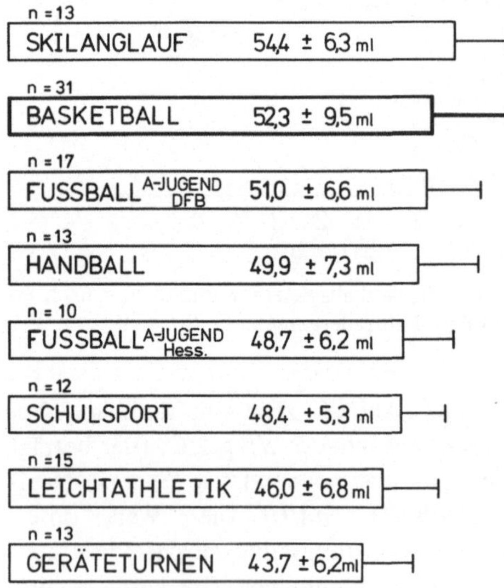

Abb. 7. Maximale relative Sauerstoffaufnahme (in ml/kg KG) (Mittelwerte und Standardabweichungen) von jugendlichen Sportlern verschiedener Sportarten

Wenn wir jetzt die maximale relative Sauerstoffaufnahme (Abb. 7) dieser erfolgreichen Basketballspieler, die im Juni den 3. Platz bei den Deutschen Meisterschaften 1979/80 errungen haben, mit anderen leistungsstarken Sportlern desselben Alters (Von-Eiff 1980) vergleichen, ist überraschenderweise zu beobachten, daß die Werte der Basketballspieler (52,3 ± 9,5 ml/min·kg KG) knapp unter denen der Skilangläufer (54,4 ± 6,3 ml/min·kg KG) und noch über den Werten der Fußball-A-Jugend (DFB-Auswahl) liegen (51,0 ± 6,6 ml/min·kg KG). Die Mittelwerte für die maximale relative Sauerstoffaufnahme der von uns untersuchten Sportlergruppen differieren jedoch nur gering, die Unterschiede sind erst zu den Geräteturnern mit 43,7 ± 6,2 ml/min·kg KG statistisch signifikant. Diese Ergebnisse sind mit anderen Untersuchungen in der Literatur für Untrainierte und andere Sportarten vergleichbar (Seliger 1968; Mäurer 1977). Sie liegen jedoch niedriger als bei jugendlichen Hochleistungsradrennfahrern (65,9 ± 2,4 ml/min·kg KG), wie Perez (1979) feststellen konnte.

Unsere Ergebnisse ermöglichen es, ein einfaches Leistunsprofil der gesamten Gruppe zu ermitteln (Tabelle 1). Die maximale Herzfrequenz für dieses Alter zeigt keine Unterschiede in Abhängigkeit von Trainingszustand oder Sportart (Mäurer 1977; Perez 1979; Seliger 1968 1975). Untersuchungen an 14 Basketballspielern im Alter von 24,8 ± 1,2 Jahren zeigen für die maximale relative Sauerstoffaufnahme Werte von 55,3 ml/min·kg KG (Pärnat u. Mitarb. 1975). Im Vergleich zu den Werten dieser Erwachsenen weisen die von uns untersuchten Jugendlichen mit einer maximalen Sauerstoffaufnahme von 3,5 l/min und einer maximalen relativen Sauerstoffaufnahme von 52,3 ml/min·kg KG einen guten bis sehr guten Trainingszustand auf. Der von uns gefundene Sauerstoffpuls von 18,5 ± 3,6 ml/Hf entspricht dem anderer gut trainierter Jugendlicher dieses Alters (Seliger 1968; Mäurer 1977), liegt aber niedriger als bei erwachsenen Spielern, die 29,1 ml/Hf erreichen können (Pärnat u. Mitarb. 1975). Das Atemminutenvolumen ist für dieses Alter relativ hoch, trotzdem niedriger als bei älteren Spielern (Pärnat u. Mitarb. 1975), während die Wattleistung von 1173 ± 268 W im gut trainierten Bereich liegt (Mäurer 1977).

Das Leistungsprofil der von uns untersuchten 31 Spieler liegt somit insgesamt im gut bis sehr gut trainierten Bereich. Es wird nur durch die Ergebnisse von jugendlichen Radrennfahrern deutlich übertroffen. Mit zunehmendem Alter ist eine Weiterentwicklung der kardiorespiratorischen Leistunsfähigkeit zu erwarten (Pärnat u. Mitarb. 1975; Von-Eiff 1980).

Tabelle 1. Sportmedizinisches Leistungsprofil jugendlicher Basketballspieler (n = 31)
(Alter: 16,3 ± 7 Jahre, Gewicht: 67,1 ± 8,6 kg, Größe: 181 ± 7 cm)

Max. Herzfrequenz	187 /min	(± 7)
Max. Sauerstoffaufnahme	3,5 l/min	(± 0,7)
Max. rel. Sauerstoffaufnahme	52,3 ml/min·kg KG	(± 9,5)
Max. Sauerstoffpuls	18,5 ml	(± 3,6)
Max. Atemminutenvolumen	111 l/min	(± 25)
Wattleistung	1173 W	(± 268)

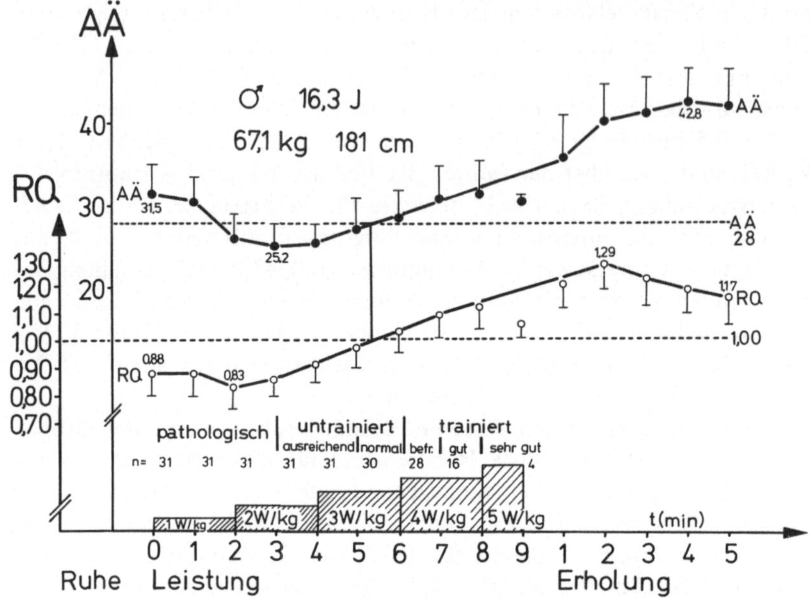

Abb. 8. Kardiorespiratorische Reaktionen von jugendlichen Basketballspielern während und nach erschöpfender Belastung nach dem W/kg-Verfahren auf dem Fahrradergometer im Sitzen

Die Abb. 8 zeigt das Verhalten der Verlaufskurven des Atemäquivalents und des respiratorischen Quotienten dieser Gruppe. Der Grenzwert des RQ von 1,00 wird schon in der 6. Belastungsminute überschritten, d.h. die Basketballspieler sind in der Lage, die Belastung von 2 1/2–3 min mit einem RQ über 1,00 fortzusetzen. Bei der gleichzeitigen Betrachtung der Kurvenverläufe des Ventilations-RQ und des Atemäquivalents fällt auf, daß beim Überschreiten des RQ von 1,00 auch die Atmung deutlich unökonomischer wird. Das Atemäquivalent erreicht dann mit 28,4 praktisch wieder den Ausgangswert.

Offensichtlich ist eine hohe anaerobe Kapazität eine notwendige Voraussetzung für eine erfolgreiche Ausübung des Basketballspiels. Wie unsere Untersuchungen zeigen, führt der Trainingaufbau jedoch schon viel zu früh zur Entwicklung dieser hohen anaeroben Belastbarkeit, was auf Kosten der aeroben Kapazität der Jugendlichen erfolgt. Um die Entwicklung gesunder, erfolgreicher erwachsener Spieler zu gewährleisten, ist es unserer Meinung nach unbedingt erforderlich, daß eine Überbeanspruchung Jugendlicher durch intensives Schnelligkeitstraining so früh wie möglich erkannt wird. Die Trainingsüberforderung mit anaeroben Belastungen im Wachstumsalter könnte die volle Entwicklung der Leistungsfähigkeit im Erwachsenenalter beeinträchtigen und gleichzeitig die Motivation für eine Fortsetzung des Hochleistungssportes herabsetzen. Vielleicht sind dies auch Gründe für eine zu frühe Aufgabe des Basketballspiels im Spitzenbereich durch die meisten Jugendlichen.

Diese Aussage muß jedoch durch weitere Untersuchungen gestützt werden, besonders durch Laktatbestimmungen. Auch die Möglichkeiten einer engeren Beziehung zwischen RQ 1,00 und AÄ im Bereich von 28, sowie eines parallelen Verlaufs von RQ über 1,00 und Laktatspiegel im Blut, was auch in anderen Untersuchungen zu beobachten war, sollte genauer erforscht werden. Vielleicht kann dies ein wichtiger Punkt für die einfachere Bestimmung und Beurteilung des Grenzbereichs der Leistungsfähigkeit eines Athleten werden.

Zusammenfassung

Das Ziel der Arbeit ist die sportmedizinische Bestimmung der Leistungsfähigkeit von erfolgreichen jugendlichen Basketballspielern im Labor und die Klärung der Frage, ob durch das bisherige Basketballtraining biologische Grenzbereiche häufig überschritten werden. Einfache Ergometrien sind bei 153 Spielern im Alter von 12,0—18,9 Jahren durchgeführt worden, während 31 hessische B-Jugend-Spieler im Alter von 15,0—16,0 Jahre spiroergometrisch untersucht wurden. Die Ergebnisse zeigen, daß diese erfolgreichen Spieler mit ihren Werten im Spitzenbereich liegen und nur noch von denen der Skilangläufer und Radfahrer derselben Altersgruppe übertroffen werden. Die Beobachtung der Verlaufskurven von RQ und AÄ deutet eine relativ hohe anaerobe Kapazität an. Diese Aussage muß jedoch durch weiterführende Untersuchungen mit Laktatbestimmungen bestätigt werden. Eine zu frühe Trainingsüberbeanspruchung im anaeroben Bereich könnte die volle Entwicklung der Leistungsfähigkeit im Erwachsenenalter verhindern.

Literatur

Berndt I, Rehs HJ (1975) Selbst- und Fremdeinschätzung der Leistungsfähigkeit im Basketballspiel — eine Untersuchung zu Grundlagen der Spielerziehung im Sportunterricht. Sportunterricht 24:410—414

Burmeister W, Rutenfranz J, Sbresny W, Radny HG (1972) Body cell mass and physical performance capacity (W_{170}) of school children. Int Z Angew Physiol 31:61—70

Hollmann W, Hettinger W (1976) Sportmedizin — Arbeits- und Trainingsgrundlagen. Schattauer, Stuttgart New York

Mäurer U (1977) Die Bedeutung der modernen kardio-respiratorischen Funktionsdiagnostik für jugendliche Leistungssportler. Inaug. Diss., Justus-Liebig-Universität, Gießen

Nowacki PE (1974) Die Objektivierung der körperlichen und kardiopulmonalen Leistungsfähigkeit mit einfachen und komplizierten Methoden. Physiotherapie 66:663—666 u. 792—795

Pärnat J, Viru A, Savi T, Nurmekivi A (1975) Indices of aerobic work capacity and cardiovascular response during exercise in athletes specializing in different events. J Sports Med 15:100—105

Perez HR (1979) The competitive junior cyclist: indices of maximal performance. J Sports Med 19:213—216

Schäfer D (1980) Die Physical Work Capacity (PWC_{170}) bei fahrradergometrischer körpergewichtsbezogener Ausbelastung und ihre Bedeutung als Leistungsparameter in Abhängigkeit von Alter, Geschlecht und Sportart. Wiss. Staatsexamensarbeit (Sportmed), Justus-Liebig-Universität, Gießen

Seliger V (1968) The influence of sports training on the efficiency of juniors. Int Z Angew Physiol 26:309—322

Shkhvatsabaya Yu K (1977) Physical working capacity of young ice-hockey players. Cor Vasa 19:333—339

Von-Eiff E (1980) Sportmedizinisches Leistungsprofil jugendlicher Basketballspieler mit unterschiedlichen sportlichen Erfolgen. Wiss. Staatsexamensarbeit (Sportmedizin), Justus-Liebig-Universität, Gießen

Kasuistiken zum plötzlichen Tod gesunder Sportler und Soldaten [1]

H. Ofer, H.-V. Ulmer

Tödliche Zusammenbrüche während oder nach sportlicher Belastung gehören heute trotz zunehmender Ausbreitung der Leibesübungen in Form von Trimm- und Joggingaktionen sowie aufgrund der stärkeren Betonung des Leistungssports immer noch zu Raritäten. Treten allerdings einmal derartige tragische Ereignisse tatsächlich ein, so erfahren sie großes medizinisches Interesse und vor allem öffentliche Beachtung. Sowohl Fachliteratur als auch Massenmedien belegen dies immer wieder mit zum Teil sensationell aufgemachten und häßlichen Berichten. In Abb. 1 sind einige Beispiele aus der Tagespresse mit Überschriften wie „Tot zusammengebrochen", „Zwei Tore zum Sieg — dann kam der Tod", „Herzversagen beim Schwimm-Wettbewerb" und ähnliche zusammengestellt. Bei der Diskussion derartiger Zwischenfälle drängt sich dann stets die Frage auf, ob ein zufälliges Zusammentreffen von Ereignissen oder eine kausale Verknüpfung des Geschehens vorliegt. Hierzu faßte Jokl in einem persönlichen Gespräch die wesentlich von ihm geprägte, gängige Lehrmeinung so zusammen: „Tod beim Sport: ja! — Tod durch Sport: nein!"
Bei den von Reindell (1960) und Jokl u. Mitarb. (1966) beschriebenen Todesfällen im Zusammenhang mit anstrengenden Ausdauerbelastungen von Soldaten lagen stets pathologisch-anatomische Befunde vor, die das Ereignis erklären halfen. Ausdrücklich wird hier von „halfen" gesprochen. Es drängen sich nämlich Zweifel insofern auf, ob immer in jedem Falle unbedingt ein pathologischer Befund vorliegen muß, um eine befriedigende Deutung eines solchen tödlichen Zusammenbruchs zu ermöglichen. In der vorgelegten Studie (s. auch Ofer 1978) wird daher anhand von kasuistischen Untersuchungen sowie einer ergänzenden Meinungsumfrage erneut der Frage nachgegangen, ob nicht doch auch völlig Gesunde im WHO-Sinne bei oder nach extremen sportlichen Leistungen akut tödlich zusammenbrechen können.
Methodisch gingen wir so vor: Beim Institut für Wehrmedizinalstatistik und Berichtswesen der Bundeswehr in Remagen wurden aus insgesamt 210 plötzlich und unerwarteten Todesfällen natürlicher Genese in den letzten 20 Jahren diejenigen Fälle herausgegriffen, bei denen im Verlauf oder in der Folge von schweren sportlichen Anstrengungen bei jüngeren Leuten bis zu 25 Jahren ein plötzlicher Tod eingetreten war. Von diesen Todesfällen wurden nur solche berücksichtigt, die anschließend obduziert worden waren (vgl. Munscheck 1977). Deswegen konnten 8 Fälle mit der stereotypen, klinischen Diagnose „Herz-Kreislauf-Versagen" nicht berücksichtigt werden.

---

[1] Herrn Dr. W. Pfeifer zum 60. Geburtstag gewidmet

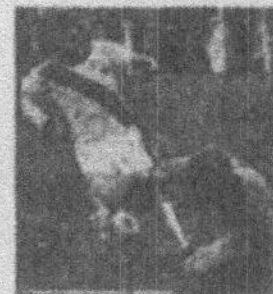
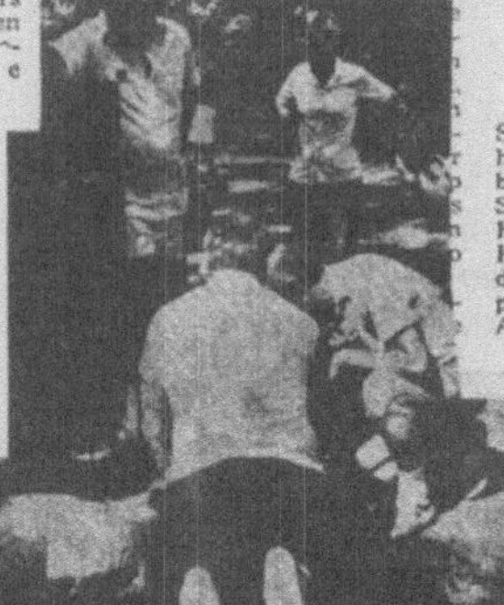
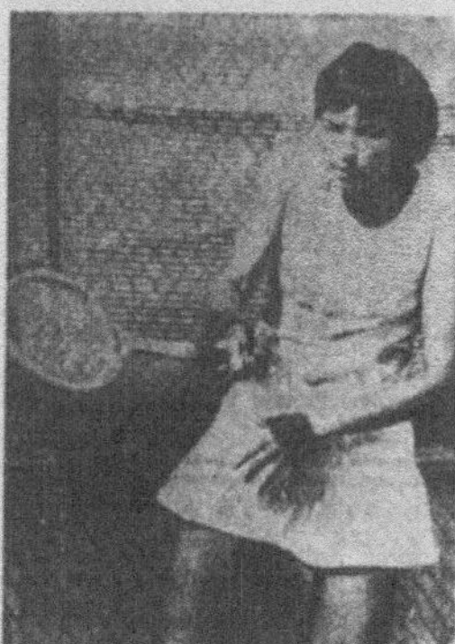

Abb. 1. Kollage mit Zeitungsmeldungen über plötzliche Todesfälle beim Sport

Zweites Kernstück unserer Vorgehensweise bildete zur Abrundung eine Umfrage bei sachkompetenten Schlüsselpersonen. Als Zielgruppe wurde ein Sportmedizinerkollektiv von 126 Ärzten ausgewählt. Entsprechend der Berufsstellung, ob Sportmediziner vor Ort, ehrenamtlich tätiger Allgemeinmediziner, Traumatologe oder Schreibtischsportmediziner im Sinne theoretisch-wissenschaftlich tätiger Sportärzte konnten Informationen hinsichtlich Häufigkeit, Symptomatik und Begleitumständen von tödlichen Zusammenbrüchen bei Sportlern erhoben werden.

Welche Ergebnisse brachte nun die kasuistische Bearbeitung? Die untersuchten Fälle ließen sich gemäß Thema 1, nach pathologisch-anatomischen Befunden geordnet, in 6 Gruppen unterteilen:

Tabelle 1. Einteilung der tödlichen Zusammenbrüche nach pathologisch-anatomischen Befunden (Gesamtzahl: 22)

Gruppe	Path.-anat. Befunde	Anzahl	%
1	O h n e path.-anat. Substrate	7	31,8
2	Latente Infekte	4	18,0
3	Erworbene, path. Herzveränderungen	4	18,0
4	Angeborene Herz- oder Gefäßanomalien	3	13,2
5	Nebennierenhypoplasie	2	9,0
6	Andere path.-anat. Substrate	2	9,0
	Zusammen	22	100,0

Im Mittelpunkt der Kasuistik stehen zweifellos jene 7 erdrückenden Einzelfälle der ersten Gruppe, die autoptisch keinerlei Befunde aufwiesen. Voraussetzung für das Einordnen in die Kategorie der „Obduktionen ohne pathologisch-anatomische Substrate" war dabei die Gewähr, daß alle postmortalen diagnostischen Möglichkeiten ausgeschöpft worden waren.

Die Pathologen dieser nach Schleyer (1965) „obskuren Obduktionen" sahen keinerlei morphologische Befunde, die überzeugende und einleuchtende Deutungen des jeweiligen tödlichen Zusammenbruchs zuließen; allenfalls wurden die bekannten, unspezifischen Zeichen eines raschen Todes beobachtet, wie akute Blutstauung der Organe, Lungen- und Hirnödeme oder ganz allgemein postmortale Veränderungen. Alle in dieser ersten Kategorie zusammengefaßten Zusammenbrüche waren dadurch gekennzeichnet, daß keinerlei Prodrome eruiert wrden konnten. Diese 7 Soldaten brachen vielmehr „wie vom Blitz getroffen" während oder nach sportlichen Belastungen zusammen.

Bei der zweiten Gruppe handelt es sich um Todesfälle mit autoptisch nachgewiesenen gesunden Herzen. Diese 4 tödlichen Zusammenbrüche waren durch das gleichzeitige Vorliegen latenter Infekte gekennzeichnet. Ob eine kausale, pathophysiologische Verknüpfung zwischen Tod und Infekt bei gleichzeitiger schwerer körperlicher Belastung ohne weiteres zulässig ist, wird später noch zu diskutieren sein.

Die restlichen 11 Todesfälle waren eindeutig durch pathologisch-anatomische Substrate gekennzeichnet, z.B. in Form von kongenitalen oder erworbenen pathologischen Herzveränderungen, durch Nebennierenhypoplasien oder wie in den beiden letzten Fällen durch einen tödlichen Hitzekollaps bzw. eincn Erstickungstod infolge Aspiration von Erbrochenem.

Die ergänzende Umfrage bei der sachkompetenten Zielgruppe brachte zusammengefaßt folgende Ergebnisse:

Nichttraumatische Zusammenbrüche beim Sport werden von den Befragten häufiger beobachtet, als dies in der Literatur bisher beschrieben wurde. So gaben rund 69% der Ärzte an, einen oder mehrere derartige akuter Zusammenbrüche beobachtet zu haben. Die mittlere Anzahl der beobachteten Zusammenbrüche betrug bei einer mittleren Anzahl von 12,3 sportmedizinischen Berufsjahren 5,7 Fälle pro eingegangenem Fragebogen.

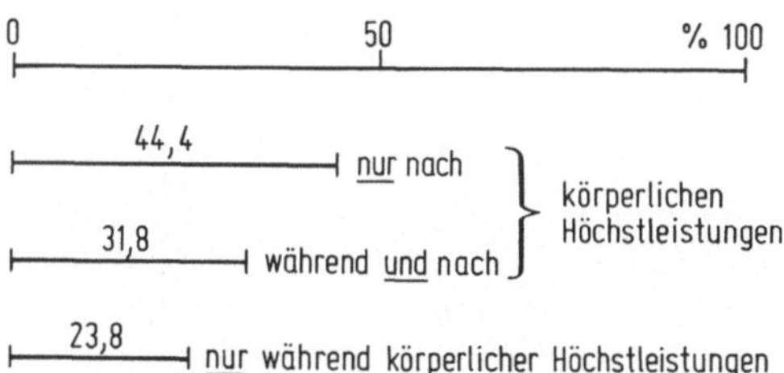

Abb. 2. Zeitliche Einordnung der Zusammenbrüche (Frage 1; Antwortkategorie „habe ich schon einmal erlebt"; Gesamtanzahl: 63 von 91)

Tabelle 2. Zu Punkt 3 des Fragebogens — Mögliche Gründe für einen Zusammenbruch bei oder nach körperlicher Höchstleistung (Gesamtanzahl: 39; Mehrfachnennungen waren möglich). Antwortkategorie „habe ich noch nicht erlebt", Angaben von 22 Befragten

Mögliche Gründe	Anzahl	%
Hitze, Wärmestau	8	20,5
Latente, blande verlaufende Infekte	7	17,9
Mangelnder Trainingszustand	6	15,5
Nicht erkannte, angeborene bzw. erworbene Herz- oder Gefäßanomalien	5	12,8
Doping	3	7,7
Höhe, allgemeine Hypoxie	3	7,7
Mangelnde sportärztliche Betreuung	2	5,1
Orthostatische Dysregulation	2	5,1
„Weil oft beschrieben"	2	5,1
„Solche Zusammenbrüche liegen innerhalb der statistischen Wahrscheinlichkeit"	1	2,6
Zusammen	39	100,0

Wie aus Abb. 2 hervorgeht, hatten 44% der „Beobachter" Zusammenbrüche nur nach, 32% sowohl während als auch nach und 24% nur während körperlicher Höchstleistungen miterlebt. Unerwartet viele der beschriebenen Zwischenfälle zogen bleibende Schäden nach sich oder endeten tödlich (nämlich jeweils fast 20%; s. Abb. 3 u. 4).
Unter Fragebogenpunkt 3 sollten jene Sportmediziner, die einen solchen Zusammenbruch zwar noch nicht erlebt hatten, ihn aber durchaus für möglich hielten, nach eventuellen Gründen für derartige Katastrophen befragt werden. Tabelle 2 zeigt das zugehörige Ergebnis als Rangfolge hypothetischer Begleitumstände, die mit den tatsächlichen Begleitumständen bei beobachteten Zusammenbrüchen in keiner Weise übereinstimmen (vgl. Tabelle 3).

Tabelle 3. Zu Frage 8 – Verteilung der Begleitumstände, die bei dem akuten Zusammenbruch aufgefallen waren (Gesamtzahl: 84; Mehrfachnennungen waren möglich); Reihenfolge nach Häufigkeit. Antwortkategorie „habe ich schon einmal erlebt" (Gesamtanzahl 63 von 91)

Begleitumstände	Anzahl	%
Hohe Außentemperatur	22	26,2
Anstrengung in der Höhe	12	14,3
Keine genaue Angabe möglich	9	10,7
Zustand nach Doping	5	6,0
Bekannter Bluthochdruck	4	4,8
Angeborener Herzfehler	3	3,6
Andere Begleitumstände	29	34,5
Insgesamt	84	100,0

Unter den beobachteten Begleitumständen imponierten vor allem Hitze, Höhe, Kälte sowie psychosoziale Faktoren in Form außerordentlicher Motivationen. Andererseits nahmen die in der Literatur immer wieder herausgestellten Ursachen wie Herz- und/oder Gefäßanomalien sowie interkurrente Infekte auch im statistischen Vergleich mit den Soldatenkasuistiken einen unerwartet kleinen Anteil ein, nämlich 5% gegenüber 21% bei den Soldaten. Als letztes wesentliches Umfrageergebnis verdient schließlich genannt zu werden, daß 90% der Befragten es für möglich hielten, daß ein Gesunder bei oder nach körperlicher Höchstleistung akut zusammenbrechen kann. Dies traf besonders für praktizierende Sportmediziner zu, die selbst schon einmal Zeuge eines derartigen Geschehens waren.
Kommen wir bei der Diskussion und Interpretation der Ergebnisse zunächst zu den Kasuistiken. Hier sollen uns hinsichtlich der Thematik besonders jene Fälle interessieren, die als Obduktionen ohne pathologisch-anatomische Substrate eingeordnet wurden. Bei allen in dieser Kategorie beschriebenen Fällen konnte die Vorgeschichte als leer bezeichnet werden. Es handelte sich vorwiegend um trainierte Soldaten mit guter, zum Teil ausgezeichneter Leistungsfähigkeit. Keiner der Betroffenen klagte in irgendeiner Form über warnende Symptome, die Rückschlüsse auf das gleichzeitige Vorliegen einer wesentlichen Erkrankung zugelassen hätten.

Anscheinend wird man sich bei der Beurteilung dieser 7 tödlichen Zusammenbrüche vor Augen halten müssen, daß ein Organismus selbst bei völlig intakter Gesundheit und hoher Leistungsfähigkeit sehr viel bedeutungsvoller geschädigt werden kann, als dies bisher in der Literatur vielfach angenommen wurde.

Schließlich erweist sich auch die Interpretation der in der zweiten Kategorie aufgelisteten kasuistischen Beispiele als nicht ganz einfach. Hier handelt es sich um Obduktionen mit minimalen bis schweren morphologischen Befunden im Sinne latenter Infektionen. Der Obduzent stand in solchen Fällen oftmals vor der Frage: Kann bereits die banale Tonsillitis eines 20jährigen im Rahmen einer körperlichen Höchstleistung ein plötzliches Sterben erklären? Oder allgemein formuliert: Welches Ausmaß muß eine Entzündung überhaupt angenommen haben, um als Todesursache ausreichen zu können? Die Entscheidung kann gerade in Fällen einer vielleicht konkurrierenden exogenen Todesursache im Zusammenhang mit einer extremen körperlichen Belastung stark subjektiv beeinflußt werden. Auffälligerweise zeigten die Verstorbenen in keinem dieser bisher erörterten Einzelfälle irgendwelche charakteristischen, warnenden Prodromalsymptome.

Diskutiert man die Umfrageergebnisse, so muß zunächst erstaunen, daß mehr als zwei Drittel der Befragten in ihrer bisherigen Berufstätigkeit schon irgendwann einmal einen oder mehrere schwere Zusammenbrüche erlebt hatten. Bei einer mittleren Anzahl von 12,3 Berufsjahren darf man wohl davon ausgehen, daß es sich bei dieser Referenzpopulation nicht gerade um unerfahrene Sportmediziner handelt.

Wenden wir uns innerhalb der Umfrageergebnisse den beiden Antwortkategorien hinsichtlich hypothetisch angegebener bzw. tatsächlich beobachteter Begleitumstände von Zusammenbrüchen zu. In beiden Antwortkategorien stand zwar der exogene Faktor „Hitze" an oberster Stelle der vermuteten bzw. tatsächlich beobachteten Begleitumstände; ansonsten divergierten die Angaben jedoch augenfällig. Während die hypothetischen Meinungen von den gängigen Lehrmeinungen beeinflußt zu sein schienen im Sinne der in der Literatur immer wieder herausgestellten Faktoren wie interkurrente Infekte oder nicht erkannte Herz- und/oder Gefäßanomalien, überwogen bei den tatsächlich beobachteten Zusammenbrüchen eindeutig exogene Einflüsse.

Es scheinen also nicht, wie immer wieder von verschiedenen Autoren behauptet (u.a. Reindell 1960; Jokl 1966), in erster Linie innere pathologische Organverhältnisse gewesen zu sein, die den totalen Zusammenbruch befriedigend erklären könnten. Bei näherer Betrachtung drängt sich vielmehr die exzessive körperliche Belastung allein oder zumindest führend zusammen mit den gezeigten, tatsächlich beobachteten Begleitumständen zur Klärung der Todesursachen auf. Gerade bei betroffenen Leistungssportlern kann man sich des Eindrucks nicht erwehren, daß sie infolge einer natürlichen, leistungsgerechten Auslese gar nicht so häufig irgendwelcher organischer Leiden wegen zusammenbrechen, sondern daß es vielmehr die körperliche Höchstleistung „per se" ist, die einen lebensbedrohlichen Kollapszustand induzieren könnte.

Bei sämtlichen in der Umfrage mitgeteilten Zusammenbrüchen von Sportlern waren beispielsweise nicht erkannte Herzfehler lediglich in 3,6% der Fälle für den Tod mitverantwortlich gemacht worden. Unter den zuvor geschilderten Kasuistiken tödlich zusammengebrochener Soldaten betrug der Anteil vergleichbarer Diagnosen mit rund

30% das Achtfache. Hier wird einmal mehr deutlich, wie sehr man zwischen Soldaten und hochtrainierten Sportlern differenzieren sollte, wenn man nach möglichen Hintergründen für derartige Zusammenbrüche fahndet. Während es sich zumindest bei den Leistungssportlern vermutlich um ein ohnehin ausgewähltes Kollektiv handelt, dürften im Vergleich dazu durchschnittliche körperliche Leistungsfähigkeit und Belastbarkeit der Soldaten aufgrund des breiteren Auswahlverfahrens niedriger einzuschätzen sein. Ebenso unerwartet wie unerfreulich präsentieren sich die Umfrageergebnisse hinsichtlich Verlauf und Folgen der beobachteten Zusammenbrüche (Abb. 3 und 4). Offen-

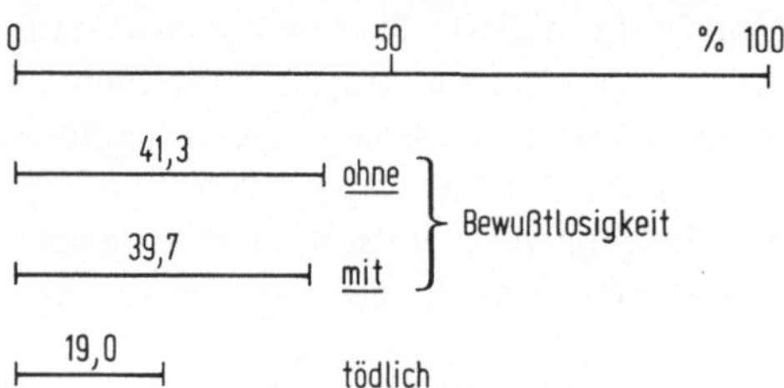

Abb. 3. Anteil der Zusammenbrüche *mit* und *ohne* Bewußtlosigkeit sowie derjenigen mit *tödlichem* Ausgang (Frage 5; Gesamtanzahl: 63 von 91)

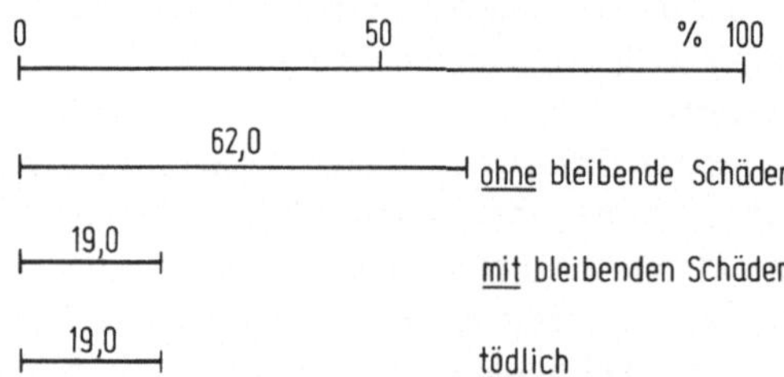

Abb. 4. Anteil der Zusammenbrüche *mit* und *ohne* bleibende Schäden sowie derjenigen mit tödlichem Ausgang (Frage 5; Gesamtanzahl: 63 von 91)

sichtlich ereignen sich derartige Zwischenfälle nicht nur häufiger, als man aufgrund der zugänglichen Literaturhinweise erwarten sollte, die erhobenen Ereignisse entsprechen auch hinsichtlich der Verlaufssymptome nur wenig weitverbreiteten Meinungen. In Anbetracht dessen, daß fast 20% aller beobachteten Zusammenbrüche tödlich endeten (Abb. 4), muß man jede Verharmlosung derartiger Ereignisse im Sinne bloßer, reversibler „Erschöpfungszustände" entschieden verneinen.
Der letzte Punkt des Fragebogens sollte noch einmal alle Befragten ansprechen, unabhängig davon, ob sie schon einmal Zeuge eines derartigen Zusammenbruchs waren oder nicht. Ausgehend von der allgemeinen Annahme, daß eine gemeinsame Meinung vieler Experten mit großer Wahrscheinlichkeit zur Klärung einer bislang ohnehin nicht überzeugend bearbeiteten Problematik beitragen könnte, wurde unter Punkt 7 gefragt: „Kann Ihrer Meinung nach jemand, der völlig gesund ist, bei oder im Anschluß an körperliche Höchstleistungen akut zusammenbrechen? Halten Sie das für möglich, bedingt möglich oder unmöglich?" – Das Überraschende bei den zugehörigen Antworten war

zweifelsohne der unerwartet hohe Anteil derer, die ein solches Ereignis bei Gesunden uneingeschränkt für möglich hielten, nämlich rund 66%. Während eine große Anzahl der Befragten bei der Suche nach möglichen Gründen für akute, nichttraumatische Zusammenbrüche doch mehr oder weniger auf weitverbreitete Lehrmeinungen zurückgriffen, sah man sich bei dieser letzten, ganz allgemeinen Frage anscheinend vielfach außerstande, die Aschoff'sche These aus dem Jahre 1917 zu bestätigen, wonach es immer erst zum harmloseren Versagen der Skelettmuskulatur kommen müsse, ehe das Herz-Kreislauf-System verhängnisvoll geschädigt werden könne.

Welches sind nun die Ursachen und Erklärungen solcher Todesfälle mit negativen Obduktionsbefunden? – In der Literatur wird vielfach das Vorstellbare vom Möglichen bzw. Wahrscheinlichen abgegrenzt. Stellvertretend soll die Möglichkeit des Koronarspasmus bei primär intakten Koronararterien genannt werden. Der Koronarspasmus kommt entweder rasch zur Lösung und verursacht dann nur flüchtige Symptome, wie sie beispielsweise bei einer kurzzeitigen Synkope auftreten können, oder aber es kann sich eine postmortal nicht immer nachweisbare Thrombose aufpfropfen. Die fatalste Spasmusform, die pathologisch-anatomisch keinerlei Befunde liefert, wäre diejenige, die bei bestehender adrenerger Hyperreflexie der Koronarien auch rasch von Kammerflimmern und infolgedessen vom Sekundenherztod beantwortet wird.

Zusammenfassend darf beim Beurteilen der Kategorie „Zusammenbrüche *ohne* pathologisch-anatomische Substrate" festgestellt werden, daß bei allen berechtigten Kausalitätsbedürfnissen keine absolut sichere Beweisführung beim Klären der pathologisch-anatomischen Todesursache möglich sein wird. An der Grenze zum Schicksalhaften rückt der einzige in allen Fällen unbedingt nachweisbare „Befund", nämlich die extreme, körperliche Belastung, in den Mittelpunkt der Deutung. Mit Rücksicht auf die Angehörigen tödlich zusammengebrochener Soldaten oder Sportler sollte man auf keinen Fall gedankenlos nachbeten, daß sich eine derartige Katastrophe nur dann ereignen könnte, wenn irgendwelche Vorerkrankungen vorlagen. Tödliche Zusammenbrüche an der Grenze menschlicher Leistungsfähigkeit werden gerade wegen der häufig fehlenden Prodromalsymptome mehr oder weniger schicksalhaft und somit unvermeidbar bleiben müssen, ohne daß man irgendjemanden oder irgendetwas in jedem Falle anschuldigen könnte.

Literatur

Aschoff LA (1917) Die plötzlichen Todesfälle vom Standpunkt der Dienstbeschädigung. In: Aschoff L (Hrsg) Die militärärztliche Sachverständigentätigkeit II. Fischer, Jena

Jokl E, McClellan JT, Williams WC, Gouze F, Bartholomew R (1966) Congenital anomalies of the coronary artery in young men who died suddenly in association with exercise. J Assoc Phys Ment Rehabil 20:193

Munscheck H (1977) Ursachen des akuten Todes beim Sport in der Bundesrepublik Deutschland. Sportarzt Sportmed 28:133

Ofer H (1978) Akute, nichttraumatische Zusammenbrüche während oder nach körperlichen Höchstleistungen von Sportlern und Soldaten. Med. Dissertation, Universität Mainz

Reindell H (1960) Herz, Kreislaufkrankheit und Sport. Barth, München

Schleyer F (1965) Über unerwartete Todesfälle ohne morphologischen Obduktionsbefund. Med Klin 60:1225

F. W. Ahnefeld
Sekunden entscheiden
Notfallmedizinische Sofortmaßnahmen

2., neubearbeitete und erweiterte Auflage.
1981. 81 Abbildungen, 38 Tabellen.
IX, 153 Seiten. (Heidelberger Taschen-
bücher, Band 32)
DM 19,80
ISBN 3-540-10616-2

Belastungsblutdruck
bei Hochdruckkranken
Ausmaß, Bedeutung und Konsequenzen
für die Praxis

Herausgeber: I.-W. Franz

1981. 79 Abbildungen. XV, 173 Seiten
Gebunden DM 38,-
ISBN 3-540-10754-1

Biomechanics of Motion
Editor: A. Morecki

1980. 74 figures (2 figures in color),
13 tables. XVI, 217 pages. (CISM, Inter-
national Centre for Mechanical Sciences,
No. 263)
DM 49,-
ISBN 3-211-81611-9

A. A. Bühlmann, E. R. Froesch
Pathophysiologie
Unter Mitarbeit von zahlreichen Fach-
wissenschaftlern

4., überarbeitete Auflage. 1981. 92 Abbil-
dungen, 89 Tabellen. XXI, 448 Seiten
(Heidelberger Taschenbücher, Band 101)
DM 27,80
ISBN 3-540-10446-1

F. L. Jenkner
Nervenblockaden auf
pharmakologischem und
auf elektrischem Weg
Indikationen und Technik

3., neubearbeitete und erweiterte Auflage.
1980. 95 Abbildungen.
XXVIII, 132 Seiten
Gebunden DM 56,-
ISBN 3-211-81581-3

S. Klein-Vogelbach
Therapeutische Übungen
zur funktionellen
Bewegungslehre
Analysen und Rezepte
Mit einem Geleitwort von W. M. Zinn

1978. 172 Abbildungen, 1 Ausklapptafel.
XV, 192 Seiten
(Rehabilitation und Prävention, Band 4)
DM 38,-
ISBN 3-540-08422-3
Mengenpreis: Ab 20 Exemplaren
20% Nachlaß pro Exemplar.

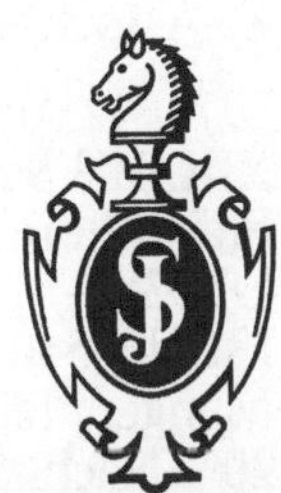

Springer-Verlag
Berlin
Heidelberg
New York

L.-J. Lugger
Der Wadenbeinschaft

1981. 69 Abbildungen, 10 Tabellen.
VIII, 100 Seiten. (Hefte zur Unfallheil-
kunde, Heft 147)
DM 38,–
ISBN 3-540-10421-6

Mehrfachverletzungen

Herausgeber: H.-J. Streicher, J. Rolle

1980. 97 Abbildungen. 217 Seiten
(Anaesthesiologie und Intensivmedizin,
Band 127)
DM 79,–
ISBN 3-540-09658-2

H. Mellerowicz, W. Meller
Training

Biologische und medizinische Grundlagen und Prinzipien des Trainings

4. Auflage. 1980. 75 Abbildungen,
11 Tabellen. XI, 126 Seiten
(Heidelberger Taschenbücher, Band 111)
DM 22,–
ISBN 3-540-09898-4

H. Strohkendl
Funktionelle Klassi-
fizierung für den
Rollstuhlsport

Mit einem Geleitwort von
K.-A. Jochheim, H. Rieder

1978. 42 Abbildungen, 28 Tabellen.
XIII, 103 Seiten. (Rehabilitation und
Prävention, Band 5)
DM 38,–
ISBN 3-540-08793-1
Mengenpreis: Ab 20 Exemplaren
20% Nachlaß pro Exemplar.

G. Muhr, M. Wagner
Kapsel-Band-
Verletzungen
des Kniegelenks

Diagnostikfibel

1981. 70 Abbildungen. X, 103 Seiten
(Kliniktaschenbücher)
DM 25,–
ISBN 3-540-10397-X

Zentrale Themen
der Sportmedizin

Herausgeber: W. Hollmann
Unter Mitarbeit zahlreicher Fachwissen-
schaftler

2., neubearbeitete und ergänzte Auflage.
1977. 107 Abbildungen. XIV, 348 Seiten
DM 42,–
ISBN 3-540-08235-2

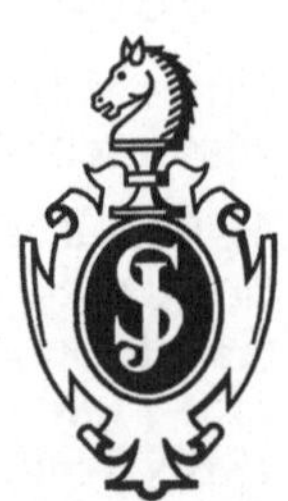

Springer-Verlag
Berlin
Heidelberg
New York